新・社会福祉士シリーズ **14**

障害者福祉

福祉臨床シリーズ編集委員会編

責任編集＝峰島　厚・木全和巳・児嶋芳郎

弘文堂

■ はじめに

　本書は、社会福祉士養成課程の諸科目のテキスト、弘文堂「新・社会福祉士シリーズ」の1つ（第14巻）であり、社会福祉士と精神保健福祉士養成課程科目「障害者福祉」用のテキスト・初版として編集している。

　社会福祉士と精神保健福祉士養成課程のカリキュラム等については、厚生労働省令により2021（令和3）年度実施で抜本改定されている。それに伴い、本書も「新シリーズ」の第14巻として、旧科目「障害者に対する支援と障害者自立支援制度」から名称変更した新科目「障害者福祉」の初版となっている。

　ただし本科目に関する厚生労働省令による改定は、部分改定であった。具体的には、教育内容に「（旧科目の教育内容に）就労支援サービスを含む」という追加と、前述した科目名称の変更のみである。そして、旧科目の本テキストでは、すでに就労支援サービスを採り上げている。

　したがって本書は、「新シリーズ」の第14巻「障害者福祉」の初版本であるが、基本は、「旧シリーズ」の第14巻「障害者に対する支援と障害者自立支援制度」（2009〔平成21〕年初版発行、2018〔平成30〕年第4版発行まで重版）の編集方針や構成内容を踏襲している。具体的には、旧「障害者に対する支援と障害者自立支援制度」（第4版、2018年発行）をもとに、それ以後の障害者福祉等に関する新展開に即した加筆・修正をしたものになっている（なお執筆者の交代による新たな展開もある）。

　2017～2018年以後の主たる新展開は、政府による「全世代型社会保障」という基本施策の提起と障害者福祉での具体化、さらに新型コロナウイルス感染症への対応であろう。いずれも今後の社会のあり方を根本から問う新展開である。前者は、障害者施策を評価する基準、「私たち抜きに私たちのことを決めるな」というスローガンのもとに採択された国連「障害者権利条約」（日本も批准）に即したものだろうか（本書第3章1節を参照）。さらに後者、コロナ対応で表出した日本社会の脆弱性とは何だったのであろうか。医療や介護、福祉等の社会的に必要不可欠な仕事の社会的保障の不十分さだったのではないだろうか（第10章コラム参照）。これらは1つの問題提起であるが、「障害者」の「社会」の福祉を考える上では重要な問題意識であろう。

　そしてこれは重要な1つの例であるが、現在ある社会福祉士と精神保健福祉士養成に関する厚生労働省の基準等における、科目名称やシラバス例示内容、国家試験の出題基準・合格基準の項目内容、等々に疑義や議論が

生じてもやむを得ない事態があるし、その疑義や議論こそ大切にすべきではないか、というのが本書の踏襲されてきた編集方針である。

　改めて本書の読み方、教える際のテキスト活用についての期待を述べておく。

　本書は、国家試験に必要な知識は可能な限り網羅して説明している。しかしそれらをどのような立場でどのように見るのか、何かおかしいのではないか、障害者権利条約を具体化したものになっているのか等々、各執筆者の見解も展開している。皆さんはどうですか、という問いかけと受け止めてほしい。

　特にぜひ話し合ってほしいという問題提起もしている。障害者のニーズに応えたものか、国際的に確かめられてきた権利保障に即した理念の具体化が図られているのか、現行の制度や実態に対する批判などを交流し、問題意識を醸成しながら学んでいくことを期待する。

2021 年 7 月

責任編者を代表して

峰島　厚

目次

障害者福祉 (30時間)〈2021年度からのシラバスと本書との対応表〉

シラバスの内容　ねらい
①障害の概念と特性を踏まえ、障害者とその家族の生活とこれを取り巻く社会環境について理解する。 ②障害者福祉の歴史と障害観の変遷、制度の発展過程について理解する。 ③障害者に対する法制度と支援の仕組みについて理解する。 ④障害による生活課題を踏まえ、社会福祉士及び精神保健福祉士としての適切な支援のあり方を理解する。

教育に含むべき事項	想定される教育内容の例		本書との対応
大項目	中項目	小項目　(例示)	
①障害概念と特性	1 国際生活機能分類 (ICF)	●ICIDH から ICF へ ●ICF の構造	第1章1節 B [1] 第1章1節 B [2]
	2 障害者の定義と特性	●身体障害 (肢体不自由、視覚障害、聴覚障害、内部障害、難病等) ●知的障害 ●精神障害 ●発達障害	第2章2節 A 第2章2節 E 第2章2節 B 第2章2節 C 第2章2節 D
②障害者の生活実態とこれを取り巻く社会環境	1 障害者の生活実態	●地域移行 ●居住 ●就学、就労 ●高齢化 ●介護需要 ●障害者の芸術、スポーツ	第2章1節 B [1] 第2章1節 B [2] 第6章,第9章4節 E 第2章3節 C 第2章 第2章3節 E、第8章1節 B
	2 障害者を取り巻く社会環境	●バリアフリー ●コンフリクト ●障害者虐待 ●親亡き後問題、きょうだいへの支援	第8章3節 第8章2節 C 第4章3節 A 第9章1節
③障害者福祉の歴史	1 障害者福祉の理念	●ノーマライゼーション ●ソーシャルインクルージョン	第1章2節 B [1] 第1章2節 B [1]
	2 障害観の変遷	●偏見と差別 ●障害者の権利条約の批准の経緯 ●障害者基本法の変遷	第8章2節 第3章1節 A 第4章1節 A [3]
	3 障害者処遇の変遷	●明治以前の障害者の処遇 ●明治以降の障害者の処遇 ●戦後の障害者の処遇	第3章2節 A [1] 第3章2節 A [2]〜 [4] 第3章2節 B
	4 障害者の権利に関する条約 (障害者権利条約) と障害者基本法	●障害者権利条約の概要 ●障害者基本法の概要	第3章1節 B 第4章1節 A
	5 障害者福祉制度の発展過程		第3章
④障害者に対する法制度	1 障害者総合支援法	●障害者総合支援法の概要 ●障害福祉サービス及び相談支援 ●障害支援区分及び支給決定 ●自立支援医療 ●補装具 ●地域生活支援事業 ●障害福祉計画	第5章2節 第5章2節 B、第5章7節 第5章4節 第5章5節 第5章6節 第5章8節 第10章3節
	2 身体障害者福祉法	●身体障害者福祉法の概要 ●身体障害者手帳、身体障害者福祉法に基づく措置	第4章2節 A 第2章2節 A

教育に含むべき事項	想定される教育内容の例		本書との対応
大項目	中項目	小項目 （例示）	
	3 知的障害者福祉法	●知的障害者福祉法の概要 ●療育手帳、知的障害者福祉法に基づく措置	第4章2節B 第2章2節B
	4 精神保健及び精神障害者福祉に関する法律（精神保健福祉法）	●精神保健福祉法の概要 ●精神障害者保健福祉手帳 ●精神保健福祉法における入院形態 ●精神科病院における処遇	第4章2節C 第2章2節C 第4章2節C [4] 第4章2節C
	5 児童福祉法	●児童福祉法における障害児支援の概要 ●発達支援、家族支援、地域支援	第4章2節D [5] 第9章4節
	6 発達障害者支援法	●発達障害者支援法の概要 ●発達障害者支援センターの役割	第4章2節D 第4章2節D [4]
	7 障害者虐待の防止、障害者の養護者に対する支援等に関する法律（障害者虐待防止法）	●障害者虐待防止法の概要 ●障害者虐待の未然防止 ●通報義務、早期発見	第4章3節A [2] 第4章3節A 第4章3節A [2]
	8 障害を理由とする差別の解消の推進に関する法律（障害者差別解消法）	●障害者差別解消法の概要 ●障害を理由とする差別を解消するための措置（合理的な配慮）	第4章3節B [2] 第4章3節B [2]
	9 高齢者、障害者等の移動等の円滑化の促進に関する法律（バリアフリー法）	●バリアフリー法の概要 ●施設設置管理者等の責務	第8章3節C 第8章3節
	10 障害者の雇用の促進等に関する法律（障害者雇用促進法）	●障害者雇用促進法の概要 ●事業主の責務、法定雇用率	第6章2節A 第6章2節A
	11 国等による障害者就労施設等からの物品等の調達の推進等に関する法律（障害者優先調達推進法）	●障害者優先調達推進法の概要 ●障害者就労施設	第6章2節B 第6章2節B
⑤障害者と家族等の支援における関係機関と専門職の役割	1 障害者と家族等の支援における関係機関の役割	●国、都道府県、市町村 ●障害者に対する法制度に基づく施設、事業所 ●特別支援学校 ●ハローワーク	第4章、第5章 第4章2節 第6章2節F 第6章2節C
	2 関連する専門職等の役割	●医師、保健師、看護師、理学療法士、作業療法士 等 ●相談支援専門員、サービス管理責任者、居宅介護従事者 等 ●ピアサポーター ●養護教諭、スクールソーシャルワーカー ●家族、住民、ボランティア 等	第11章1節 第11章2節 第5章8節 第11章4節A 第11章4節
⑥障害者と家族等に対する支援の実際	1 障害領域における社会福祉士及び精神保健福祉士の役割		第11章3節
	2 障害者と家族等に対する支援の実際（多職種連携を含む）	●地域相談支援 ●就労支援 ●居住支援	第5章7節 第6章 第2章3節

注) この対応表は、厚生労働省が発表したシラバスの内容が、本書のどの章・節で扱われているかを示しています。

全体にかかわる項目については、「本書との対応」欄には挙げていません。

「想定される教育内容の例」で挙げられていない重要項目については、独自の視点で盛り込んであります。目次や索引でご確認ください。

第1章 障害の概念と理念

障害者に接し支援していくにはどうしたらよいのか、さまざまな態度そして技法がある中で、自分はどのようにしていくのか、選び決めていかねばならない。先人や先輩たちから学んで、自分が依って立つ考え方、哲学のようなものを身につけていくことが要請される。

さらに、選び決めていくときには、「このようにしなさいと言われた」「このようにするしかなかった」などのさまざまな圧力や制約がある。どのような立場で、どのようなことを目指して現実に向かっていくのか、先人や先輩たちに学んで、自分なりの立場、理想のようなものを築いていくことも要請される。本章では、障害者に接し支援していく基本的な理念について、先人たちがどこまで到達してきたのかを学習する。

1

第1節では、障害、さらに障害がある人をどのように見たらよいのか、障害という概念や障害者という概念についての到達点を学習する。見方を変えることで、支援の態度、支援の内容も大きく変わってくる。

2

第2節では、障害者支援の理念について、先人たちのものを俯瞰しつつ到達点を学習する。現代では、障害者は救済すべき対象ではなく、人権保障の担い手であり、その支援の考え方、目指すべき姿のあり方が求められる。しかしそれでも批判されるべき過去のものも残っている。人権保障の考え方がそれらをどのように批判・克服してきたのかを学習する。

1. 障害とは、障害者とは

障害の表記の問題
たとえば大阪府では、2014（平成26）年より「障がいのある方の思いを大切にし、府民の障がい者理解を深めていくため、大阪府が作成する文書等についてマイナスイメージがある「害」の漢字をできるだけ用いないで、ひらがな表記とすること」としている。また、「害」という扱いをめぐっては、2010（平成22）年に厚生労働省諮問機関である障がい者制度改革推進協議会がその検討を行い、報告書のなかで一定の見解を示している（『「障害」の表記に関する検討結果について」2010〔平成22〕年11月）。

優生思想の始まり
1895年にドイツの優生学者アルフレッド・プレーツが「民族衛生学の基本指針」を出版、その後、ドイツの優生思想を先導する「民族衛生学協会」（1905年）、「カイザー・ヴェルヘルム人類学・優生学・人類遺伝学研究所」（1927年）が設立された。優生思想は「かわいそうな障害者を産み出さない」ための構想として、ドイツから欧州その他の各国に広がった。

ナチス・ドイツによる優生思想
ナチス・ドイツは国家の国民の健康と強靭な国家の建設のため優生思想を取り入れ、さまざまな種別の障害者の殺戮を図った。国家の領土拡大、他国侵略政策が強化された1939年から1941年までに約7万人の障害者が殺戮された。それはT4作戦とよばれた。

A. 障害の概念

[1] 言葉から見る障害の概念

今日、障害者という言葉を「障がい者」や「障碍者」と表記する例が多く見受けられる。これは、障害の「害」という字が障害がある人のイメージをマイナスなものにするという考え方によって「害」という字を排除しようとしているのである。

しかし、「害」の表記が意味することには二面性がある。その1つは、身体の不調であったり、欠損であったり、動きにくさであったりするものである。本人の状態像に起因するものから発せられるものであり、存在そのものをネガティブなものとして捉えようとするがあまり、「害」の字を排除しようとするのである。もう1つは、障害がある人の社会参加への制限や制約に対するものである。障害がある本人に対し、あらゆる制限や制約を生じさせてしまっている社会のあり方に問題があり、「害」は社会のあり方を示しているとする捉え方である。

[2] 優生思想と障害

2016（平成28）年7月、神奈川県相模原市の障害者施設「津久井やまゆり園」で、当施設元職員が入居者、職員合わせて45人を殺傷するという事件が起こった。元職員は犯行に及んだ理由として「障害者は不幸であり、殺害することによって不幸が減る」などと供述していたことが報道された。これらの出来事により障害当事者およびその家族、あるいはその関係者は、今もなお社会が障害のある人に対しそのようなまなざしを向けているのかもしれないという大きな不安にかられたのである。

かつて存在していた「生きるに値しない」あるいは「優れた者のみが子孫を残す」ことが社会の幸せと考えられた思想を優生思想という。優生思想は、ドイツを中心に世界に発生したとされている。優生思想は、国家の強靭化と社会の安定を図るうえで最先端の科学とされ、さらにナチス・ドイツは、「生きるに値しない命」として障害者の殺戮を繰り返した。日本においても、1948（昭和23）年に「優生保護法」が成立し、これにより障害がある人が強制的に不妊手術を受けさせられた。

優生思想は、「障害を持って生まれてくることはかわいそうだ」といういわば「優しさ」がその背景にあったともいわれている。しかし、その一方で1948年に国連で世界人権宣言が採択され、「すべての人間は、生まれながらにして自由であり、かつ、尊厳と権利について平等である」（1条）ことが明記された。世界人権宣言は、それまでの多くの大戦の反省の上に立っており、国家の存続と拡大が優先され、一人ひとりの個の命が軽視され多くの命が絶たれた経験から、すべての人間が人間として尊重されることを目指したのである。その後、国連による「国際障害者年」（1981年）や「**障害者権利条約**」（2006年）、日本においては「身体障害者対策基本法」（1970〔昭和45〕年）などで、障害があっても、社会で普通のくらしを営むことができ、またその人生において人間らしく一生を終えられるように、具体的な政策と社会資源の拡充、整備を進めようとしているのである。

障害の問題は障害当事者あるいはその家族だけの問題ではなく、すべての国民の問題である。ある一部の障害の部分だけを取り出し排除しても、すべての国民が幸福になれるわけではない。社会は誰かが生きづらさを感じる可能性を常に秘めており、どのような状況にある人でも幸せに生きられる社会を創造し続ける努力が、市民社会には必要である。また、この世に生をもった個が真にその本人とその家族、周りの人びとを含めて大事にされる社会が、健康で文化的な社会であるといえよう。

[3] 障害を捉えるモデルの開発

WHO（世界保健機関）は、障害を捉える概念として1980年の **ICIDH（国際障害分類）** の改訂版として2001年、**ICF（国際生活機能分類）** を発表している。

ICFの視点で障害を捉えると、能力障害（disability）や社会的不利（handicap）は、機能・形態障害（impairment）のみならず、社会資源（身体の障害をフォローする道具や社会設備、構造）の有無や障害に対する制度政策・世論が深く関連しており、それらとの相互関係で規定されていく。つまり、障害のある人が生活困難に陥った場合、その原因や解決への道を求める視点は、本人の心身の状況に起因する細胞レベルの視点とあわせて、生活環境や所有しているモノや道具、生活を取り巻く社会設備やインフラの状況、あるいは利用できる制度の有無や内容など、本人を取り巻く社会環境の因子に目を向けることが重要なのである。このように考えれば、あらゆる場面で社会参加の制限・制約を受けているいわゆる障害者は、個人の心身の状況を社会の状態像との相互作用によって産み出されているといえよう。

障害者権利条約
日本政府の公定訳では「障害者の権利に関する条約」とされている。

ICIDH（国際障害分類）
ICIDHは、障害は疾患や変調を起点として機能・形態障害（impairment）が発生し、そのことによって能力障害（disability）を起こし、その結果、社会的不利（handicap）となるという、impairment、disability、handicapを一方向に関連させたモデルであった。このモデルによって、障害があることによるその予後や、また社会参加への制限、制約が何に起因しているのかについて、一定の理解ができるようになった。しかしこのモデルは、障害から派生する社会参加への制限、制約の原因を細胞レベルでのみに求めていたために、広く障害を捉えることに限界があった。

ICF（国際生活機能分類）
ICFは、ICIDHの機能・形態障害（impairment）、能力障害（disability）、社会的不利（handicap）に相当する部分を心身機能・身体構造、活動、参加に置き換え、さらにそれらに影響を与える健康状態と背景因子（環境因子・個人因子）を位置づけた。

国連による障害の捉え方
国連の障害者権利条約は、「person with disabilities」の言葉を使用している。これは、身体の不調等による問題は、個人の属性としての「impairment（機能障害）」にあるのではなく、それらと社会との相互関係で発生するdisability（能力障害）に問題があるとの見解の現れである。

B. 国際的な障害概念の動向

[1] ICIDH（国際障害分類）からICF（国際生活機能分類）へ

1980 年、WHO が提唱した ICIDH（国際障害分類）は、「機能・形態障害」「能力障害」「社会的不利」という障害の 3 つのレベルを定義した。

図 1-1-1　ICIDH（国際障害分類）モデル（1980）

疾患・変調 → 機能・形態障害 → 能力障害 → 社会的不利

ICIDH では「疾患・変調」の結果として、「機能・形態障害」が起こり、機能面・形態面が制約された結果、「能力障害」が起き、能力障害がもたらす結果として、「社会的不利」が生じるとした。また機能・形態障害から直接、社会的不利に伸びている矢印は、機能・形態障害があることで、たとえ能力障害がなくても社会的不利が生じる場合があることを示している。ICIDH は、世界で初めて障害に 3 つのレベルがあることを定義し、障害が社会的不利を生む可能性について言及した。

機能・形態障害があっても、能力障害を解決することはできる、能力障害があっても、社会を変えることで、社会的不利を解決することができるという障害の概念は、1981 年の「国際障害者年世界行動計画」の基本概念として採用され、その後の障害者の権利保障に大きな影響を与えることとなった。

しかし ICIDH は、機能・形態障害を背景とした能力障害や社会的不利を捉えることに重点を置いたことで、障害のマイナス面を強調する結果となっていた。その不十分さを指摘する声が上がり、2001 年、WHO は ICIDH を改訂したものとして、ICF（国際生活機能分類）を提起するに至った。

[2] ICF の目的と特徴

(1) 障害の構造と要素

ICF は**心身機能／身体構造、活動、参加**で構成される 3 つの生活機能すべてについて、プラスとマイナスの両面を捉える。この生活機能に健康状態、環境因子、個人因子を加えた 6 つの要素で【人が生きることの全体像】を捉えるという目的がある。これは ICF が障害者だけでなく、すべての人を対象とした分類コードとして機能することを示している。

さらに ICF では、「障害」を生活機能全体の中に位置づけ、マイナス面だけでなく、プラス面も含めて捉えることを可能にした（**図 1-1-2**）。

「機能・形態障害」等の訳
上田敏『ICF の理解と活用』（きょうされん編、萌文社、2005）に示された訳を採用した。「機能障害」ともいう。

ICIDH の改訂
1993 年に始まった改訂の作業には、専門家だけでなく、障害当事者を含む、世界中の多くの関係者が参加した。

心身機能／身体構造
体の働きや体の一部分の構造を指し、生物的レベルで命を維持する機能。

活動
一連の動作からなる生活行為（ADL、IADL、余暇活動など）。

参加
社会と関わり、役割を果たす機能。

分類コード
図 1-1-2 の生活機能（心身機能／身体構造、活動、参加および環境因子の下位概念として、およそ 1,500 項目の分類コードが存在する。

4

図1-1-2　ICF（国際生活機能分類）モデル（2001）

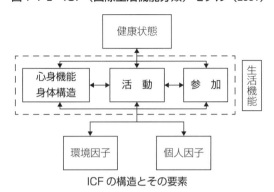

ICFの構造とその要素

　なお生活機能（心身機能／身体構造・活動・参加）は、健康状態（疾患／変調／ケガ／加齢／妊娠／ストレスなど）と背景因子（個人因子と環境因子）と相互に作用しあう関係にある。

（2）生活機能低下＝障害の3つのレベル

　ICFでは生活機能全体（プラス）の中に障害（マイナス）を位置づけた。そして「障害」を次の3つのレベルに分類した。

　①「心身機能／身体構造」に問題が生じている「機能・形態障害（構造障害含む）」、②「活動」に問題が生じている「活動制限」、③「参加」に問題が生じている「参加制約」、ICFではこの3つを統合し「障害（disability）」と捉えている。

（3）生活機能に影響を与える因子

　ICFでは、生活機能に影響を与える**因子**として「健康状態」、背景因子としての「環境因子」「個人因子」の3つを挙げた。

①健康状態

　ICIDHでは「疾患・変調」（病気やケガ、その他の異常）が「生活機能の低下（障害）の原因」として捉えられてきたが、ICFでは「健康状態」として、加齢や妊娠、ストレス状態など幅広い概念をも含むようになった。個人の「生活機能の低下」をもたらすあらゆる変化を「健康状態」の状況として捉える。

②環境因子（environmental factors）

　ICFでは「生活機能に外的な影響を与えるもの」として「環境因子」を定義した。「環境因子」はおよそ3つの種類に分かれている。

● 物的（物理的）環境—個人の生活に影響を与える「物」

● 人的環境—個人の生活に影響を与える「人」

● 社会的環境—個人の生活に影響を与える「社会・制度・サービス」

障害
disability
ICIDHでは「能力障害」をdisabilityと訳していた。ICFでは「生活機能低下（マイナス面）」の全体を示す包括概念として「障害（disability）」とした。

因子
原因となる要素。

環境因子
「環境因子」の中で、個人の生活機能に対してプラスの影響を与える因子を「促進因子（facilitator）」、マイナスの影響を与える因子を「阻害因子（barrier）」と呼ぶ。

③**個人因子**(personal factors)

「個人因子」とはその人固有の特徴。年齢、性別、民族、生活歴(生育歴、学歴、職業歴、家族歴など)、価値観、ライフスタイル、コーピング・ストラテジー(困難に対処する術)などを含む。「個性」と説明されることもある。

(4) 統合モデルとして「生活機能」を捉える

【人が生きることの全体像】を捉えることを目的としたICFは「統合モデル」とも言われる。従来からあった「**医学モデル**」と「**社会モデル**」は障害の原因の捉え方が異なることから対立するモデルとして考えられてきた。ICFは両極端の2つのモデルを統合し、「**統合モデル**」を提唱した。

表1-1-1 医学モデルと社会モデル

・医学モデル…「問題志向型」障害の原因は個人にある
　⇒個人に働きかけること(治療/リハビリ/指導)で、個人が変化する
　ICFでいう「健康状態」や「心身機能/身体構造」の改善を重視
・社会モデル…「目標志向型」障害の原因は社会(環境)にある
　⇒社会に働きかけること(人的・物的環境の改善)で、社会が変化する
　ICFでいう「参加」や「環境因子」の改善を重視

表1-1-2 統合モデルの特徴

① ICF各要素のすべてのレベルを重視する
　⇒図1-1-2で示したICFの6つの要素すべてを重視する
② ICF各要素の相互作用を重視する
　⇒「生活機能」の「心身機能・身体構造」、「活動」、「参加」の3つのレベル、「健康状態」背景因子の「環境因子」、「個人因子」の相互作用を重視する
③「プラス面」を重視する
　⇒「プラス面」から出発し、「マイナス面」も「プラス面」の中に位置づける

「統合モデル」は従来の「医学モデル」と「社会モデル」のアプローチを活かしながら、全く違った視点での「統合モデル」としてのアプローチも可能となることを示した。

(5) 客観的次元と主観的次元

【人が生きることの全体像】を捉えるという目的を持ったICFでは、先に挙げた6つの要素(図1-1-2参照)で集約される客観的次元の情報だけでなく、対象者の思い、すなわち主観的次元の情報も重視している。本人が今、何に困っているのか、対象者が生活の困難をどのように捉えているのかという主観的次元を正確に把握することは、本人を中心とした支援を展開する上で欠かせないものとなっている。

[3] 「共通言語」としての ICF —その意義と課題

ICF は「共通言語」と称される。それは当事者と専門職間の「共通言語」、そして医療・保健・福祉・行政・教育などの各専門職および各種サービス間の連携のための「共通言語」という意味を持っている。生活に困難を抱え支援を必要としている対象者に対し、個人の尊厳を尊重する支援を行っていくためには、対象者をより深く理解していくことが欠かせない。ICF を「共通言語」として活用することで、対象者と支援者とのコミュニケーション、そして支援にかかわる専門職間が連携していくためのコミュニケーションが円滑になる。

[2] で紹介した ICF の目的と特徴の中で、マイナス（障害）をプラス（生活機能全体）の中に位置づける、対象者のプラス面を重視するという視点および生活機能に外的な影響を与える環境因子に着目するという視点は、本人自身と本人の置かれた環境の中での強みを活かすという「**ストレングスモデル**」という共通点がある。

また対象者の全体像を捉える上で客観的次元だけでなく主観的次元の情報も重視するということは、支援者の視点で考える支援から脱却し、改めて対象者の視点で支援を考えるという原則に近づいていくことへの効果も期待できる。支援者が ICF の視点を活用することでよりリアルな対象者の生活の困難に着目した支援ニーズを導き出すことが可能となっていく。

現在の障害者支援の枠組みとして注目されている「本人中心型支援」や「**意思決定支援**」を具体化していくためにも、対象者の全体像を捉えることを可能とする ICF をアセスメントツールとし、あらゆる支援現場で活用の促進を図っていくことが課題となっている。

ストレングスモデル
人と人を取り巻く環境にある強さ（ストレングス）を中心にアプローチしていく支援モデル。

意思決定支援
「障害福祉サービスの利用等にあたっての意思決定支援ガイドライン」(2017.3.31) により、サービス内容の要素として「意思決定支援」が含まれる旨が示された。

参考文献

● 上田敏『国際生活機能分類— ICF の理解と活用』きょうされん編，萌文社，2005.
● 黒澤貞夫編『ICF をとり入れた介護過程の展開』建帛社，2007.
● 大阪障害者センター・ICF を用いた個別支援計画策定プログラム開発検討会編『ICF を活用した介護過程と個別支援計画』かもがわ出版，2019.

C. 日本における法制度の対象概念

本節では、法制度上のサービス利用対象という視点から障害の概念定義を考え、課題を検討する。

[1] 障害者基本法の障害定義にみる制限・列挙方式

障害者基本法は、障害者法体系において最も重要な根本法として位置づけられる。したがって日本の法制上の障害定義の考え方は同法の変遷で明らかにされる。

表1-1-3の通り、1970（昭和45）年法制定当時には、主に身体障害の種別が列挙され、しかも機能・形態障害の視点からしか取り上げられていない。知的障害も取り上げられているが、精神障害は法対象に含まれていなかった。また生活上の困難度合についても、「長期に」「相当な」ときわめて厳しい制限を設けていることがわかる。

しかし、1980年代以降、国連を中心とした世界的な障害者の人権運動が日本の障害者福祉法制度に大きな影響をもたらした。

まず、1993（平成5）年に心身障害者対策基本法が障害者基本法に名称の変更がなされ、法の対象に精神障害が含まれた。また同法改定時の付帯決議において、てんかん、自閉症、難病に起因する障害も3種別の障害に含まれる形で法対象に加えられた。

次に2004（平成16）年の改正では、障害の「長期にわたり」が「継続的に」と変更された。さらに2011（平成23）年の改正によって**発達障害**と「その他の心身の機能障害」も取り上げられ、かつ「**社会的障壁**」が障

社会的障壁
障害者基本法によれば、社会的障壁とは、「障害がある者にとつて日常生活又は社会生活を営む上で障壁となるような社会における事物、制度、慣行、観念その他一切のものをいう。」（2条）。

表1-1-3　障害者基本法における「障害・障害者」の定義変化

年	法律名	条文
1970 （昭和45年）	心身障害者 対策基本法	この法律において「心身障害者」とは、肢体不自由、視覚障害、聴覚障害、平衡機能障害、音声機能障害若しくは言語機能障害、心臓機能障害、呼吸機能障害等の固定的臓器機能障害又は精神薄弱等の精神的欠陥があるため、長期にわたり日常生活又は社会生活に相当な制限を受ける者をいう（2条）。
1993 （平成5年）	障害者基本法	この法律において「障害者」とは、身体障害、精神薄弱又は精神障害があるため、長期にわたり日常生活又は社会生活に相当な制限を受ける者をいう（2条）。
2004 （平成16年）	同上	この法律において「障害者」とは、身体障害、知的障害又は精神障害があるため、継続的に日常生活又は社会生活に相当な制限を受ける者をいう（2条）。
2011 （平成23年）	同上	障害者　身体障害、知的障害、精神障害（発達障害を含む。）その他の心身の機能の障害がある者であつて、障害及び社会的障壁により継続的に日常生活又は社会生活に相当な制限を受ける状態にあるものをいう（2条）。

害に大きく影響し、障害者の日常生活や社会生活に困難を及ぼすと初めて確認された。

　一方、前掲 B. 節においてすでに言及したように、ICF（国際生活機能分類）において障害者も含めたすべての人間の生活機能は、心身機能／身体構造・活動・参加という3つのレベルにおいて、個人因子、環境因子との相互作用をふまえて総合的、構造的そして科学的に捉えることが重要だと提起されてきている。それに対して障害者にかかる日本の法制度を通観してみれば、法対象は確かに拡大してきているが、①障害者手帳制度における申請主義が依然残されており、②障害定義は機能・形態の列挙にとどめられ、③活動や参加における困難状況も「継続的に」「相当な」という非合理的な制限が改正されておらず、④「社会的障壁」の文言がようやく加わったにもかかわらず、内容が具体化できていないという問題点が顕著に見受けられる。

　以下、障害者福祉にかかる代表的な法制度における障害定義を紹介する。そのいずれも障害者基本法の障害定義の影響を受けていると言える。

［2］ 福祉関係諸法の障害定義

（1） 身体障害者福祉法

　身体障害者福祉法 4条別表では、視覚障害、聴覚または平衡機能の障害、音声機能、言語機能またはそしゃく機能の障害、肢体不自由、心臓、じん臓または呼吸器の機能の障害、その他政令で定める障害を法対象としている。「心臓、じん臓または呼吸器の機能の障害、その他政令で定める障害」を一般には「内部障害」と称している。

　同法の制定当時（1949〔昭和24〕年12月26日）は、傷痍軍人の職業更生を主たる目的として、障害や障害者の定義は職業能力の損傷状況（4条）を基軸としていたが、その後に削除された。それ以降、1967（昭和42）年に「心臓およびそしゃく機能の障害」、1972（昭和47）年に「じん臓機能障害、脳性まひ等の運動性障害」「乳幼児期以前の非進行性の機能病変による運動機能障害」を「肢体不自由」内に新設、追加され、1984（昭和59）年にぼうこう・直腸の機能障害、1986（昭和61）年に小腸機能障害、1998（平成10）年には、ヒト免疫不全ウイルスによる免疫機能の障害、さらに、肝機能障害も追加され、法対象が拡大された。

　確かに障害の法制度における対象の拡大は評価されるが、定義をめぐる諸々の機能・形態の列挙方式では、すべての障害を網羅しきれないため、制度の公正性をいかに担保できるかが問われることになる。

(2) 知的障害者福祉法

身体障害者福祉法と違って、**知的障害者福祉法**は制定当初から現在に至るまで「精神薄弱」や「知的障害者」の概念定義がなされていない。手帳制度は 1973（昭和 48）年 9 月に「療育手帳制度について」および「療育手帳制度の実施について」の通知で定められたものしかない。そもそも一部の都道府県（政令指定都市）が国の遅れた対応に先立って、独自で障害認定を行い、手帳を発行し、国がその後追いをした経緯がある。

したがって障害定義や認定基準、手帳の名称に全国的なばらつきが生じており、またそれに伴って福祉サービスの受給資格と受給量に地域格差をもたらしている。1995（平成 7）年に前記「通知」が改正されて、「精神薄弱」の定義が、「知的機能の障害が発達期（おおむね 18 歳まで）にあらわれ、日常生活に支障が生じているため、何らかの特別の援助を必要とする状態にあるもの」と規定されたものの、障害の定義は依然として厳密になされていない。

(3) 精神保健福祉法

精神保健福祉法は、精神障害者を「統合失調症、精神作用物質による急性中毒又はその依存症、知的障害、精神病質その他の精神疾患を有する者をいう」（5 条）と定義するが、手帳制度は 1995（平成 7）年の改正（45条）によってようやく発足された。

手帳取得に伴う社会的障壁を危惧して、その取得率は依然として低いものの、精神障害者の自立支援医療（手帳所持を受給要件としない精神科通院公費負担制度）を利用している人が多くいるため、今後法制度の対象規定を抜本的に拡大し、精神障害に対する理解をより広げていくことが急務だと言える。

(4) 障害者総合支援法

2005（平成 17）年 11 月 7 日に制定され、2014（平成 26）年 6 月 25 日に最終改正された同法には、「障害者」とは、既存の身体障害者、知的障害者、精神障害者（4 条）の定義の援用となるが、難病（18 歳以上で治療方法が未確立の疾病や特殊な疾病であって、政令で定める障害の程度が厚生労働大臣が定める程度に該当する者をいう）が新たに加えられた。しかし病名列挙方式であり、すべての難病を含むものではない。

参考文献

● 佐藤久夫『障害者福祉論（第 2 版）』誠信書房，1998.

2. 障害者の人権保障と福祉の理念

A. 障害者福祉に関する社会思想と理念

[1] 社会思想・理念と制度政策と障害者福祉実践・運動との関係

　現代の障害者福祉実践と障害者運動に影響を与えている社会思想と理念を取り上げる。民主主義、平和、人権、社会契約、愛などの理念は、社会思想という知識と価値が結びついている、まとまりのある考え、すなわち思想の結晶とも言える概念である。こうした思想と理念は、障害者福祉を実践するときの支えとなり、障害者運動を行うときの導きとなってきた。また、こうした思想と理念は、さまざまな施策を実現しつつ、制度を改革する社会運動を導いてきた。そして、理念と思想そのものも発展させてきた。障害者福祉実践を支える主な理念とこうした理念のもとになっている思想としては、障害者権利条約に結実している基本的人権をも土台にして、ノーマライゼーション、ソーシャル・インクルージョン、リハビリテーション、発達保障、自立生活、リカバリー、レジリエンス、エンパワメント、アドボカシー、バリアフリー、ユニバーサルデザインなどがある（図1-2-1）。

思想と理念
理念はイデーであり、思想はイデオロギーである。実践や運動を導く思想を理論とも言う。理論は、実践によって検証される。社会制度や政策は、実践を枠付け、条件付ける。ソーシャルアクションと呼ばれる社会運動により、制度や施策は改革される。

障害者権利条約
➡ p.76 第3章1節参照。

図 1-2-1　障害者福祉を支える主な社会思想とその理念

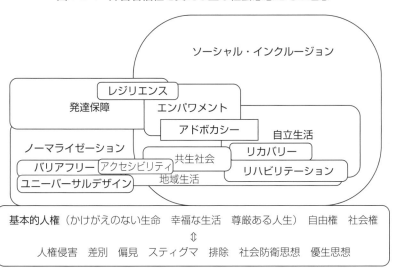

［2］ 障害者と基本的人権

(1) 基本的人権の思想

基本的人権とは、すべての人間が人間であるかぎりにおいて持っている権利である。だれかから与えられたものではなく、国家や憲法に先立って存在する、自然権であり、政府の権力によってはもちろんのこと、法律や憲法改正によっても、これを侵害することは許されない。近代の自然法論者が唱えたものである。現代では相互承認論の考えが主流である。**アメリカ独立宣言**（1776 年）や**フランス革命**（1789 年）などを経て、**自由権的基本権**（思想、良心、学問、表現の自由など）を確立し、**政治的基本権**（選挙権、請願権など）を保障し、次いで、20 世紀になるとワイマール憲法（1919 年）などにより、**社会経済的基本権**（生存権的勤労権、団結権など）という考え方が生じた。**日本国憲法**（1946 年公布、1947 年施行）においても、平等権、自由権、社会権、請求権、参政権に分類でき、条文だけでも 10 条から 40 条までの合計 31 条が基本的人権に関する記述である。

国際的には、8,000 万人を超えると言われる死者を出した第 2 次世界大戦の悲惨な体験をふまえ、**国連憲章**（1945 年）、**世界人権宣言**（1948 年）、**国際人権規約（社会・自由）**（1966 年）などにより、基本的人権が普遍的人権として確認されていく。世界人権宣言の 1 条には、「すべての人間は、生まれながらにして自由であり、かつ、尊厳と権利とについて平等である」と書かれている。その後、具体的な個々の対象や事案の人権侵害を克服していくために、**人種差別撤廃条約**（1995 年）、**女性差別撤廃条約**（1979 年）、**拷問等禁止条約**（1984 年）、**子どもの権利条約**（1989 年）、障害者権利条約（2006 年）などの人権条約が国連で採択されていった。

障害者の権利については、世界人権宣言では社会保障生存権規定のみであった。子どもの権利条約のときに初めて障害による差別の禁止規定が設けられた。障害者の権利は、1971 年「知的障害者権利宣言」、1975 年「障害者権利宣言」、1980 年「国際障害者年行動計画」、1981 年「国際障害者年」、1993 年「障害者の機会均等化に関する標準規則」などを経て、2006 年にようやく条約化された。日本では、権利条約の批准のために改正された障害者基本法（2011〔平成 23〕年）において、「全ての障害者が、障害者でない者と等しく、基本的人権を享有する個人としてその尊厳が重んぜられ、その尊厳にふさわしい生活を保障される権利を有する」と確認されている。

(2) 障害者の人権と対立する思想

①人権侵害という差別

基本的人権を侵害する最も著しい行為が、差別である。障害者権利条約

日本国憲法 11 条
「国民は、すべての基本的人権の享有を妨げられない。この憲法が国民に保障する基本的人権は、侵すことのできない永久の権利として、現在及び将来の国民に与へられる。」

障害者基本法 1 条
「全ての国民が、障害の有無にかかわらず、等しく基本的人権を享有するかけがえのない個人として尊重されるものであるとの理念にのつとり、全ての国民が、障害の有無によつて分け隔てられることなく、相互に人格と個性を尊重し合いながら共生する社会を実現するため…（以下略）。」

では、「障害に基づくあらゆる区別、排除又は制限であって、政治的、経済的、社会的、文化的、市民的その他のあらゆる分野において、他の者との平等を基礎として全ての人権及び基本的自由を認識し、享有し、又は行使することを害し、又は妨げる目的又は効果を有するもの」と差別を定義した。そして、**合理的配慮**を提供しないことも含め機能障害を理由とするあらゆる形態の差別を禁止した。日本では、これを受けて、2012（平成24）年に出された**「障害を理由とする差別の禁止に関する法制」について**の**差別禁止部会の意見**では、直接差別、間接差別、関連差別の3つの類型を不均等待遇とし、この不均等待遇と合理的配慮の不提供を合わせて、「障害に基づく差別」とした。

こうした差別は、具体的には、障害者施設の建設に対する住民による反対運動、精神障害者に対する飛行機搭乗拒否、就業規則におけるマイカー通勤禁止規定、「あなたが車いすを使っているからうちのお店の利用は困ると言っているだけで、あなたに障害があるからという理由で拒否はしていません」という言い訳などが挙げられる。

②優生思想

優生学とは、ダーウィンの従弟であるゴールトンが1883年に作り出した言葉で、ギリシア語の〈よい種（たね）〉に由来する。この優生学のもとになっている「不良な遺伝子を持つ者を排除し、優良な国民のみを残して繁栄させるという思想」が**優生思想**である。社会的ダーウィニズムとも呼ばれる。機能障害に関する遺伝要因を重視し、優良遺伝子を持つものを繁栄させ、劣等遺伝子を持つものを減少させるという政策につながる。具体的には、不妊手術、婚姻の禁止、出生前診断などが挙げられる。こうした思想は、20世紀初め、アメリカなどで断種法として政策化された。1933年には、ナチス・ドイツでは遺伝病子孫予防法が施行され、多くの障害者がT4作戦の中で収容所に送られた。日本においては、戦前1940（昭和15）年の国民優生法、戦後も受け継がれた1948（昭和23）年制定の優生保護法が、1996（平成8）年に母子保護法に改正され、「優生上の見地から不良な子供の出生を防止する」という項目はやっと削除された。しかし、科学技術の発展により簡便に遺伝子検査が行えるようになり、出生前診断における機能障害のある可能性による中絶の是非が社会的倫理的な問題となっている。

③社会防衛思想

社会防衛思想とは、治安を優先して、健全で健康な国民の生活を守るためには、精神障害や知的障害のある障害者や感染する疑いのある病者などを、社会から隔離や排除することは当然であるという思想である。この思想を理屈づけるために、**「公共の福祉」**という概念がよく使用されている。

合理的配慮の不提供の類型
障害者に他の者と平等な、権利の行使または機会や待遇が確保されるには、その者の必要に応じて現状が変更されたり、調整されたりすることが必要であるにもかかわらず、そのための措置が講じられない場合。

直接差別の類型
障害を理由とする区別、排除、制限等の異なる取扱いがなされる場合。

間接差別の類型
外形的には中立の基準、規則、慣行ではあってもそれが適用されることにより結果的には他者に比較し不利益が生じる場合。

関連差別の類型
障害に関連する事由を理由とする区別、排除、制限等の異なる取扱いがなされる場合。

優生学
優生学には、結婚制限、断種、隔離等により望ましくない遺伝因子を排除しようとする消極的優生学と、税制優遇や法的強制により望ましい遺伝因子を持つ人間の多産や早婚を奨励する積極的優生学がある。

遺伝学の用語の変更
日本遺伝学会は、メンデルの遺伝学の訳語として使われてきた「優性」「劣性」には、優れている、劣っているという語感があり、誤解されやすいので、「優性」は「顕性」、「劣性」は「潜性」と言い換えた。他にも、「バリエーション」の訳語の1つだった「変異」は「多様性」、色の見え方は人によって多様だという認識から「色覚異常」や「色盲」は「色覚多様性」とした。

ダーウィン
Darwin, Charles Robert
1809〜1882

ゴールトン
Galton, Francis
1822〜1911

公共の福祉
「すべて国民は、個人と
して尊重される。生命、
自由及び幸福追求に対す
る国民の権利について
は、公共の福祉に反しな
い限り、立法その他の国
政の上で、最大の尊重を
必要とする」(日本国憲
法13条)。国連の自由権
規約委員会は、1998年
「公共の福祉」を根拠と
して制限が課されうるこ
とに対する懸念を表明し
ている。憲法上の解釈
は、私人間の権利の衝突
の調整に使用される概念
であって、「公益、公の
秩序」ではない。

呉秀三
1865〜1932

ライシャワー
Reischauer, Edwin
Oldfather
1910〜1990

相模原障害者殺傷事件
➡ p.27 本章コラム参照。

日本においても、公衆衛生分野においては、1996(平成8)年に廃止さ
れた「らい予防法」、1998(平成10)年に感染予防法に改正された伝染病
予防法やエイズ予防法などの対応の発想となっていた。特に「らい予防
法」は、戦前の帝国憲法下における富国強兵政策の一貫として制定された
1931(昭和6)年の「らい予防法」による隔離政策が、敗戦後、日本国憲
法下においても、有効な治療薬が発見された後も半世紀にわたり続けられ
た人権侵害の施策であった。らい予防法下では、子どもを産むことも禁止
されており、優生保護法による堕胎も行われた。

精神障害者施策においても、社会防衛思想に基づく対策が続いていた。
精神病者監護法(1900〔明治33〕年)においては、親族が監護義務者と
して規定されており、**私宅監置**が認められていた。こうした状況を憂えた
呉秀三は、新しい法律の制定を求め、1919(大正8)年、精神病院法がで
きた。しかしながら、財政的理由もあり、病院建設は進まず、私宅監置は
続いた。敗戦後、1950(昭和25)年に精神衛生法ができ、私宅監置は終
わった。この後、精神病院は著しく増加していく。1964(昭和39)年ア
メリカ大使**ライシャワー**への傷害事件が起き、精神衛生法の一部改正がな
された。措置入院、同意入院という本人の意思によらない入院が増加、精
神科は人件費を抑えて、入院者に他の入院者の世話をさせるなどのケアや
看護師による虐待事件(**宇都宮病院事件**)なども起き、1987(昭和62)
年に**精神保健法**が制定された。同法は、地域ケアを重視した保健施策を中
心としており、これまでよりも人権に配慮した法律であった。1993(平成
5)年には、障害者基本法も改正され、精神障害も身体障害、知的障害と
同様な社会福祉施策を整備する根拠ができ、1995(平成7)年には、**精神
保健福祉法**が制定された。一方で、2003(平成15)年には、池田小学校
事件の影響も受けて、心神喪失等を理由に無罪・執行猶予あるいは不起訴
となったものを直ちに「鑑定入院」という名目で拘禁し、そして裁判官と
精神科医の合議による審判により、特別施設に強制的に収容したり、通院
を強制したりする処分が決定されることになる**心神喪失者等医療観察法**も
制定され、保安処分として批判された。また、2014(平成26)年になっ
ても精神科病院の病床を生活施設にそのまま変更する提案がなされるなど、
現在においても地域生活の理念は実現されていない。

2016(平成28)年7月26日未明、神奈川県相模原市の「津久井やまゆ
り園」で、19人の障害者が殺害され、職員を含む26人が重軽傷を負った
事件があった。「相模原障害者殺傷事件」と呼ばれている。容疑者が過去
に精神科病院に措置入院していたこともあり、前項の優生思想とともに、
社会防衛思想の課題も社会に突きつけた。

B. 障害者福祉に関係する主な理念と思想

[1] ノーマライゼーションの理念

ノーマライゼーション（normalization）は、1940年代、第2次世界大戦中にスウェーデンで使われ始めた。その後1950年代、デンマークにおいて、バンク-ミケルセンにより1959年の障害者福祉法に結実した。同時期スウェーデンにおいても、ニィリエが影響を受けて実践的にも理論的にも深め、1980年の社会サービス法として実現されていった。北欧に留学してニィリエに影響を受けたヴォルフェンスバーガーは、北米においてこの理念を適応させ、プラグマティックに再定義していった。現在では、北欧の流れと北米の流れが混在しつつ、全世界に広がっている。このために、本来の思想の核心が薄まり、安易に使われる傾向がある。障害者福祉のみならず、他の領域においても強い影響を与えている。

スウェーデン社会庁報告書
『ある程度生産労働に従事することができる人たちのための検討委員会』1946年。

（1）バンク-ミケルセンのノーマライゼーション思想

バンク-ミケルセンは、第2次世界大戦後、社会省担当官となり、隔離的保護的で劣悪な環境の巨大施設に収容されている知的障害児者の処遇の実態に心を痛めた。1951年に発足した知的障害者の親の会の活動に共鳴し、そのスローガンが法律として実現するように尽力した。1959年法は、ノーマライゼーションという言葉が世界で初めて用いられた法律となった。

バンク-ミケルセン
Bank-Mikkelsen, Neils Erik
1919～1990

バンク-ミケルセンによるノーマライゼーションの定義は、「障害のある人たちに、障害のない人たちと同じ生活条件をつくり出すこと。障害がある人を障害のない人と同じノーマルにすることではなく、人々が普通に生活している条件が障害者に対しノーマルであるようにすること。自分が障害者になったときにして欲しいことをすること」なのである。社会運動家であり、実務家であったため、体系化された思想や厳密な定義は行っていない。

（2）ニィリエのノーマライゼーション思想

ニィリエは、スウェーデン知的障害児者連盟（FUB）の事務局長のとき、デンマークの1959年法前文にある「知的障害者ができるだけノーマルな生活を送れるようにする」という言葉に出会い、施設の状態を批判する文書で引用した。ノーマライゼーションを8つの原理に整理するとともに、「知的障害者にとってとりまく地域社会の態度や環境や活動などの条件全体が満足できる程度に正常化すること」と1970年に定義した。

ニィリエ
Nirje, Bengt
1924～2006

その後、定義を発展させつつ、1993年には「ノーマライゼーションの原理は、知的障害やその他の障害をもつ全ての人が、彼らがいる地域社会や文化の中でごく普通の生活環境や生活方法を得られるように、権利を行使すること」と定義している（**図1-2-2**）。

図1-2-2　ニィリエのノーマライゼーションの8つの原理

①1日のノーマルなリズム
②1週間のノーマルなリズム
③1年間のノーマルなリズム
④ライフサイクルにおけるノーマルな発達的経験
⑤ノーマルな個人の尊厳と自己決定権
⑥その文化におけるノーマルな性的関係
⑦その社会におけるノーマルな経済的水準とそれを得る権利
⑧その地域におけるノーマルな環境形態と水準

(3) ヴォルフェンスバーガーのノーマライゼーション思想

ヴォルフェンスバーガー
Wolfensberger, Wolf
1934～2011

　ヴォルフェンスバーガーは、ノーマライゼーションを「可能な限り文化的に通常である身体的な行動や特徴を維持したり、確立するために、可能な限り文化的に通常となっている手段を利用すること」と再定義した。そして、「少なくとも平均的な市民と同じ生活状態（収入、住居、保健サービスなど）を可能にするために、また、障害のある人の行動（技能や能力など）をできるだけゆたかにしたり、高めたり、また支持したりするために、文化的に通常となっている諸手段（なじみのもので価値のある技術、道具、方法）を利用すること」に注目をした。「社会的役割の実現」の重視である。具体策として、**PASS**という達成水準を測定する評価項目を提案した。その後、**PASSING**に発展させている。髪型などを社会に適応させる項目がある。

PASS: program analysis of service system
ノーマライゼーション目標履行に関するプログラム分析。

　ヴォルフェンスバーガーは、障害者は社会的逸脱者の1つであり、このようにラベリングされた人たちであると理解する**ラベリング理論**の立場から理論展開をしていった。入所施設研究で著名な社会学者**ゴッフマン**の影響を強く受けている。1984年には、自らの理論をノーマライゼーションからソーシャルロールバロリゼーション（社会役割の有価値化）に変更し、「可能な限り文化的に価値のある手段による、人々、ことに価値の危機に瀕している者たちのために、価値のある社会的な役割の可能性、確立、増進、維持ないし防衛」することと定義した。

ゴッフマン
Goffman, Erving
1922～1982

ソーシャルロールバロリゼーション
social role valorization

(4) 国際的動向の日本への影響

　ニィリエの尽力で、1971年に**知的障害者の権利宣言**が国連で採択され、さらに1975年には、対象を障害者全般にも拡大した**障害者の権利宣言**が採択された。1981年には、ノーマライゼーションの実現のために「完全参加と平等」をテーマに国連で「**国際障害者年**」が定められるなど、国際的にも広がりをみせていった。国内的には、たとえば1995（平成7）年の「障害者プラン」では、副題を「ノーマライゼーション7か年戦略」とす

国際的な障害者権利保障の歩み
➡p.76　第3章1節参照。

るなど、また2002（平成14）年の「新障害者プラン」では、「『リハビリテーション』と『ノーマライゼーション』の理念を継承するとともに、障害の有無にかかわらず、国民誰もが相互に人格と個性を尊重し支え合う『共生社会』の実現を目指して」と書かれている。ノーマライゼーション理念は、地域生活と脱施設化の社会運動に多大な影響を与えた。近年は、社会的排除の反対語である**ソーシャル・インクルージョン**という理念に、発展している。

ソーシャル・インクルージョン
「全ての人々を孤独や孤立、排除や摩擦から援護し、健康で文化的な生活の実現につなげるよう、社会の構成員として包み支え合う」という理念。

[2] 発達保障

　発達保障の理念と思想は、1960年代初頭、日本において、障害児者の人権保障の実践と社会運動において生まれ、発展してきた。知的障害児施設**近江学園**の実践と運動から、**糸賀一雄**は、「この子らを世の光に」という有名なことばを紡ぎ出した。このことばには、障害児者も含めすべての人間の人格的発達の保障と、そのための人権の保障を社会的に創造していくことが含まれていた。そして糸賀は、より機能障害が重度な重症心身障害児のための施設、**びわこ学園**を創設していった（**図1-2-3**）。

　近江学園で指導係長をしていた**田中昌人**は、発達保障の実践と権利保障の運動の中で、発達心理学の方法論を検討し、社会の変革を目指す系統的で組織的な実践とを結びつけ、発達保障の思想の理論化を進めた。発達保障論は、**ヴィゴツキー**の**最近接発達領域**などの成果を取り入れながら人間発達を科学として追求しつつ、かつ歴史学など社会科学の成果にも学びな

糸賀一雄
1914〜1968

田中昌人
1932〜2005

ヴィゴツキー
Vygotsky, Lev Semenovich
1896〜1934

図1-2-3　糸賀一雄の発達保障の思想

　重症児が普通児と同じ発達のみちを通るということ、どんなにわずかでもその質的転換期の間でゆたかさをつくるのだということ、治療や指導はそれへの働きかけであり、それの評価が指導者との間に発達的共感をよびおこすのであり、それが源泉となって次の指導技術が生みだされてくるのだ。そしてそういう関係が、問題を特殊なものとするのでなく、社会の中につながりをつよめていく契機になるのだということ。そこからすべての人の発達保障の思想の基盤と方法が生まれてくるのだということをつかんだのである。……この子らはどんなに重い障害をもっていても、だれともとりかえることのできない個性的な自己実現をしているものなのである。人間うまれて、その人なりの人間となっていくのである。その自己実現こそが創造であり、生産である。私たちのねがいは、重症な障害をもったこの子たちも、立派な生産者であるということを認めてもらえる社会をつくろうということである。「この子らに世の光を」あててやろうとというあわれみの政策を求めているのではなく、この子らが自ら輝く素材そのものであるから。いよいよみがきをかけてそれを輝かそうというのである。「この子らを世の光に」である。この子らが、うまれながらにしてもっている人格発達の権利を徹底的に保障せねばならぬ。

出典）糸賀一雄『福祉の思想』日本放送出版協会，1968.

がら社会の発展の法則をも視野に入れ、発展していった。この理論の特徴は、人間の発達を「社会への適応の過程」ではなく、個々人の内面の理解と発達の可能性に着目した働きかけにより、人格の発達と諸能力をわがものにしていく「獲得の過程」としたことである。

田中昌人らは、「障害者の権利を守り、その発達を保障するために、障害別をこえ、思想、信条、階層のちがいをこえて統一し、おたがいが平等の立場で教えあい、学びあって真実にせまる研究組織」(「よびかけ文」)として、**全国障害者問題研究会**を1967(昭和42)年に結成していく。発達保障論は、1970年代に入ると、学校に行くことができなかった重度の子どもたちの教育権保障運動と結びつきつつ、さらに発展していった。こうした実践と運動が、1979(昭和54)年の**養護学校義務制**の実施につながっていった。なお、義務制については、共生教育、解放教育を推進する立場から、隔離と差別につながるという批判があり、論争となった。

全国障害者問題研究会
障害者の権利を守り、発達を保障するために理論と実践を統一的に捉えた自主的民主的研究運動を発展させることを目的に1996年(平成8)年に結成された研究会。詳細はウェブサイトを参照のこと。

[3] リハビリテーション

リハビリテーション(rehabilitation)は、語源としては、ラテン語のre(再び)とhablis(適する)とが結びついたことばであり、名誉回復や犯罪からの更生の意味でも使われている。日本の現実は、社会復帰率のみを形式的に評価する点など未だに「リハビリテーション」を「医学的機能回復訓練」と捉える傾向にあるが、WHOや身体障害者福祉審議会答申の定義にあるように、「社会的統合を達成する手段」であり、「全人間的復権を目指す技術的および社会的総合体系」である。

リハビリテーションの実践には、主に①医学的リハビリテーション(医師、理学療法士、作業療法士など主に医療スタッフによる心身機能の回復

図1-2-4 リハビリテーションの定義

WHO(1981年)のリハビリテーションの定義
リハビリテーションは、能力低下やその状態を改善し、障害者の社会的統合を達成するためのあらゆる手段を含んでいる。リハビリテーションは障害者が環境に適応するための訓練を行うばかりでなく、障害者の社会的統合を促す全体として環境や社会に手を加えることも目的とする。そして、障害者自身・家族・そして彼らの住んでいる地域社会が、リハビリテーションに関するサービスの計画と実行に関わり合わなければならない。

身体障害者福祉審議会答申「57年答申」(1982〔昭和57〕年)の定義
リハビリテーションは、障害をもつが故に人間的生活条件から阻害されている者の全人間的復権を目指す技術的及び社会的政策的総合的体系である。(その基調は、主体性、自立性、自由といった人間本来の生き方であって、その目標は必ずしも職業的自立や経済的自立のみではない)

など）、②社会的リハビリテーション（社会福祉施設の職員、ソーシャルワーカーなどによる社会への参加支援など）、③教育的リハビリテーション（特別支援学校などにおける人格と身心の発達支援など）、④職業的リハビリテーション（職業カウンセラー、ジョブコーチなどによる就労支援）の4つの分野がある。最近では、工学分野も重視されるようになった。

　社会的リハビリテーションについては、国際リハビリテーション協会は、1986年に「社会生活力を高めることを目的としたプロセス」であり、「機会均等」が重要であると定義している。こうした考え方は、**地域リハビリテーション**として展開していく。

　時代とともにリハビリテーションの概念も発展してきた。当初は、病気やケガが治っても日常生活の自立が困難な人に機能回復訓練を行う日常生活の動作（ADL：Activities of Daily Living）の意味合いが強かったが、残存機能を最大限に発揮して、地域社会の中で、最大限に**生活の質**（**QOL**）を高めることに発展していった。さらに、**自立生活運動**の影響も受け、リハビリテーション活動の主体は、専門家ではなく利用者であり、リハビリテーションは一生行うものではなく、目標を定め期間を限定した活動であるという考え方が広まり、リハビリテーションの最終目標は**リカバリー**であると言われるようになってきた。また、虐待や災害などで**心的外傷**（**PTSD**）を受けた人たちの回復力を示す用語として、**レジリエンス**という理念が「極度の不利な状況に直面しても、正常な平衡状態を維持することができる能力」という意味で使われるようになった。1980年代に、この全人間的復権という概念を提唱した**上田敏**は、各分野の垣根をなくしていく**総合リハビリテーション**、さらには、最高のQOLの実現と新しい人生の創造を目指した**目的指向的リハビリテーション**を提唱していった（**図1-2-4**）。

［4］自立生活

　自立生活（independent living）の理念は、キング牧師ら黒人の公民権運動や第1次フェミニズム運動などの影響を受け、1960年代のカリフォルニア州で、当時の重度の機能障害のある大学生による抗議運動から始まった自立生活運動（independent living movement）が源流である。この社会運動の中心を担ったのが、**エド・ロバーツ**である。

　自立生活の代表的な定義としては、「障害者が他者の手助けをより必要とする事実があっても、その障害者がより依存的であることには必ずしもならない。他人の助けを借りて15分かかって衣類を着て、仕事に出かけられる人間は、自分で衣類を着るのに2時間かかるため家にいるほかない

地域リハビリテーション
障害のあるすべての人びととのリハビリテーション、機会の均等、そして社会への統合を地域の中において進めるための作戦（ILO,WHO,ユネスコ,1994）。

生活の質（QOL）
quality of life

リカバリー
recovery
人が精神疾患からもたらされた破局的な状況を乗り越えて成長するという、その人の人生における新しい意味と目的を発展させること。リカバリーの構成要素：①自己決定②本人中心で個別的③エンパワメントの過程④個別で全体的⑤経過は非直線的⑥ストレングス（強み）に注目⑦仲間の支え⑧尊厳が重要な要素⑨自分の人生に責任をとる⑩希望の存在が最も重要な要素（全米リカバリー勧告団、2004）。

レジリエンス
resilience

上田敏
1932〜

エド・ロバーツ
Roberts, Edward V.
1939〜1995

図1-2-5　自立生活センター（JIL）の3つの理念と事業体の原則

〈3つの理念〉
①障害者のニーズとその満たし方を最もよく知るものは障害者自身である
②障害者のニーズは、各種多様なサービスを提供する総合的プログラムによって、最も効果的に満たされる
③障害者はできるだけ地域社会に統合されるべきである

〈事業体の原則〉
①運営委員の51％は障害者であること
②重要な決定を下す幹部の1人は障害者であること
③職員の1人は障害者であること
④総合的なサービスを提供すること

ピープルファースト
1973年、アメリカのオレゴン州で開催された会議でなされた、「障害者であるまえに人間だ」という「知的障害者」といういレッテルを拒んだことによる発言をきっかけに、『自己決定』から始まった当事者運動と組織。

ピアカウンセリング
同じ背景をもつ者同士が、対等な立場で話を聞き合う当事者によるカウンセリング。

障害をもつアメリカ人法
ADA: Americans with Disabilities Act
目的は、機会の平等、完全参加、自立生活、経済的自足の保障。①雇用②公共交通③サービス④通信。障害者の公民権法。あらゆる分野での差別の禁止と機会平等を保障。

エンパワメント
「ソーシャルワーク専門職は、人間の福祉（ウエルビーイング）の増進を目指して、社会の変革を進め、人間関係における問題解決を図り、人びとのエンパワーメントと解放を促していく」（国際ソーシャルワーカー連盟, 2001）

ソロモン
Solomon, Barbara

人間より自立している」がある。こうした思想は、これまで絶対視されていた **ADL（日常生活動作）** の「自立」を相対化したのみならず、関連して重視されていた経済的自活論をも相対化していった。そして、**QOL（生活の質）** という社会生活そのものを充実させていくことを「自立」とした。

　自立生活思想の源流には、①市民権運動（the civil rights movement）、②消費者運動（consumerism）、③自助運動（the self-help movement）、④脱医療（demedicalization）、セルフケア運動、⑤脱施設（deinstitutionalization）、ノーマライゼーションやメインストリーム（本流化）の運動がある。特徴としては、当事者本人の自己決定権と選択権を何よりも尊重することにある。そのため、担い手は、重い知的障害や精神疾患にある重度の機能障害の人たちではなく、知的機能に遅れがない身体障害の人たちが中心であった。こうした思想は、次第に軽度の知的障害のある当事者にも影響を与え、**ピープルファースト** の運動として広がった。

　自立生活運動は、実践的には、自立生活を可能にするための独自のサービス事業体を持ち、当事者によるピアカウンセリングを行いながら、個別の自立生活プログラムを作成しつつ実行している。

　アメリカにおいては、1990年に成立した差別の禁止と合理的配慮を明記した **障害をもつアメリカ人法** に結びついていった。日本においても、1970年代の中頃から、自立生活運動が始まり、活発になっていった。

[5] エンパワメント

　パワー（power）とは、政治的な権力の意味であり、エンパワー（empower）は、「能力や権限を与える」という意味である。この概念が、アメリカの公民権運動の影響を受けて、ソーシャルワークの手法や考え方として登場したのは、1976年、**ソロモン** による『黒人のエンパワメント―抑圧されている地域社会によるソーシャルワーク』においてであった。

先住民運動、女性運動などで「政治的権利の獲得」「社会的地位の向上」という意味で使われていく。障害者運動への具体化では、ADAの制定に尽力した**ダート**が関わった「障害者の権利とエンパワメントに関する調査委員会」と言われている。

　エンパワメントは、個人や集団や社会が自分の人生の主人公となれるように力をつけて、自分自身の生活や社会環境をよりコントロールできるようにしていくことである。エンパワメントの根底にあるのは、能力や権限は本来持っているもので、それが社会的制約によって力のない状態におかれており、本人が力を発揮できるようにするためには、教育学習条件も含めあらゆる社会資源を再検討し、条件整備を行っていく必要があるという見方である。これは、**自立生活運動**、**セルフヘルプグループ**の活動、**ストレングスモデル**（本人の資源として長所や強さの側面を見るという考え方）、**意思決定支援**、本人自身が自らの生活問題を解決していくための**権利擁護活動（アドボカシー）**などにもつながっている。

　なお権利擁護（アドボカシー）は、北欧のオンブズパーソンの実践の影響も受けている。大きく、①セルフアドボカシー（当事者たちの活動）、②市民アドボカシー（市民オンブズの活動）、③法的アドボカシー（弁護士などによる活動）に分けられる。具体的な方法としては、①権利に関する広報・啓発、②権利侵害の被害者の援助・救済、③権利に関する監視・検証、④改善のための働きかけなどがある（図1-2-6）。

図1-2-6　アドボカシーの定義

　アドボカシーとは、権利の擁護と代弁に関する活動であり、個人や集団やコミュニティーがエンパワメントすることを支援する技術や方法のひとつであり、特に社会的法的な権利に関わる諸問題に関して、①侵害されている、あるいは脅かされている本人（集団、コミュニティー）の権利性を明確にすることを支援すると共に、②その権利性を侵害する阻害要因との対決を支援し、③それらの問題を解決する力や、様々な支援を活用する力を高めることを支援する方法と技術の総体

出典）北野誠一「自立生活国際フォーラム日本語版資料」第5分科会資料：当事者運動と権利擁護（アドボカシー）.

[6] バリアフリーとユニバーサルデザイン

　障害のある人たちが、「社会を構成する一員として社会、経済、文化その他あらゆる分野の活動に参加する機会が確保されること」は、障害者基本法で確認された権利である。しかしながら、さまざまな機能障害がある人たちが、地域で生活を営み、社会に参加していくときには、現在の社会環境においては、活動の制約や参加の制限を受ける。バリアとは、社会的障壁のことであり、障害者基本法では、「障害がある者にとって日常生活

ソロモン（1976）の定義
エンパワメントとは、スティグマ化されている集団の構成メンバーであることによって加えられた否定的な評価によって引き起こされたパワーの欠如状態を減らすことを目指して、クライエントもしくはクライエント・システムに対応する一連の諸活動にソーシャルワーカーが関わっていく過程である。

ダート
Dart, Justin
1930〜2002

セルフヘルプグループ
なんらかの障害・困難や問題、悩みを抱えた人が同様な問題を抱えている個人や家族と共に当事者同士の自発的なつながりで結びついた集団。

意思決定支援
厚生労働省（2017）「障害福祉サービス等の提供に係る意思決定支援ガイドライン」では、意思決定支援は、障害者への支援の原則は自己決定の尊重であることを前提として、自ら意思を決定することが困難な障害者に対する支援を意思決定支援として、「意思決定支援とは、自ら意思を決定することに困難を抱える障害者が、日常生活や社会生活に関して自らの意思が反映された生活を送ることができるように、可能な限り本人が自ら意思決定できるよう支援し、本人の意思の確認や意思及び選好を推定し、支援を尽くしても本人の意思及び選好の推定が困難な場合には、最後の手段として本人の最善の利益を検討するために事業者の職員が行う支援の行為及び仕組み」と定義している。

又は社会生活を営む上で障壁となるような社会における事物、制度、慣行、観念その他一切のもの」と定義している。しかし社会的障壁を事後的に解消しようとする対策が、**バリアフリー**である。こうした事後的対策は消極的であるという批判もされていく。障害者権利条約では、4条（一般的義務）1項（f）において、すべての人が使用することのできる製品、サービス、設備および施設であって、「障害者に特有のニーズを満たすために可能な限り最低限の調整及び最小限の費用を要するものについての研究及び開発を実施し、又は促進する」と**ユニバーサルデザイン**の考え方が重視されている。ユニーバーサルデザインは、事前対策、一般対策である。権利条約20、21条では、情報収集（通信インフラ）や移動（交通インフラ）などをはじめ、さまざまな社会福祉支援サービスが身近にあり、利用しやすいように配慮すること、特に一般住民向けの地域社会のサービスを平等に利用できるようにすることを求めている。これを**アクセシビリティ**という。

[7] 地域生活と共生社会

障害者権利条約19条では、「全ての障害者が他の者と平等の選択の機会をもって地域社会で生活する平等の権利を有することを認める」ことを締約国に課しており、またそのための適切な措置をとることを義務づけている。これを受けて改正された障害者基本法では、1条（目的）に「障害の有無によつて分け隔てられることなく、相互に人格と個性を尊重し合いながら共生する社会を実現するため」と記し、3条（地域社会における共生等）において、「どこで誰と生活するかについての選択の機会が確保され、地域社会において他の人々と共生することを妨げられないこと」と規定した。

ノーマライゼーション、自立生活など、ここで取り上げたいくつかの大切な理念とその理念を裏づける思想は、誰もが安心して豊かに暮らせる、という**地域生活**の理念と、こうした地域生活を営むためにともに生きる社会の実現を目指す**共生社会**の理念に集約され、そしてこれらは、基本的人権を保障するために欠かせない理念となっている。

C. 障害者福祉における制度理念の転換

[1]「措置制度」から「利用契約制度」へ

第2次世界大戦の敗戦後、主な障害者福祉サービスは、日本国憲法25条の理念に基づき、「**措置制度**」のもとで、国家の責任のもと、必要な社会福祉サービスを「現物」として提供し続けてきた。対して「**利用契約制度**」では、サービス利用者が社会保険や税金の補助を受けつつ、福祉サー

共生社会
学術会議・精神障害者との共生社会特別委員会「精神障害者との共生社会の構築をめざして」（2003）では、共生社会を「生物学的には片方だけが利益を受ける「片利共生」を含むが、ここでは日常語として「共生社会」という言葉が使われる際の通念に従って、当事者双方が利益を受ける「相利共生」の社会という意味で「共生社会」という言葉を用いる」としている。また、「生物種としてのヒトは遺伝子構成に多様性を維持することによって種としての存在を確保する。100％の平均的遺伝子保有者だけが生きるのではなく、多様な遺伝子が集団内に浮動することによって、ヒトという種の進化は営まれる。多様な人々の社会内での共生を求めるということは、きわめて科学的な希求であり、それを妨害している社会通念の誤りは、科学の立場からもより正しい理解によって是正されるべきことである」と優生思想を批判している。

ビスという「商品」を購入する仕組みである。市場化、規制緩和、民営化のかけ声のもと、営利を目的とする株式会社の参入も認められるようになった。そして、悪徳事業者が入り込まないように**第三者評価**も導入された。あくまでも賢い消費者として、自己責任で選ぶことが前提である。いのちに関わることでも、不祥事は起こってから淘汰されることになる。

　社会福祉サービスの分野で「利用契約制度」が先行して本格的に導入されたのは、2000（平成12）年の「**介護保険**」からである。障害者福祉分野は少し遅れて、2003（平成15）年に施行された「**支援費制度**」、そして2006（平成18）年の「自立支援法」の施行と続く。おおもとは「**社会福祉基礎構造改革**」と呼ばれている。1997（平成9）年11月に、中央社会福祉審議会の「社会福祉構造改革分科会」が設置され、翌年6月には「中間まとめ」が、そして12月に「追加意見」が出された。結局、「最終報告」が出されることもなく、この路線が進行していく。2000年6月に、「社会福祉事業法」が「社会福祉法」に改正され、社会福祉の根幹を形成している「福祉八法」のすべてがこの路線となり、現在まで続いていく。

　この「中間まとめ」では、①国民が自らの生活を自らの責任で営むことが基本、②自らの努力だけでは自立した生活を維持できない場合に社会連帯の考えに立った支援、③個人が人としての尊厳を持って、家庭や地域の中でその人らしい自立した生活を送れるよう支える、と「理念」が要約されている。

［2］ポスト「福祉国家」の「新自由主義」、「新保守主義」の具体化

　1997（平成9）年当時は、第2次橋本内閣。行政改革、財政構造改革、社会保障構造改革、経済構造改革、金融システム改革、教育改革からなる「六大改革」が提唱された。2001（平成13）年からの小泉内閣は、これを引き継いで、郵政事業の民営化をはじめとする「聖域なき構造改革」を推し進めていく。この「構造改革」の発想は、「市場原理主義」に基づく「新自由主義経済派」の「小さな政府論」である。政府による公共サービスを民営化などにより削減し、「市場にできることは市場に」いわゆる「官から民へ」、同時に「中央から地方へ」を改革の柱としていた。「市場化」「民間化」の路線である。

　この「社会福祉基礎構造改革」のさらにもとをみていくと、1995（平成7）年に出された**社会保障制度審議会勧告「社会保障体制の再構築」**に突き当たる。この勧告では、「社会保障制度は、みんなのためにみんなでつくり、みんなで支えていくものとして、21世紀の社会連帯のあかしとし

新自由主義（ネオリベラリズム）
neoliberalism
国家による福祉・公共サービスの縮小（小さな政府、民営化）と、大幅な規制緩和、市場原理主義の重視を特徴とする経済思想。

新保守主義
社会民主主義や自由主義に代わり1980年代に登場。国防・安全保障に重点を置き、軍事力を整え、経済面では競争原理に基づく自由市場を保ち、社会的には、伝統的価値観、社会規律の復活を目指す政治経済路線。日本では、防衛費増額、社会保障費削減、「教育勅語」の復活など伝統的な家族主義を主張。

「地域共生社会」の目指すもの

「『地域共生社会』の実現に向けて（当面の改革工程）」（2017〔平成29〕年2月7日）では、「『地域共生社会』とは、制度・分野ごとの『縦割り』や『支え手』『受け手』という関係を超えて、地域住民や地域の多様な主体が『我が事』として参画し、人と人、人と資源が世代や分野を超えて『丸ごと』つながることで、住民一人ひとりの暮らしと生きがい、地域をともに創っていく社会を目指すものである。厚生労働省においては、『地域共生社会』の実現を基本コンセプトとして、今後の改革を進めていく」とある。
→ p.72
第2章4節 B. 参照。

全世代型社会保障
人生100年時代を迎え、ライフスタイルが多様となる中で、お年寄りだけではなく、子供たち、子育て世代、さらには現役世代まで広く安心を支えていくため、働き方の変化を中心に据えながら、社会保障全般にわたる改革を検討。現在「原則1割」の75歳以上の高齢者の医療窓口負担に「2割負担」を導入することや、「兼業・副業」の推進などを盛り込んだ「中間報告」。そして新型コロナ対応を含めた最終報告書が2020（令和2）年12月に出された。2021（令和3）年6月に「全世代対応型の社会保障制度を構築するための健康保険法等の一部を改正する法律」が成立したが、課題も多い。
→ p.71
第2章4節 A. 参照。

なければならない。これこそ今日における、そして21世紀における社会保障の基本理念である」という、憲法25条の生存権保障の国家責任を免罪した「理念」とはいえない「理念」が堂々と宣言されている。「**自助・共助・互助・公助**」というスローガンもこの頃から使われるようになる。

[3]「我が事・丸ごと」の「福祉観」

こうした「**臨調・行政改革路線**」は、1980年代の中曽根内閣に端を発する。続いて、橋本「六大改革」、小泉構造改革と続く。こうした新自由主義の諸政策に格差が広がり貧困が増大する中、「反貧困」の社会運動が広がりをみせ、民主党政権も誕生する。2011（平成23）年の東日本大震災後、自公政権に戻る。

その後、発足した第2次安倍内閣では、「一億総活躍」のプランと同時に、審議会を経ず官僚組織が創り上げこれまでの「自助」という「自己責任」と「家族責任」に加え、「我が事・丸ごと」（地域共生社会実現本部）という「地域の助け合い」を前面に打ち出した互助、共助を理念とする政策が出されてきた。

「**地域共生社会実現本部**」の「地域共生社会」の「我が事」とは、地域の福祉の課題を我が事（自分のこと）として捉える。なぜこうなったのかという原因を追求することなく、地域住民として、障害者、子ども、高齢者をお互い支え合う「互助」が基本と書かれている。また、「丸ごと」とは、分野別の横断的な支援を指している。これまでの各分野の垣根をなくして、一人の職員がどの分野も支援できるようにするために、介護や保育士の養成課程の基礎科目の共通化を図るなどとしている。

「自助」という本人と家族の自己責任で進められてきた施策がうまくいかず、今度は、「地域」で助け合いをという考え方である。行政の「公助」としての「公的責任」は「後方支援」とされる。2017（平成29）年5月には、こうした政策を推し進めるための「地域包括ケアシステムの強化のための介護保険等の一部を改正する法律」が制定された。そして、2019（令和元）年9月、政府は「全世代型社会保障検討会議」を設置した。全世代という名称だが報告書では障害者福祉については全く触れられていない。

参考文献
● 中村満紀男『優生学と障害者』明石書店，2004.
● 花村春樹『「ノーマリゼーションの父」N.E. バンク-ミケルセン』ミネルヴァ書房，1994.
● ニィリエ，B. 著／河東田博他訳『ノーマライゼーションの原理』現代書館，1998.
● ヴォルフェンスベルガー，W. 著／中園康夫他訳『ノーマリゼーション』学苑社，1982.
● 糸賀一雄『福祉の思想』日本放送協会出版部，1968.
● 定藤丈弘・岡本英一・北野誠一編『自立生活の思想と展望』ミネルヴァ書房，1993.
● リバーマン，R.P. 著／西園昌久監修／SST普及協会訳『精神障害と回復』星和書店，2011.

コラム 　「新型出生前診断」にひそむ「命の選別」という問題

　出生前診断とは、胎児の異常の有無の判定を目的として、妊娠中に実施する一群の検査のこと。遺伝子異常、染色体異常、代謝異常、形態異常、胎児機能の検査などが実施されている。日本では、2013（平成25）年から妊婦の血液に含まれる DNA 断片を分析し、胎児の3種類の染色体異常の有無を高い精度で判別できる**新型出生前診断**が導入された。

　病院グループが、日本医学会の認定を受けて実施している国内37医療機関の実績を集計した結果、診断を受けて胎児に異常が見つかった妊婦の97％が人工妊娠中絶を選んでいた（2014〔平成26〕年6月28日報道各紙）。この診断を推進する人たちは、「出生前診断によって、赤ちゃんが持っている病気が生まれる前にわかることがある。病気がわかれば、妊婦さんに大学病院へ入院してもらい、産科と小児外科の医師があらかじめスタンバイし、帝王切開で生まれた赤ちゃんをそのまま隣のオペ室で手術をすることができる」という。反対する人たちは、「新型出生前診断という言葉はかっこよく聞こえるが、『ダウン症中絶検査法』だ。ダウン症だったら中絶したいといって検査を受ける。これは『命の選別』につながる」と。

　確かに「産む産まないはわたしが決める」は、歴史的に主体性をもちえなかった女性たちが社会運動の中で獲得してきた権利である。「中絶」は、経済的理由、暴行による妊娠などから母性を保護するためには、必要な手立てである。しかしながら、人工妊娠中絶は女性にとって苦痛を伴うもの。特に、ダウン症の子どもを生まなかったという選択は、ずっと心に残り続ける。父親の方には、ここまでの苦悩はうまれない。

　現実には、社会資源の不足、障害への偏見などにより、障害児や障害児の家族は孤立しがちだ。産み育てることを決めたのであれば、すべての子どもにとって生きやすい社会、誰もが安心して産み育てることができる社会でないと、こうした「選択」はいつも個人の責任に帰せられてしまう。これから産む人たちにとって非常に衝撃が大きい検査であり、この問題を誰もが避けて通れない。

（日本福祉大学社会福祉学部　木全和巳）

旧「優生保護法」と「ハンセン病」裁判の展開

日本国憲法のもと、わずか20年ほど前まで、法律によって子どもをもうけることを許されなかった人たちがいる。「不良な子孫の出生を防止する」と謳った**旧優生保護法**（1948〔昭和23〕年）により、遺伝性とされた病気を持つ人や聴覚障害のある人と知的障害のある人などが、**不妊手術**を強いられていた。1996（平成8）年に**母体保護法**に名称が変更されるとともに、優生学的思想に基づいて制定されていた、障害者の強制断種に関係する条文が削除され、「優生手術」の文言も「不妊手術」に改められた。

戦後最大級の人権侵害といわれる旧優生保護法下での不妊手術。1996年に優生保護法が母体保護法に改正されるまで、その手術を受けたのは全国で2万4,991人といわれている。30数年の時を経て近年、この旧法に基づいて優生手術を受けた者に対する救済措置として、**「旧優生保護法に基づく優生手術等を受けた者に対する一時金の支給に関する法律案」**が、議員立法として国会に提出され、2019（平成31）年4月に成立した。

不十分な一時金の支給という救済に対して、仙台や東京や大阪などの24人が全国9ヵ所で、生殖に関する自己決定権（リプロダクティブ権）を保障する憲法13条等に違反するとして、国家賠償法に基づく国に対する賠償請求の裁判を行っている。仙台地裁（2019年5月28日）、東京地裁（2020年6月30日）ともに、旧優生保護法が憲法13条に違反することは認めたものの、「除斥期間」という損害賠償請求権は消滅しているとして、請求が棄却された。原告側が主張している**「リプロダクティブ・ヘルス／ライツ」（性と生殖に関する健康／権利）**は、日本においても1970年代から国連の提言を受けて議論されてきたが、裁判所はこれを認めなかった。

国際的な人権基準に照らして、日本の裁判所の判決や政府の姿勢は、不十分な点が多々見られる。このような中で、元ハンセン病患者の家族が訴えていた裁判では、元患者だけではなく、家族も差別を受け、苦痛を強いられたことを認め、**強制隔離政策**をとってきた国に対しての賠償責任を認めた（熊本地裁2019年6月28日）。国は、控訴をしなかった。人間の権利の回復に向けたたゆまぬ闘いの中で、希望の灯も見られる。

（日本福祉大学社会福祉学部　木全和巳）

旧優生保護法の優生手術をめぐる国家賠償請求訴訟
優生保護法被害弁護団、優生手術に対する謝罪を求める会のウェブサイトを参照のこと。

旧優生保護法に基づく優生手術等を受けた者に対する一時金の支給に関する法律
救済の仕組みなどについては、厚生労働省のウェブサイトを参照のこと。

「リプロダクティブ・ヘルス／ライツ」（性と生殖に関する健康／権利）
1994年エジプトのカイロで開催された国際人口開発会議（ICPD／カイロ会議）の「行動計画」で確認された権利。性や子どもを産むことに関わるすべてにおいて、身体的にも精神的にも社会的にも良好な状態であり、自分の意思が尊重され、自分の身体に関することを自分自身で決められる権利のこと。

元ハンセン病患者家族訴訟
ハンセン病家族訴訟弁護のウェブサイトを参照のこと。

コラム 「相模原障害者殺傷事件」の本質は

　2016（平成28）年7月26日未明、神奈川県相模原市の「津久井や
まゆり園」で、19人の障害者が殺害され、職員を含む26人が重軽傷
を負った事件があった。「相模原障害者殺傷事件」と呼ばれている。

　①戦後最悪の大量殺人事件であったこと、②被害者が「重度知的障
害者」だったこと、③報道の際に被害者の名前が伏せられたこと、④
加害者がこの施設で働いていた職員であったこと、⑤加害者が事件前
に精神科病院に「措置入院」をしていたこと、⑥事件前後に加害者が
書いた手紙の内容が「優生思想」を肯定する内容であったこと、⑦事
件後の「建て替え」を議論する際に「脱施設」や「地域移行」の問題
が問われたことなど、これまで「障害者」の「人間の権利」に関する
課題について目を背けてきた日本社会に、大きな衝撃を与えた。

　議論すべきことは多々あるが、この事件の本質を「ヘイトクライム
（憎悪犯罪）」として捉え、考えてみたい。「ヘイトクライム」とは、
ある属性（国籍・民族・肌の色・性別・宗教・機能障害の有無・出身
地や居住地など）をもつことを理由に、それらに対する憎悪や排除意
識から、こうした属性をもつ人たちを標的にした犯罪行為・迫害行為
である。

　たとえば、事件前加害者が衆議院議長に宛てた手紙には、「目標は
重複障害者の方が家庭内での生活、及び社会的活動が極めて困難な場
合、保護者の同意を得て安楽死できる世界」であり、「障害者は不幸
を作ることしかできません」と書かれていた。また、事件後、マスコ
ミ関係者と交わした手紙にも、重度知的障害者を殺傷したことに対す
る反省はなく、「意思疎通がとれない人間を安楽死させます。また、
自力での移動、食事、排泄が困難になり、他者に負担がかかると見込
まれた場合は尊厳死することを認めます」と、経済と家族のためと称
して、自分の行為を正当化し続けている。確信的な「優生思想」に基
づく犯行であり、重度知的障害者に対する憎悪をともなう「ヘイトク
ライム」である。そこには、「優生思想」と「社会防衛思想」が重な
り合った強固な「差別意識」が横たわっている。

　こうした犯行について、ネット空間の中では、「考えてみてほしい。
知的障害者を生かしていて何の得があるか。まともな仕事もできない、
そもそも自分だけで生活することができない。もちろん愛国者である
はずがない。日本が普通の国になったとしても敵と戦うことができる

わけがない。せいぜい自爆テロ要員としてしか使えないのではないだろうか。つまり平時においては金食い虫である」という言葉にみられる「匿名の本音」が拡散するなどして、日本社会の中にある「ヘイトクライム」への同調意識と「人権意識」のもろさをあぶりだした。

　こうした思想や行動は、現代の日本社会に巣くう「新自由主義的な人間観」に強く影響されている。この人間観は、労働力の担い手としての経済的価値や能力で人間を序列化する社会であり、人間の尊厳や生存の価値を否定する日本社会の中に根深く巣くっている。

　加害者は、「軍隊を設立します。男性は18歳から21歳の間に1年間訓練することを義務づけます」とも提案しており、ここには、「国家主義的な人間観」も色濃く出ている。軍備拡大の予算の確保のためには、重度障害者のための予算は不要という考え方である。歪んだ愛国心、自国中心主義の発露が垣間見られる。さらに、「女性の過度の肥満を治す為に訓練施設を設立します。また美は善行を産みだす理由から、初期の整形手術費の一部を国が負担します」という女性を外見で判断する「女性蔑視」の考え方ももっている。また、「カジノ産業に取り組む」「大麻を合法化する」という提案もしていて、ギャンブルや薬物に親和的でもある。

　こうした加害者の考え方は、格差が広がり貧困層が増える中で、希望が見出せず「生きづらさ」を抱える若者たちの一部にも共通している心性でもある。同時に日本国政府が推し進めようとしてきた社会施策を一定程度反映していること、こうした政策の背景にある考えが、日本社会の中に根深くはびこり、浸透している内容であったことが、事件を社会問題化させた。　　　　　（日本福祉大学社会福祉学部　木全和巳）

考えてみよう

・障害は個性なのでしょうか。

・障害は迷惑？　障害は迷惑！　障害は迷惑じゃない！　なのでしょうか。いずれもあなたの隣席に障害者がいて、ともに勉強していると仮定し、考え話し合ってください。

第2章 障害者の生活実態・ニーズと課題

障害者の生活や人権が、保障されるべきことはいうまでもない。そのために、何らかの社会的な支援を行おうとしても、その前提として、障害者が社会の中で、どのくらい存在して、どのような生活を送り、何に困って、いかなる要求をもっているのかを知る必要がある。また、その課題や要求は、障害種別によって異なるものもあるし、あるいは共通するものもある。

本章では、障害者やその家族の生活実態やニーズを、以下の4つの視点から把握するとともに、その課題について考えてみたい。

1

第1節は、本章の総論であり、障害者に共通、あるいは総体としての課題に着目する。障害者人口の現状と動態を把握して、そこから日本の障害者範囲の矮小化、障害者の高齢化、重度化と軽度化の同時進行などの特徴を理解する。あわせて、生活の場や高齢化、雇用・就労などの課題について学習する。

2

第2節では、障害種別ごとの生活実態やニーズに着目する。すなわち、身体障害者、知的障害者、精神障害者、発達障害者、難病者など、障害種別ごとの定義や手帳制度を理解するとともに、最新の人口を押さえつつ、生活実態とニーズ、そして今後の課題などを学ぶ。

3

第3節では、課題別に障害者に生じている問題に着目する。自立生活と家族依存、地域生活と制度のあり方、高齢障害者の生活と生命、性・恋愛と結婚、余暇活動などである。ここでは、障害当事者や家族の率直な生活ニーズと課題を明示した。真摯に受け止めて考えることが重要である。

4

第4節では、「我が事・丸ごと」地域共生社会と障害者問題の関連に着目する。福祉政策を「パラダイム転換」するという政策である。言葉にごまかされず、障害当事者の視点で、政策動向と政策内容を見極める必要がある。

1. 障害者人口から見た課題

A. 障害者人口の変遷

[1] 障害者人口の現状

　総務省統計局によると、日本の総人口は 2008（平成 20）年の 1 億 2,808 万人をピークに下降線をたどりはじめ、2019（令和元）年 10 月の確定値で 1 億 2,373 万人となっている。また国立社会保障・人口問題研究所は、2065 年の日本の総人口は 8,808 万人、老年人口割合（65 歳以上人口割合）は 34.6 ～ 42.2％と推計している[1]。障害者人口から見た諸課題の検討においても、こうした人口減少・高齢化の進行を踏まえることが重要となる。

　障害者のうち、身体障害者、知的障害者、精神障害者の人口の推計値は 2017（平成 29）年現在、**表 2-1-1** の通りとなっている。このうち 65 歳以上の占める割合は、身体障害者 72.6％、知的障害者 15.5％、精神障害者 37.2％とされており、障害者総数の半数以上が 65 歳以上となっている[2]。

　一方、障害者人口をみる際には、日本における「障害者」の範囲が極めて限定的であることにも目を向ける必要がある。**OECD** が 2004 年に取りまとめた「20 ～ 64 歳人口に占める障害者割合」では、スウェーデン 20.5

OECD
経済協力開発機構。事務局はパリに置かれている。先進国間の自由な意見交換・情報交換を通じて、①経済成長、②貿易自由化、③途上国支援、を目的に活動している。2020 年 6 月現在 37 ヵ国が加盟している。

表 2-1-1　障害者数（推計）

（単位：万人）

		総数	在宅者数	施設入所者数
身体障害児・者		436.0	428.7	7.3
	身体障害児（18 歳未満）	7.1	6.8	0.3
	身体障害者（18 歳以上）	419.4	412.5	6.9
	年齢不詳	9.3	9.3	―
知的障害児・者		108.2	96.2	12.0
	知的障害児（18 歳未満）	22.1	21.4	0.7
	知的障害者（18 歳以上）	84.2	72.9	11.3
	年齢不詳	1.8	1.8	―
		総数	外来患者	入院患者
精神障害者		419.3	389.1	30.2
	20 歳未満	27.6	27.3	0.3
	20 歳以上	391.6	361.8	29.8
	年齢不詳	0.7	0.7	―

出典）平成 30 年版厚生労働白書.

%を筆頭に、回答を寄せた OECD 加盟 19 ヵ国平均の 14.0％に対して、日本は 4.4％との推計値に留まっている[3]。統計年が古いことが気にかかるが、日本における障害の定義について大きな変更がなされていないことから、現在も同様の傾向が続いているものと考えられる。

[2] 手帳取得状況に見る障害者数の推移

身体障害者手帳、療育手帳、精神障害者保健福祉手帳の交付台帳登録数の推移は**図 2-1-1、図 2-1-2、図 2-1-3** の通りである。

身体障害のある 18 歳未満の児童は、1973（昭和 48）年度の 12 万 8,775人をピークになだらかに減少を続け 2017（平成 29）年度には 10 万 948 人となっている。一方 18 歳以上の身体障害者は、右肩上がりに増加を続けていたが、2013（平成 25）年度の 514 万 5,781 人をピークに、2015（平成 27）年度には 509 万 504 人へと減少傾向に転じた。これは、高齢化の進展とともに加齢に伴う疾病・受傷を原因とした障害者が増加する一方、全体の人口減が障害者人口に反映したものと言える[4]。

身体障害者手帳
都道府県知事・指定都市市長・中核市市長が、身体障害者福祉法に定める身体上の障害がある者に、申請に基づき交付する手帳。

療育手帳
都道府県知事・指定都市市長が、知的障害と判定した者に、申請に基づき交付する手帳。

精神障害者保健福祉手帳
都道府県知事が、精神障害のために長期にわたり日常生活または社会生活への制約がある者に、申請に基づき交付する手帳。

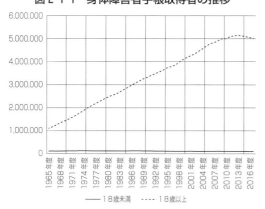

図 2-1-1　身体障害者手帳取得者の推移

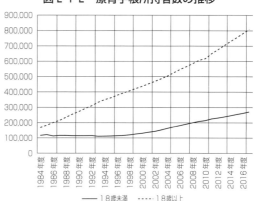

図 2-1-2　療育手帳所持者数の推移

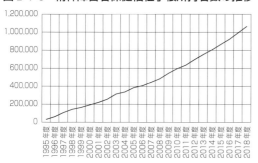

図 2-1-3　精神障害者保健福祉手帳所持者数の推移

出典）図 2-2-1, 図 2-1-2 厚生労働省「福祉行政報告例」, 図 2-1-3 厚生労働省「衛生行政報告例」をもとに筆者作成.

知的障害については、児・者ともに増加傾向が顕著となっている。とりわけ18歳未満の知的障害児は、1994（平成6）年度までは重度者・中軽度者ともにゆるやかな増加であったが、同年以降2017（平成29）年度までの23年間で、中・軽度者が5万9,301人から19万9,617人へと、重度者の増加率の2.5倍の勢いで急増することとなった。また18歳以上でも、同年比で中・軽度者の増加が重度者を超える2.6倍の伸びとなっている[4]。知的障害はおおむね18歳までの発達期における障害と規定されていることから、今後とも中軽度者の増加傾向が継続する見込みだ。

精神障害については、1995（平成7）年に創設された精神障害者保健福祉手帳の所持者は、1995年度に約3万人にとどまっていたが、2018（平成30）年度には106万2,700人と36倍の伸びとなった。立ち遅れていた精神障害への福祉施策が徐々に拡充されてきたこと、2005（平成17）年4月から**発達障害者支援法**が施行されたことなどが、手帳取得拡大の要因となったものと思われる。

［3］重度化と軽度化

この30数年間で少子化も急速に進行してきた。15歳未満人口は1980（昭和55）年には2,750万人を超えていたが、2015（平成27）年には1,582万人と42.5％にものぼる減少となった[5]。しかし障害のある児童数は、身体障害で12万2,204人から10万948人（▽17.4％）と減少しているものの、知的障害では1985（昭和60）年の12万2,300人から2017（平成29）年の27万1,270人へと2.2倍に増大した（18歳未満・療育手帳登録数）。これは医療技術の発展や障害児教育の拡充などによって、重度障害を有していても命を長らえ、社会的支援を得ながらその人らしく生きていく可能性が広がってきている側面とともに、社会環境の変化等により障害が軽度であっても、その者が社会の中で受け止められることが困難となり、さまざまな福祉的支援を必要とする人たちが増えてきたこと、つまり障害の重度化と軽度化が同時に進行している結果として捉えることができる。

発達障害者支援法
発達障害を早期に発見するとともに、発達障害者への生活全般の支援を行うことを目的に2004（平成16）年に制定された法律。
➡ p.111
第4章2節D. 参照。

B. 障害者施策に求められる視点

[1] 障害者の暮らしの場についての課題

　障害者の日常の暮らしの場については表2-1-1で示したように、身体障害者の1.7％、知的障害者の11.1％が「福祉施設」で、また精神障害者の7.2％が「病院」で生活している。内閣府ホームページに掲載されている「障害者白書」の最も古い版である2012（平成24）年段階での施設入所者数と比較すると、身体障害者では8.7万人から7.3万人へと1.4万人（16.1％）減少したにもかかわらず、知的障害者では12.8万人から12.0万人の0.8万人（6.3％）、精神障害者では33.3万人から30.2への3.1万人（9.3％）の減少にとどまっており、知的障害・精神障害の地域移行の課題が大きいことがわかる。また、在宅障害者に「今後の暮らしの希望」をたずねると、65歳未満世代の76.3％、65歳以上世代の80.7％が「今までと同じように暮らしたい」と回答している[6]。

　こうしたことから障害者の暮らしの場について、施設入所者の地域移行とあわせ、在宅生活者への暮らしの継続を図るための施策を整えていくことが重要であることがわかる。とりわけ、障害児者の地域生活を出身家族による支えにゆだねるのではなく、公的な福祉施策がしっかりと機能する環境の整備が急がれる。「8050問題」をはじめとする孤立や貧困化への対応を含めた多様で重層的な地域福祉施策の展開のために、行政がしっかりと役割を果たすことが求められている。

[2] 障害者の高齢化に関わる課題

　障害者の過半数が65歳以上となっている今、障害者の高齢化への対応も急務となっている。とりわけ介護サービスについては、65歳を境に障害福祉制度から介護保険制度への移行が求められる。このことによって、障害者が使い慣れたサービスから切り離されてしまうことがあってはならない。また、障害者の居住の場として期待が寄せられている**グループホーム**では、平日日中は就労先等に出向いていることが前提となっているため、退職等で日中の居場所がなくなった際の利用継続は困難となる。「今までと同じように暮らしたい」との障害者の切実な願いに応えるためにも、障害者施策と高齢者施策の連携と関係調整を進めるとともに、双方を抜本的に拡充することが課題となっている。

[3] 就労・所得保障

　障害者の1ヵ月当たりの平均収入は「6万円以上9万円未満」の割合が

8050問題
ひきこもりなどさまざまな生活困難を抱えている50代の家族を80代の親が支えている状況を表す言葉。障害者介護では50代の障害者を80代の親が支えている姿についても「8050問題」と言い表している。

介護保険制度への移行
障害者が65歳以上となることで介護保険と障害者施策の双方から同様のサービスが提供される場合は、介護保険からのサービス提供が優先される。ただし介護保険にはないサービスや、介護保険では必要量が確保できない場合等にはその不足分について、障害者施策からサービスが提供される。介護保険と障害者施策の適用関係について、厚生労働省は上記の基準を示しつつ、市町村の判断で柔軟に対応するよう通知を発出している。（平成19年3月28日障企発第0328002号・障障発第0328002号厚生労働省社会・援護局障害保健福祉部企画課長・障害福祉課長連名通知）

グループホーム
障害者が共同生活を行う住居。日常生活上の援助や介護等が提供される。

18歳以上65歳未満で26.1％、65歳以上で15.6％と最も高い[6]。また、低年金、無年金のまま放置されている障害者も少なくない。

一方、民間企業に雇用されている障害者数は56万608人で**実雇用率**は2.11％となっている。障害者を1人も雇用していない企業（0人雇用企業）が**法定雇用率**未達成企業に占める割合が57.8％にのぼる[7]。

就労をめぐっては、現在まん延している長時間過密労働や不安定就労などの問題をそのままにするのではなく、すべての人びとが人間らしく働ける労働環境づくりをすすめながら、その中に障害者を迎えていく視点が重要であろう。障害者が豊かに生きていくために、就労機会を広げるとともに、所得保障を拡充していくことが課題となっている。

実雇用率
企業が雇用する常用労働者に占める身体・知的・精神障害を持つ雇用者の割合。算定に際して、重度障害者は2人、短時間労働者は0.5人としてカウントする。

法定雇用率
国が示す障害者の雇用割り当て目標。2021（令和3）年3月1日から、一般事業主2.3％、国・地方公共団体・特殊法人2.6％、都道府県教育委員会2.5％となっている。

注)
　　ネット検索によるデータの取得日は，いずれも2020年6月30日.
(1)　国立社会保障・人口問題研究所『日本の将来推計人口─平成29年推計の解説及び条件付推計』一般財団法人 厚生労働統計協会，2018，pp.8-9.
(2)　内閣府編『令和元年版　障害者白書』勝美印刷，2019，pp.227-231.
(3)　勝又幸子「国際比較からみた日本の障害者政策の位置づけ」『季刊社会保障研究』国立社会保障・人口問題研究所，2008．なお、日本はこのOECDの調査には参加していない。
(4)　厚生労働省ウェブサイト「福祉行政報告例」.
(5)　総務省ウェブサイト「国勢調査」.
(6)　厚生労働省ウェブサイト「平成28年生活のしづらさなどに関する調査結果」pp.54-55，p.68.
(7)　厚生労働省ウェブサイト「令和元年障害者雇用状況の集計結果」pp.1-2.

2. 障害種別の障害定義、生活実態・ニーズと課題

A. 身体障害者

［1］定義

　身体障害者福祉法の４条で、「この法律において、『身体障害者』とは、別表に掲げる身体上の障害がある18歳以上の者であつて、都道府県知事から**身体障害者手帳の交付を受けたもの**」と定められている。同法施行規則別表第５号において、障害の種類と、それぞれの種類ごとに障害程度の範囲が示され、障害の程度が最も重い１級から７級に区分されている（**表2-2-1**）。最重度の１級から軽度の６級までが身体障害者手帳の交付対象となる。７級の障害は２つ以上重複している場合のみ交付対象となる。なお、別表第５号にみる障害の種類は、「視覚障害」「聴覚又は平衡機能の障害」「音声機能、言語機能又はそしゃく機能の障害」「肢体不自由」「内部障

表2-2-1　身体障害者福祉法による障害と身体障害者手帳等級

		1級	2級	3級	4級	5級	6級	7級
視覚障害		○	○	○	○	○	○	
聴覚又は平衡機能の障害	聴覚障害		○	○	○		○	
	平衡機能障害			○		○		
音声・言語・そしゃく機能の障害				○	○			
肢体不自由	上肢	○	○	○	○	○	○	○
	下肢	○	○	○	○	○	○	○
	体幹	○	○	○		○		
	乳幼児期以前の非進行性の脳病変による運動機能障害	○	○	○	○	○	○	○
内部障害	心臓	○		○	○			
	じん臓	○		○	○			
	呼吸器	○		○	○			
	膀胱または直腸	○		○	○			
	小腸	○		○	○			
	ヒト免疫不全ウイルスによる免疫機能障害	○	○	○	○			
	肝臓	○	○	○	○			

出典）厚生労働省「身体障害者福祉法施行規則」別表５号をもとに筆者作成.

害」等に分類されている。

[2] 身体障害者手帳制度

　身体障害者は、「**障害者総合支援法**」に基づく障害福祉サービスを利用する際には、身体障害者手帳の交付が前提とされる。厚生労働省の「平成30年度福祉行政報告例の概況」によれば、平成30年度の交付台帳登載数は508万7,257人で、前年度と比較して2万267人（0.4％）減少している。

　申請の手続きは、都道府県知事（指定都市市長または中核市市長を含む）が指定した医師の診断書（意見書を含む）を添えて居住地の市町村が設置する福祉事務所の長を経由して都道府県知事等に交付申請する。審査の結果、身体障害者手帳等級のいずれかに該当すると認定されれば、本人に手帳が交付される。身体障害者手帳は、その障害が永続することを前提とした制度であるので、基本的に有効期限はない。ただし、障害の部位や程度によっては再認定が必要な場合がある。というのも、医療の進歩や機能回復訓練の実施、または発育等により、身体障害者の障害程度が変化する事例が増加してきているためである。

[3] 身体障害児者の生活実態

(1) 障害者白書から

身体障害者
身体機能になんらかの障害を有する人の総称。

　日本にはどのくらいの数の身体障害者がいるのだろうか。**表2-2-2**をみると、2016（平成28）年の身体障害者数は436万人で、2011（平成23）年より約43万人増加している。年齢層別にみると、65歳以上が7割程度を占め、2011年と比較すると、3.9％増加している。一方で、18歳未満は0.3％減少している。このことから、身体障害者数は、高齢化とともに増加傾向にあることがわかる。また、在宅の身体障害児者は、428万7,000人で全体の約98％を占めており、身体障害者の多くは在宅者であることが読み取れる。

表2-2-2　身体障害者数（2016年、推計）

	総数	在宅者数	在宅者の年齢構成割合	施設入所数
18歳未満	7.2万人	6.8万人	1.6％	0.4万人
18歳以上				
18歳～64歳	419.5万人	412.5万人	96.2％	7.0万人
65歳以上				
不詳	9.3万人	9.3万人	2.2％	
合計	436.0万人	428.7万人	100.0％	7.3万人

出典）内閣府編　「令和2年度版　障害者白書」より筆者作成.

(2) 平成 28 年生活のしづらさなどに関する調査（全国在宅障害児・者等実態調査）結果から

　厚生労働省はこれまで、障害者に関する実態調査として、「身体障害児・者等実態調査」および「知的障害児・者等実態調査」（5 年に 1 度）を実施してきた。2011（平成 23）年からはこの 2 つの調査を統合・拡大し、在宅の障害児・者等（それまでの法制度では支援の対象とならない人も含む）の生活実態とニーズを把握することを目的とし、**「生活のしづらさなどに関する調査」**が実施された。平成 28 年版によれば、わが国の在宅の身体障害者手帳所持者の人数は 428 万 7,000 人である。男女別でみると、65 歳未満では男性が 59 万 3,000 人（54.8％）、女性が 48 万 6,000 人（44.9％）、65 歳以上および年齢不詳は男性が 162 万 7,000 人（50.8％）、女性が 156 万 5,000 人（48.8％）となっている（**表 2-2-3**）。

表 2-2-3　身体障害者手帳所持者数、性別

（65 歳未満）　　　　　　　　　　（単位：人）

性	身体障害者手帳所持者	
総数	1,082,000	100.0%
男性	593,000	54.8%
女性	486,000	44.9%
不詳	3,000	0.3%

（65歳以上および年齢不詳）　　　（単位：人）

性	身体障害者手帳所持者	
総数	3,205,000	100.0%
男性	1,627,000	50.8%
女性	1,565,000	48.8%
不詳	13,000	0.4%

出典）厚生労働省社会・援護局障害保健福祉部編「平成 28 年生活のしづらさなどに関する調査（全国在宅障害児・者等実態調査）」結果をもとに筆者作成.

　身体障害の等級別に見ると、1・2 級の障害を有する身体障害者は、65 歳未満では、57 万 4,000 人で総数の 53.0％を占めており、65 歳以上および年齢不詳では、146 万 9,000 人で総数の 45.8％を占めている（**表 2-2-4**）。

　身体障害の種類はいくつかあるが、その中でも、65 歳未満、65 歳以上および年齢不詳のいずれも肢体不自由が最も多くなっており、次いで内部障害と続く。

　特に、近年は、内部障害の増加率が目立っており、その傾向は今後も続くことが予測される。その理由として、第 1 に、身体障害者が高齢化してきていること、第 2 に、1998（平成 10）年 4 月には「ヒト免疫不全（エイズ）ウイルスによる免疫機能障害」が、さらに 2010（平成 22）年 4 月に「肝臓機能障害」が内部障害の対象に、含まれたことなどが挙げられる。

［4］身体障害者の生活ニーズ

　2006 年、国連で採択された**「障害者権利条約」**は、9 条で「障害者が自立して生活し、及び生活のあらゆる側面に完全に参加することを可能にす

障害者権利条約
日本政府の公定訳では「障害者の権利に関する条約」とされている。

表2-2-4 身体障害者手帳所持者数、身体障害の種類・障害等級別

（65歳未満）　　（単位：人）

	総数	1級	2級	3級	4級	5級	6級	不詳
総数	1,082,000 100.0%	369,000 34.1%	205,000 18.9%	173,000 16.0%	178,000 16.5%	68,000 6.3%	35,000 3.2%	54,000 5.0%
視覚障害	92,000	26,000	35,000	6,000	6,000	13,000	5,000	—
聴覚・言語障害	71,000	6,000	26,000	10,000	19,000	—	9,000	—
聴覚障害	60,000	6,000	26,000	4,000	15,000	—	9,000	—
平衡機能障害	—	—	—	—	—	—	—	—
音声・言語・そしゃく機能障害	10,000	—	—	6,000	4,000	—	—	—
肢体不自由	576,000	175,000	123,000	97,000	108,000	52,000	20,000	—
肢体不自由（上肢）	204,000	83,000	52,000	29,000	16,000	15,000	9,000	—
肢体不自由（下肢）	244,000	29,000	44,000	49,000	88,000	24,000	10,000	—
肢体不自由（体幹）	92,000	45,000	19,000	14,000	1,000	13,000		—
肢体不自由（脳原性運動機能障害・上肢機能）	21,000	14,000	4,000	4,000				
肢体不自由（脳原性運動機能障害・移動機能）	14,000	4,000	5,000	1,000	3,000		1,000	
内部障害	237,000	151,000	5,000	44,000	37,000	—	—	—
心臓機能障害	105,000	57,000	—	31,000	16,000			
呼吸器機能障害	10,000	6,000		4,000				
じん臓機能障害	82,000	81,100		1,000				
ぼうこう・直腸機能障害	26,000	1,000		6,000	19,000			
小腸機能障害	1,000	—			1,000			
ヒト免疫不全ウィルスによる免疫機能障害	6,000	1,000	4,000	1,000				
肝臓機能障害	6,000	5,000	1,000					
障害種別不詳	107,000	10,000	15,000	15,000	8,000	4,000	1,000	54,000

（65歳以上および年齢不詳）　　（単位：人）

	総数	1級	2級	3級	4級	5級	6級	不詳
総数	3,205,000 100.0%	1,023,000 31.9%	446,000 13.9%	560,000 17.5%	707,000 22.1%	173,000 5.4%	125,000 3.9%	173,000 5.4%
視覚障害	220,000	93,000	73,000	18,000	13,000	13,000	11,000	—
聴覚・言語障害	271,000	3,000	68,000	59,000	71,000	1,000	69,000	—
聴覚障害	237,000	3,000	65,000	38,000	62,000	—	69,000	—
平衡機能障害	4,000	—	1,000	1,000	—	1,000	—	—
音声・言語・そしゃく機能障害	30,000	—	1,000	20,000	9,000	—	—	—
肢体不自由	1,355,000	223,000	272,000	304,000	374,000	144,000	39,000	—
肢体不自由（上肢）	419,000	136,000	120,000	65,000	47,000	37,000	15,000	—
肢体不自由（下肢）	758,000	47,000	89,000	196,000	320,000	82,000	24,000	—
肢体不自由（体幹）	120,000	23,000	44,000	31,000	—	21,000		—
肢体不自由（脳原性運動機能障害・上肢機能）	31,000	11,000	14,000		5,000	1,000		
肢体不自由（脳原性運動機能障害・移動機能）	26,000	6,000	5,000	10,000	3,000	3,000		
内部障害	1,004,000	657,000	9,000	139,000	199,000	—	—	—
心臓機能障害	625,000	474,000	8,000	72,000	72,000			
呼吸器機能障害	73,000	20,000	—	39,000	14,000			
じん臓機能障害	171,000	151,000	1,000	14,000	5,000			
ぼうこう・直腸機能障害	123,000	6,000		13,000	105,000			
小腸機能障害	1,000	—		—	1,000			
ヒト免疫不全ウィルスによる免疫機能障害	1,000	1,000						
肝臓機能障害	9,000	5,000	—	1,000	3,000			
障害種別不詳	355,000	47,000	24,000	42,000	50,000	15,000	5,000	173,000

出典）厚生労働省社会・援護局障害保健福祉部編「平成28年生活のしづらさなどに関する調査（全国在宅障害児・者等実態調査）」結果より転載.

ること」を目的の1つに掲げている。障害者も生活者である限り、生活上の自立や、参加が可能にならなければ **QOL（生活の質）** を高めることはできない。在宅の身体障害者は普段、どのような生活をしているのだろうか。そして、彼らや彼女らは、どの程度支援を受けているのだろうか。ここでは、身体障害者の生活実態とニーズを把握することを主な目的とした2016（平成28）年の「生活のしづらさなどに関する調査」をもとに、身体障害者の生活とその課題について取り上げる。

（1）住宅の種類・同居者の状況

　はじめに在宅の身体障害者がどのような住まいで生活しているかをみてみよう。現在の住まいの種類をみると、持ち家（自分の持ち家もしくは家族の持ち家）に住んでいる人が多く、全体の7割以上を占めていた。中でも、65歳未満では、「家族の持ち家」に住んでいる人の割合が45.0％と最も高く、65歳以上では、「自分の持ち家」に住んでいる人の割合が59.2％と最も高くなっている。

　また、身体障害者は家族と同居しているケースが多いと一般的に言われている。では、日本ではどの程度の身体障害者が家族と暮らしているのだろうか。全体で「同居者有り」の人の割合は82.1％となっており、「一人で暮らしている」人の割合は、14.5％となっている。さらに同居者のいる人の状況をみると「夫婦で暮らしている」者の割合が最も高く54.2％で、次いで「親と暮らしている」人の割合が11.9％となっている。また、今後の暮らしの希望をみると、「今までと同じように暮らしたい」と思っている人の割合が圧倒的に高く、84.2％となっている。次いで、「分からない」と思っている人が4.6％となっている。

　このことから、身体障害者の多くが住み慣れた地域で、家族と一緒に暮らしていきたいと思っていることがわかる。

（2）生活のしづらさ、日常生活動作の状況

　次に、生活のしづらさ、日常生活動作の状況について、具体的にみていきたい。同調査によれば、おおむね6ヵ月（2016〔平成28〕年6月1日～11月30日）の間に、日常生活を送るうえで生活のしづらさがどの程度生じたかをみると、65歳未満では「毎日」と回答した人の割合が最も高く40.6％、次いで「特に生活のしづらさは無かった」と回答した人が23.5％となっている。また、65歳以上についても、「毎日」と回答した人の割合が43.1％と最も高く、次いで「特に生活のしづらさは無かった」と回答した人が18.8％であった。

　日常生活動作等の状況をみると（**表2-2-5**）、「買い物をする」「身の回りの掃除、整理整頓をする」「食事の支度や後片付けをする」というIADL

表2-2-5 日常生活を送る上で介助が必要な障害者手帳所持者数、日常生活動作等別

（単位：人）

	65歳未満の身体障害者手帳を有している人の回答数と割合		65歳以上の身体障害者手帳を有している人の回答数と割合	
総数	859	100.0%	2,545	100.0%
【ADLに関する項目】				
食事をする	135	15.7%	273	10.7%
排せつをする	140	16.3%	338	13.3%
入浴をする	204	23.7%	677	26.6%
家の中を移動する	126	14.7%	341	13.4%
衣服を着たり脱いだりする	186	21.7%	478	18.8%
【IADLに関する項目】				
食事の支度や後片付けをする	240	27.9%	719	28.3%
身の回りの掃除、整理整頓をする	261	30.4%	807	31.7%
洗濯をする	222	25.8%	703	27.6%
買い物をする	268	31.2%	977	38.4%
【身の回りの管理に関する項目】				
お金の管理をする	197	22.9%	601	23.6%
薬の管理をする	181	21.1%	601	23.6%
【意思疎通に関する項目】				
自分の意思を伝える	69	8.0%	125	4.9%
相手の意思を理解する	74	8.6%	152	6.0%

出典）厚生労働省社会・援護局障害保健福祉部編「平成28年生活のしづらさなどに関する調査（全国在宅障害児・者等実態調査）」結果より転載.

に関する動作において介助を必要とする人の割合が比較的高い傾向にある。

(3) 日常生活の支援状況、支援に求めるニーズ

　これまで在宅の身体障害者がどのような生活を送っているのか、その実態についてみてきたが、実際に彼らや彼女らは日常生活ではどの程度、支援を受けているのかをここでみてみよう。調査によれば、65歳未満では全体の48.5％が「福祉サービスを利用していない」と回答している。他の項目については以下の表の通りである（**表2-2-6**）。次に1週間あたりの福祉サービスの平均利用時間をみると、65歳未満、65歳以上のいずれについても「不詳」を除くと「5時間以内」と回答した人の割合が最も高かった。

　障害者総合支援法による福祉サービスの利用状況をみると、同法による福祉サービスを受けている者の割合は、65歳未満が25.3％、65歳以上が19.3％となっている。また、障害者総合支援法による福祉サービスを利用している者のうち、障害支援区分の認定を受けている人の割合は、65歳未満が70.5％、65歳以上が76.9％であることがわかっている。さらに、

表 2-2-6　日常生活の支援状況

(単位：人)

	65歳未満の身体障害者手帳を有している人の回答数と割合		65歳以上の身体障害者手帳を有している人の回答数と割合	
総数	859	100.0%	2,545	100.0%
【福祉サービスを利用】				
毎日	14	1.6%	31	1.2%
1週間に3〜6日程度	37	4.3%	99	3.9%
1週間に1〜2日程度	34	4.0%	222	8.7%
その他	6	0.7%	14	0.6%
利用していない	417	48.5%	845	33.2%
不詳	351	40.9%	1,334	52.4%
【家族等の支援】				
毎日	207	24.1%	624	24.5%
1週間に3〜6日程度	8	0.9%	65	2.6%
1週間に1〜2日程度	26	3.0%	85	3.3%
その他	24	2.8%	49	1.9%
支援を受けていない	320	37.3%	628	24.7%
不詳	274	31.9%	1,094	43.0%
【その他の支援】				
毎日	2	0.2%	3	0.1%
1週間に3〜6日程度	4	0.5%	11	0.4%
1週間に1〜2日程度	4	0.5%	34	1.3%
その他	10	1.2%	18	0.7%
利用していない	443	51.6%	910	35.8%
不詳	396	46.1%	1,569	61.7%

出典）厚生労働省社会・援護局障害保健福祉部編「平成28年生活のしづらさなどに関する調査（全国在宅障害児・者等実態調査）」結果より転載.

　介護保険法に基づくサービスの利用状況をみると、利用している人の割合は65歳未満で11.5%、65歳以上で34.5%となっている。

　日常生活上の支援として福祉サービスの利用については、全体の約14%が希望している。一方で利用したくないと回答した人も全体の約3割いた。利用を希望している人の1週間あたりの福祉サービスの利用希望時間をみると、「5時間以内」と回答した人が最も多かった。

　福祉サービスの利用状況は、当然、障害の種別・程度、年齢、障害当事者を取り巻く環境や家族構成によって個々に異なる。これについては、統計上の数字のみで把握することには限界があり、今後、きめ細かなニーズを捉えた調査が必要とされるだろう。

［5］課題

　以上、いくつかの調査項目を概観してきたが、一般的に障害のある人の声は社会に届きにくく、自身のニーズを伝えることが容易ではない。とはいえ、福祉サービスのあり方が利用契約制度へ変化した現代社会においては、障害を持つ人が自ら、ニーズを持つ当事者として福祉サービスにアクセスし、活用していくことで生活の質の向上を目指すことが重要となってくる。すなわち、「サービスありきの福祉」から「ニーズ優先のアプローチ」をとることが求められつつある。このことは、障害者に限らず、「生活者」個々人の持つ現実の生活ニーズに応えるユニバーサルな生活環境の創造が、すべての人びとの生活の自立を可能にする要素となるだろう。

B. 知的障害者

［1］定義

　日本の各種法律には、「障害者」の定義はなされていても、「障害」そのものの定義はなされていない。しかも知的障害者福祉法では、「知的障害者」に対する定義も示されておらず、この点が各法と異なる点である。

　「知的障害者」の定義および知的障害の程度については、厚生労働省が実施する**知的障害児（者）基礎調査**の用語の解説や「療育手帳制度の概要」に示されている。また、文部科学省は「知的障害とは、記憶、推理、判断などの知的機能の発達に有意な遅れがみられ、社会生活などへの適応が難しい状態」としている。

　国際的には、世界保健機関（WHO）の「**国際疾病分類**」（ICD、最新版は第11版：**ICD-11**）やアメリカ精神医学会（APA）の「**精神障害の診断と統計マニュアル**」（DSM、最新版は第5版：**DSM-5**）、アメリカ知的・発達障害学会（AAIDD）の定義・診断基準（最新版は第11版）などがある。

　ICD-10では「**精神遅滞**」と表記されていたものが、ICD-11では「**神経発達障害**」の下位項目として「**知的発達障害**」とされている。なお、DSM-5では「**知的発達症／知的発達障害**」としている。

　「知的発達障害」は、①発達期に生じ、②知的機能と適応行動が有意に低い状態とされている。知的機能と適応行動については、適切に標準化された個別のテストにより測定されるか、テストが不可能なときは相応の行動指標によって判断され、有意に低いとは平均水準より2から3標準偏差低いことであるとされている（およそ、人口の 0.1 〜 2.3％がこの範囲に入る）。要約すれば、①おおむね18歳以前に現れ、②明らかに知的機能が低く、③明らかに日常生活に支障をきたしている状態、を「知的障害」と

精神遅滞
mind mental retardation

神経発達障害
neurodevelopmental disorders

知的発達障害
disorders of intellectual development

知的発達症／知的発達障害
intellectual disability/intellectual developmental disorder

定義している。これは、他の国際的な定義にも通じるものである。

厚生労働省が実施する知的障害児（者）基礎調査の用語の解説においての定義は以下の通りである。

（1）知的障害

「知的機能の障害が発達期（おおむね18歳まで）にあらわれ、日常生活に支障が生じているため、何らかの特別の援助を必要とする状態にあるもの」。知的障害であるかどうかの判断基準は、以下による。

次の①および②のいずれにも該当するものを知的障害とする。

① 「知的機能の障害」について

標準化された**知能検査**（ウェクスラーによるもの、ビネーによるものなど）によって測定された結果、知能指数がおおむね70までのもの。

② 「日常生活能力」について

日常生活能力（自立機能、運動機能、意思交換、探索操作、移動、生活文化、職業等）の到達水準が総合的に同年齢の日常生活能力水準（**表2-2-7**）のa、b、c、dのいずれかに該当するもの。

（2）知的障害の程度

知能水準がⅠ～Ⅳのいずれに該当するかを判断するとともに、日常生活能力水準がa～dのいずれに該当するかを判断して、程度別判定を行うものとする。その仕組みは下表の通りである。

日常生活能力の「a、b、c、d」の意味

a、b、c、dは、日常生活能力の水準を指し、その観点から、aが最も重い、bが重い、cが中度、dが軽いと判断されたことを意味する。これに知的水準（知能指数）も合わせて考慮して、知的障害の程度が決定される。

表2-2-7　日常生活能力水準の程度別判定の導き方

生活能力 / IQ	a	b	c	d
Ⅰ(IQ　～20)	最重度知的障害			
Ⅱ(IQ　21～35)	重度知的障害			
Ⅲ(IQ　36～50)	中度知的障害			
Ⅳ(IQ　51～70)	軽度知的障害			

＊身体障害者福祉法に基づく障害等級が1級、2級又は3級に該当する場合は、一次判定を次のとおり修正する。
- 最重度　→　最重度
- 重度　→　最重度
- 中度　→　重度

＊程度判定においては日常生活能力の程度が優先される。

例えば、知能水準が「Ⅰ(IQ～20)」であっても、日常生活能力水準が「d」の場合の障害の程度は「重度」となる。

出典）厚生労働省ウェブサイト「用語の解説」『知的障害児（者）基礎調査』をもとに筆者作成.

（3）保健面・行動面について

保健面・行動面について「保健面・行動面の判断」によって、それぞれの程度を判定し、程度判定に付記する（**表2-2-8**）。

表 2-2-8　保健面・行動面の判断

領域＼程度	1度	2度	3度	4度	5度
保健面	身体的健康に厳重な看護が必要。生命維持の危険が常にある	身体的健康に常に注意、看護が必要。発作頻発傾向	発作が時々あり、あるいは周期的に変調がある等のため一時的又は時々看護の必要がある	服薬時に対する配慮程度	特に配慮は必要ない
行動面	行動上の障害が顕著で、常時付添い注意が必要	行動上の障害があり、常時注意が必要	行動面での問題に対し注意したり、時々指導したりすることが必要	行動面での問題に多少注意する程度	特に配慮は必要ない

（注）行動上の障害とは、多動、自分を傷つける、物をこわす、拒食の問題等、本人が安定した生活を続けること
　　　を困難にしている行動をさします。

出典）厚生労働省ウェブサイト「用語の解説」『知的障害児（者）基礎調査』.

［2］療育手帳制度

　1973（昭和48）年厚生省（現・厚生労働省）発児156号厚生事務次官通知「療育手帳制度」により、**療育手帳**の交付が規定された。その目的は、知的障害児者に対して一貫した指導・相談を行うとともに、知的障害児者に対する各種の援助措置（特別児童扶養手当等）を受けやすくするためである。同通知により知的障害の判定基準は、**重度（A）とその他（B）**に区分される。実施主体は都道府県知事（指定都市市長）、窓口は福祉事務所である。交付対象者は、児童相談所または知的障害者更生相談所において知的障害と判定された者である。障害程度の確認は、原則2年ごとに児童相談所または知的障害者更生相談所において判定を行う。

　療育手帳制度は、法律で定められた制度ではなく、都道府県・政令指定都市ごとに要綱などを制定して行われている。そのため、交付される自治体によって障害程度の種類や手帳の取得方法、受けられるサービスなども変わる。全国的には「療育手帳」と呼ばれているが、「愛の手帳」（東京都）、「みどりの手帳」（埼玉県）などの名称をつけている自治体もある。

　手帳の取得により、以下のような援助措置が受けられる。①特別児童扶養手当、②心身障害者扶養共済、③国税、地方税の諸控除及び減免税、④公営住宅の優先入居、⑤NHK受信料の免除、⑥旅客鉄道株式会社等の旅客運賃の割引、など。

［3］知的障害児・者の数

　『令和2年版　障害者白書』（内閣府、2020年）によれば、知的障害者（知的障害児を含む）の総数は109万4,000人と推計されている。その内在宅者が96万2,000人で、18歳未満が21万4,000人（22.2％）、18歳以

重度（A）とその他（B）の基準
重度（A）の基準
①知能指数がおおむね35以下であって、次のいずれかに該当する者。
・食事、着脱衣、排便および洗面等日常生活の介助を必要とする。
・異食、興奮などの問題行動を有する。
②知能指数がおおむね50以下であって、盲、ろうあ、肢体不自由等を有する者。
その他（B）の基準
それ以外の者。

表2-2-9　知的障害児・者数（推計）

（単位：万人）

		総数	在宅者数	施設入所者数
知的障害児・者	18歳未満	22.5	21.4	1.1
	男性	—	14.0	—
	女性	—	7.3	—
	不詳	—	0.1	—
	18歳以上	85.1	72.9	12.2
	男性	—	44.1	—
	女性	—	28.8	—
	不詳	—	0.1	—
	年齢不詳	1.8	1.8	—
	男性	—	0.6	—
	女性	—	0.6	—
	不詳	—	0.5	—
	総計	109.4	96.2	13.2
	男性	—	58.7	—
	女性	—	36.8	—
	不詳	—	0.8	—

出典）内閣府『令和2年版　障害者白書』p.241.

上65歳未満が58万人（60.3％）、65歳以上が14万9,000人（15.5％）となっている。また、施設入所者が13万2,000人で、18歳未満が1万1,000人（8.3％）、18歳以上が12万2,000人（92.4％）であった（**表2-2-9**）。

　知的障害者数の推移をみると、2011（平成23）年と比較して約34万人増加しているが、その要因について「障害者白書」は、「知的障害は発達期にあらわれるものであり、発達期以降に新たに知的障害が生じるものではないことから、身体障害のように人口の高齢化の影響を大きく受けることはない。以前に比べ、知的障害に対する認知度が高くなり、療育手帳取得者の増加が要因の一つと考えられる」と述べている。

［4］知的障害児・者の生活実態

　厚生労働省が2016（平成28）年に実施した「**平成28年生活のしづらさなどに関する調査（全国在宅障害児・者等実態調査）**」の結果から、知的障害児・者の生活の実態をみていく。

（1）同居者・住宅の種類の状況

　知的障害児・者の場合、全体で「同居者有」の人の割合は73.6％となっており、「一人で暮らしている」人の割合は10.2％となっている。「同居者有」の人の状況をみると、65歳未満の場合は「親と暮らしている」が最も割合が高く92.0％、65歳以上の場合は「夫婦で暮らしている」が最も

割合が高く 62.5％となっている。住宅の種類については、全体で「家族の持ち家」の割合が最も高く 38.3％となっており、「グループホーム等」は 15.0％に留まっている。また、今後の暮らしの希望をみると、「今までと同じように暮らしたい」と思っている人が 73.4％であった。

(2) 生活のしづらさの頻度、日常生活の支援状況

知的障害児・者が日常生活を送る上で生活のしづらさがどの程度生じたかをみると、全体で「毎日」が最も割合が高く 34.2％、「特に生活のしづらさは無かった」も 26.5％となっている。一方、「障害者総合支援法」による福祉サービスの利用状況をみると、全体で「利用している」が最も割合が高く 47.9％であるが、日常生活の支援については、「福祉サービスを利用していない」が最も高く 36.6％であった。

日常生活を送る上で、「毎日」生活のしづらさを感じているにもかかわらず、日常生活の支援において「福祉サービスを利用していない」状況にある知的障害児・者が多くいることが浮き彫りになっている。

これらのことから、知的障害児・者の生活が、依然として家族に支えられているということができるであろう。

C. 精神障害者

[1] 精神障害者の定義と精神障害者人口

精神保健福祉法
正式名称は「精神保健及び精神障害者福祉に関する法律」。
1995（平成 7）年に精神障害者の福祉法として精神保健法を改正して成立。精神障害者の医療、保健、福祉や国民の精神保健の向上を目的とする法律。

日本における精神障害者の定義は**精神保健福祉法**に定められている。同法 5 条（定義）によれば「この法律で『精神障害者』とは、統合失調症、精神作用物質による急性中毒又はその依存症、知的障害、精神病質その他の精神疾患を有する者をいう」と規定されている。この規定の特徴は、精神疾患を有する者すべてを「精神障害者」と規定していることにあり、他の福祉法をもつ知的障害も含まれていることである。このような規定になった理由は、法律の名称が示すように、この法律は福祉単独法ではなく保健に関する事項も含まれていることに拠る。次節で触れるように精神保健福祉法の成立過程において、保健と福祉が同居する法律となったため、その内容に保健や医療の一部を含んでおり、精神疾患を有する者すべてを「精神障害者」と規定したのである。この規定に関しては、患者と障害者を同一視するものであり、改定するべきとの意見も関係者や専門家から寄せられている。

2017（平成 29）年患者調査によれば、日本の精神障害者人口は 419 万 3,000 人となっており、総人口比では 3.3％である。前回調査（2014〔平成 26〕年）と比較すると 26 万 9,000 人増加している。全疾患者のうち 65 歳

図 2-2-1 精神疾患を有する総患者数の推移（疾病別内訳）

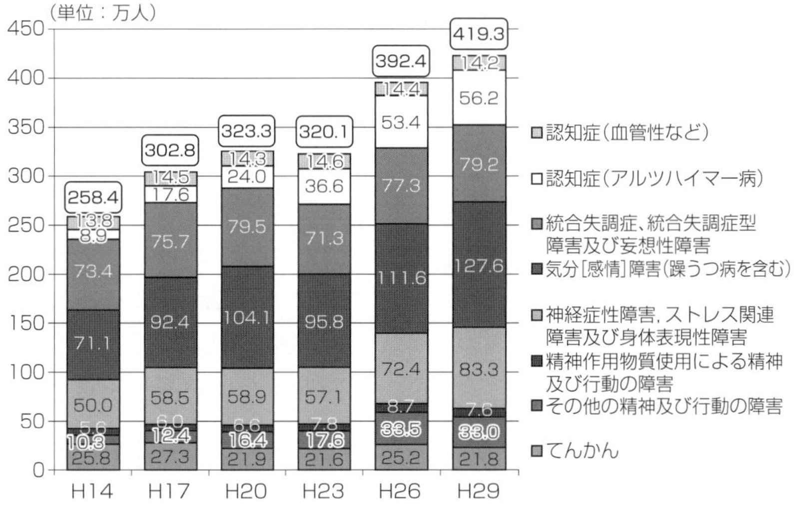

（単位：万人）

凡例：
- 認知症（血管性など）
- 認知症（アルツハイマー病）
- 統合失調症，統合失調症型障害及び妄想性障害
- 気分[感情]障害（躁うつ病を含む）
- 神経症性障害，ストレス関連障害及び身体表現性障害
- 精神作用物質使用による精神及び行動の障害
- その他の精神及び行動の障害
- てんかん

	H14	H17	H20	H23	H26	H29
認知症（血管性など）	13.8	14.5	14.3	14.6	14.4	14.2
認知症（アルツハイマー病）	8.9	17.6	24.0	36.6	53.4	56.2
統合失調症等	73.4	75.7	79.5	71.3	77.3	79.2
気分[感情]障害	71.1	92.4	104.1	95.8	111.6	127.6
神経症性障害等	50.0	58.5	58.9	57.1	72.4	83.3
精神作用物質使用	5.6	6.0	6.6	7.8	8.7	7.6
その他	10.3	12.4	16.4	17.6	33.5	33.0
てんかん	25.8	27.3	21.9	21.6	25.2	21.8
合計	258.4	302.8	323.3	320.1	392.4	419.3

※H23 年の調査では宮城県の一部と福島県を除いている。

資料：厚生労働省「患者調査」より厚生労働省障害保健福祉部で作成。

出典）厚生労働省みんなのメンタルヘルス総合サイト「精神疾患のデータ」．

以上は 163 万 3,000 人（39.0％）であり、病院入院者は 30 万 2,000 人（7.2％）である。

　精神疾患により医療機関にかかっている患者数は、近年大幅に増加しており、内訳では多いものから順に、気分障害 30.4％、神経症性障害等 19.9％、統合失調症群 18.9％となっている（**図 2-2-1**）。入院している人の疾患種別構成割合では、統合失調症群が最も多く 54.3％を占める。次に多いのが認知症（18.7％）であり、気分障害（9.7％）が続いている。

　2017 年度の入院患者数は 28 万 3,653 人であり、そのうち 33.1％が 5 年以上の長期入院となっている。

［2］精神障害者の手帳制度

　日本には「障害者手帳」という独自の制度が障害種別にあり、身体障害者は 1953（昭和 28）年から、知的障害者は 1976（昭和 51）年から実施されたが、精神障害者はかなり遅れて 1995（平成 7）年から**精神障害者保健福祉手帳**制度が始まっている。

　障害者手帳には障害の程度である等級が記されている。精神障害は 1 級から 3 級までに分かれており、その内容は以下のように規定されている。
【1 級】精神障害が日常生活の用を弁ずることを不能ならしめる程度のもの。この程度とは、他人の援助を受けなければ、ほとんど自分の用を弁ずることができない程度のもの。

精神障害者保健福祉手帳
精神保健福祉法 45 条に規定。精神障害者の自立や社会参加を目的とし、一定の精神障害の状態にある者を認定し手帳が交付され、税制の優遇措置等各種の施策が受けられる。

【2級】精神障害の状態が、日常生活が著しい制限を受けるか、または日常生活に著しい制限を加えることを必要とする程度のもの。

【3級】精神障害の状態が、日常生活または社会生活に制限を受けるか、日常生活または社会生活に制限を加えることを必要とする程度のもの。

　障害者手帳を取得することによって受けられるサービスは、各種税金の控除や免除、NHK受信料の減免や携帯電話料金の割引サービス、その他各自治体や事業者で実施している独自のサービスがある。また障害年金や自立支援医療、生活保護の障害者加算の手続きが簡素化できる。

　精神障害者保健福祉手帳は他の障害者手帳と異なり、プライバシー保護の観点から写真を貼付しなくてもよいことになっている。このことから、鉄道・バスなどの公共交通機関の割引利用の際に本人確認ができないという理由で精神障害者保健福祉手帳所持者だけが割引サービスを利用できない。このように制度開始当初は写真を貼らないこととしていたが、2006（平成18）年10月から希望者は写真を貼ることとなった。しかし現在においても精神障害者保健福祉手帳所持者は、この割引制度を他障害者手帳所持者と同じようには利用できるようになっていない。

　他の障害者手帳と異なるもう1つの点として、精神障害者保健福祉手帳のみ2年の有効期限があり、2年ごとに更新しなければならない。

　2016（平成28）年現在、精神障害者保健福祉手帳を取得している人数は84万1,000人で、1級が13万7,000人、2級が45万2,000人、3級が20万4,000人となっている。年齢階級別では40〜49歳が21.3%で最も多い。

［3］精神障害者の生活実態

　2016（平成28）年に厚生労働省が実施した「平成28年生活のしづらさなどに関する調査（全国在宅障害児・者等実態調査）」の結果に基づき、精神障害者保健福祉手帳所持者の生活実態を述べる。

　同居の状況では、一人暮らしが20.5%、同居ありが72.0%となっている。同居の中では親と暮らしている人が最も多い（38.0%）。住まいの種類では持ち家が57.9%、民間賃貸住宅・借間が18.7%、公営住宅が13.9%、グループホームが5.1%、社宅・職員寮・寄宿舎等が0.6%となっている。

　日中の過ごし方では、65歳未満は家庭内で過ごす人が49.8%、次に障害者通所サービスを利用している人が26.9%、正職員以外で働いている人が18.2%と続いている。65歳以上では家庭内で過ごす人が45.4%で最も多く、「障害者通所サービス利用」13.3%、「介護保険の通所サービス」12.2%が続いている。1ヵ月の平均収入では、「6万円以上〜9万円未満」が18歳以上65歳未満で32.3%、65歳以上で20.9%と、ともに最も多い。

生活保護の受給状況では、18歳以上65歳未満で16.1％が、65歳以上は12.2％が生活保護を受給している。

1ヵ月当たりの平均支出は、18歳以上65歳未満では「6万円以上〜9万円未満」が18.4％で最も多いが、「3万円以上〜6万円未満」も18.2％でほとんど差がない。65歳以上では「6万円以上〜9万円未満」が14.8％で最も多い。

障害者総合支援法に基づく福祉サービスの利用状況は、65歳未満では「利用している」が27.5％で「利用していない」が57.6％だった。65歳以上では「利用している」が35.2％、「利用していない」が32.7％だった。介護保険に基づくサービス利用状況は、65歳以上で「利用している」が37.8％、「利用していない」が32.7％だった。日常生活の支援状況をみると、65歳未満では48.9％が、65歳以上では21.9％が「福祉サービスを利用していない」としていた。

5年ごとに実施されている**障害者雇用実態調査**によれば、2018（平成30）年は従業員5人以上の規模の事業所に雇用されて働いている精神障害者は21万6,000人と推定されている。年代別雇用割合で最も高いのが45〜49歳の18.0％である。精神障害者については、障害のあることを事業者側に伝えずに働いている人もおり、雇用者数は低めに出ている可能性がある。雇用形態別にみると、正社員が25.5％、正社員以外が74.4％となっている。また、おおむね1ヵ月以上にわたり休職している精神障害者の割合は、1.1％となっている。週所定労働時間別にみると、通常（30時間以上）が47.2％と最も多く、次いで20時間以上30時間未満が39.7％となっている。週所定労働時間別の月間総実労働時間の平均は、通常（30時間以上）が138.6時間、20時間以上30時間未満の者が82.9時間、20時間未満の者が32.5時間となっている。1ヵ月の平均賃金は、12万5,000円となっている。週所定労働時間別にみると、通常（30時間以上）の者が18万9,000円、20時間以上30時間未満の者が7万4,000円、20時間未満の者が5万1,000円となっている。なお、賃金の支払形態は、月給制が28.6％、日給制が2.3％、時給制が68.9％となっている。平均勤続年数は3年2ヵ月となっている。

［4］精神障害者のニーズ

前記の生活実態と同様に2016（平成28）年に実施された「平成28年生活のしづらさなどに関する調査（全国在宅障害児・者等実態調査）」の結果に基づき、精神障害者のニーズについて概観する。

今後の暮らしの希望では、「今までと同じように暮らしたい」とした人

が全体の65.6％と最も多く、「今は一緒に住んでいない家族と暮らしたい」8.2％、「一人暮らしをしたい」5.7％が続いている。

　今後の日中の過ごし方の希望では、65歳未満では正職員としての就労が38.6％で、正職員以外の就労が35.0％であり就労希望が7割以上を占めている。65歳以上では「家庭内で過ごしたい」50.0％が最も多く、正職員以外での就労が30.6％、「障害者通所サービスの利用」19.4％と続いている。

　日常生活上の支援として福祉サービスをどの程度利用したいかをみると、何らかの形で利用したい人が14.7％、利用したくないと回答した人が28.6％だった。1週間当たり平均何時間程度利用したいかについては、「5時間以内」が65歳未満（27.1％）も65歳以上（31.9％）も最も多かった。外出する際の福祉サービスについては全体で21.4％の人が「利用したい」と回答した。

　2014（平成26）年に実施された「**精神障害者の地域移行及び地域生活支援に向けたニーズ調査**」によると、「半年以内に退院したい」とした人は59.2％だった。また退院した後の暮らしについては「自宅もしくはアパートなどで家族と同居」が45.9％で圧倒的に多かった。退院後のサポートについては「必要とする」が50.9％で、その内容では「食事の準備や調理」が32.4％で多かった。

D. 発達障害者

[1] 発達障害の定義

　発達障害という概念は、もともと知的障害を含む広い概念である。しかし、2005（平成17）年4月に施行された**発達障害者支援法**で「自閉症、アスペルガー症候群その他の広汎性発達障害、学習障害、注意欠陥多動性障害その他これに類する脳機能の障害であってその症状が通常低年齢において発現するもの」と定義されて以降、一般的に「発達障害」は、上記の障害を指すようになった。発達障害は、明確な診断がつく場合から、障害の特性を部分的に示す「グレーゾーン」まで、何らかのニーズをもつ人は非常に多い。共通の特徴を示す場合もあるが、それまでの経験や支援の有無によって状態像は大きく異なり、必要な配慮や支援も個々に異なるのが現状である。今や、医療、福祉、教育、労働すべての領域で発達障害児者への支援は課題になっており、障害に関する正しい知識を持ち、一人ひとりの特性とニーズを的確に捉え支援をすることが支援者には求められている。

発達障害者支援法による発達障害の定義
2016（平成28）年の改正でもこの定義は同じである。
➡ p.112
第4章2節D.［3］参照。

発達障害の出現率
文部科学省により2012（平成24）年に行われた全国の公立小中学校で約5万人を対象にした調査結果で、「発達障害の可能性のある」とされた児童生徒の割合は約6.5％。分類は、学習面で著しい困難（4.5％）、行動面で著しい困難（3.5％）、学習面・行動面の両面で著しい困難（1.6％）であった。また、全米の子どものうちASD（自閉症スペクトラム・アスペルガー症候群）の割合は、1.5％。男子は女子に比べて5倍の割合であった。
出典）アメリカ疾病予防管理センターウェブサイト.

（1）自閉症、アスペルガー障害、広汎性発達障害

　従来、自閉症、アスペルガー障害、広汎性発達障害と呼ばれていた障害は、2013年アメリカ精神医学会の診断マニュアルの改訂（DSM–5）により、自閉スペクトラム症または**自閉症スペクトラム障害**という診断名に統一された[1]。この障害は、「対人コミュニケーションや対人的相互交流」（他者とのコミュニケーションや人間関係の構築の困難）と、「限局された反復的な行動や興味、活動」（こだわりや身体感覚の問題）の2つに特徴づけられる。人と関わることや社会に参加することがうまくいかず、一方的な関わりや非常に受け身な関わりになってしまったり、相手の意図や状況にあわせた振る舞いが難しい場合がある。また、興味関心の対象や個人の観念に「こだわり」があるという特徴や、身体感覚の過敏さや鈍感さなどの問題がある人も多い。こうした特徴は、経験や支援によって変わっていくものであり、その時々のニーズや支援課題を把握する必要がある。

自閉症スペクトラム障害
ASD: autism spectrum disorder
スペクトラムとは日本語でいうと「連続体」という意味である。非常に強い障害特徴を示すタイプから、軽度の障害特徴を示すタイプまでを1つの「連続体」として捉えようとする考え方である。

（2）注意欠陥多動性障害

　障害の特徴としては、気が散りやすく集中力が続かない、忘れ物が多いなどの「不注意」、落ち着きがなく動き回る、じっと座っていられないといった「多動性」、思い立ったらすぐ行動してしまう、状況をみて待つことが難しいといった「衝動性」の3つが挙げられる。不注意が目立つ、多動性・衝動性が目立つなど個々に状態像は異なる。関心事には時間を忘れて取り組む（過集中）こともあるなど、自分の行動をうまく状況に合わせてコントロールすることが難しい。症状が重く生活に支障をきたす場合は、服薬によって症状が改善する場合もあり、医療との連携も必要になる。

注意欠陥多動性障害
ADHD: attention deficit/hyperactivity disorder
この障害名も、DSM–5では、注意欠如・多動症／注意欠如・多動性障害に診断名が変更された。

（3）学習障害

　医学的には、知的な遅れがないにもかかわらず、特定の学習領域（読み、書き、計算）で著しい困難があるというのが特徴である。教育の中では、「聞く、話す、読む、書く、計算するまたは推論する能力」の困難と定義されており幅が広いが、いずれにせよ学習領域において困難を持っているため、学校教育の中で適切な支援を行っていくことが必要である。また、教育期間を終えても、こうした困難は社会生活に影響を与えるため、ITの活用等、困難を補う方法を獲得するための支援が重要である。

学習障害
LD: learning disorder/ disability
learning disorder は医学的な学習障害の診断名で、learning disability（disabilities）は、教育の中で医学的な診断よりも幅のある定義で使われる。また、この障害名も、DSM–5では限局性学習症／限局性学習障害（specific learning disorder）に診断名が変更された。

［2］発達障害児者のニーズ

　2016（平成28）年の厚生労働省による「平成28年生活のしづらさなどに関する調査」によると、医師から発達障害と診断された人は、48万1,000人と推計されており、このうち18歳未満の発達障害児が21万人である[2]。そのうち、障害者手帳を取得している人の割合は76.5％、取得し

療育手帳
➡ p.44
本章2節B.［2］参照。

精神障害者保健福祉手帳
2011（平成23）年の障
害者基本法の一部を改正
する法律によって、知的
障害のない発達障害者も
「障害や社会的障壁によ
り継続的に日常生活又は
社会生活に相当の制限を
受ける状態」であれば、
精神保健福祉手帳の交付
を受けられるようになっ
た。
➡ p.47
本章2節C.［2］参照。

ていない人の割合は21.4％となっている。発達障害では、知的障害を伴う場合、**療育手帳**を取得することが多い。一方、知的障害のない場合は、個々の状況によって異なるが、就職や自立生活といった課題に直面し、困難を大きく感じるようになって**精神障害者保健福祉手帳**の取得を検討する場合が多い。

発達障害児者に対する地域の総合的な支援窓口である発達障害者支援センターに寄せられる相談をみると、保護者または当事者が求める支援は、親の子どもへの関わり方、園や学校での対応、医療機関との連携、地域で活用できる資源、就労に向けた支援など多岐にわたる[3]。

（1）的確なアセスメント、診断と支援

保護者のニーズ調査では、障害に対する理解のある医療機関の充実や専門的な助言等の支援に対するニーズが高い[4]。発達障害は知的な遅れがない場合、周囲にその特性が理解されにくいため、やる気や性格の問題にされ、本人の困り感や不安が解決されないまま放置されることもある。そのため、不登校やひきこもり、身体症状や精神症状の表出など二次障害が生じやすい。一見適応していても、不器用さや身体感覚の特異さ、身辺自立など生活面での困難がある場合も多い。子どもの発達障害は虐待のリスクでもあり[5]、親や周囲が子どもの特徴を理解し対応するための目安を作る、本人が自分の特性を理解するという観点から、医療機関につなぐことも重要である。適切な薬を服用することで、生活に支障をきたす諸症状が緩和されることもあり、服薬の相談が必要なこともある。ただ、周囲が障害特性に気付いても、保護者や本人が医療機関での相談に拒否的な場合もあるため、診断ありきではなく、本人の特性を周囲が的確に把握し、必要な手立てを考えることが重要である。

（2）学校生活での支援

2006（平成18）年に学校教育法施行規則が一部改正され、知的な遅れのない発達障害児も特別支援教育の対象となり、通常学級でも「一人ひとりの教育的ニーズ」に応じた教育を行うことになった。認知機能の偏りや身体感覚の問題がある発達障害児は、学習面、生活面、対人関係面などさまざまな困難を感じることが多い。また、ASD、ADHD、LDは合併することもあり、そうなるとニーズはさらに多様になる。保護者からは、いじめの問題や、教師の理解不足、他機関との連携の難しさが課題として挙げられており[4]、周囲が子どもの特性を理解し、他の子どもたちも含め適切な環境を整えるという環境調整をはじめ、個々の特性に応じた手立てを学校と家庭、専門機関が協働的に検討することが必要となっている。

(3) 就労・自立に向けた支援

　発達障害者の保護者に対するアンケートでは約半数が、将来、進路の不安を挙げており、就労に関する支援ニーズは高い[4]。安定的な就労と知的な能力は必ずしも一致しておらず、知的な遅れがない発達障害者の安定就労が難しい現状がある。就職先が決まらなかったり、就職後の人間関係や職務遂行でのつまずき、うつ病等を発症するという問題もある。就労しても、自己管理能力の問題で親から独立して自立生活をすることが難しい場合もある。また、幼少期から就労までにさまざまな苦労をしている人も多く、他者や社会に対する不信感、自信の持てなさを抱えている場合も少なくない。地域のハローワークや就労支援に関わる事業所等を活用し、本人が安心して社会生活を送るために必要なスキルや考え方、具体的な情報を獲得できるよう支援を進めていく必要がある。

　発達障害児者のニーズは、年齢や、本人の特性や置かれた環境、経験によって多岐にわたるため、さまざまな機関と連携を取りながら継続的な支援をすることが求められている。当事者や保護者の活動などの地域での受け皿も大きな役割を果たしており、豊かな生活を保障していく取組みの発展が求められる。

注)

　　　ネット検索によるデータの取得日は，いずれも 2020 年 8 月 31 日.

(1)　American Psychiatric Association 著／高橋三郎・大野裕監訳『DSM-5 精神疾患の分類と診断の手引』医学書院，2014.

(2)　厚生労働省ウェブサイト「平成 28 年生活のしづらさなどに関する調査（全国在宅障害児・者実態調査）」結果，2018.

(3)　一般社団法人 日本発達障害支援ネットワークウェブサイト「発達障害者支援サービスニーズ調査（3,000 人調査）調査結果の概要」2008.

(4)　富山県自閉症協会ウェブサイト「自閉症・発達障害児者の支援に関するニーズ調査」2007.

(5)　杉山登志郎『子ども虐待という第 4 の発達障害』ヒューマンケアブックス，学研プラス，2007.

E. 難病者

[1] 難病の定義とその政策

　難病とは、一般的に「治りにくい病気」や「不治の病」などを指す社会通念上の言葉として用いられてきたものであって、医学的に明確な定義があるというわけではない。一方で、行政施策上の難病については、1972（昭和 47）年の**難病対策要綱**において、「難病対策として取り上げるべき疾病の範囲」を「①原因不明、治療方法未確立であり、かつ、後遺症を残

難病対策要綱
1972 年旧厚生省により策定され、以降 40 年以上にわたって、難病対策は本要綱に基づく予算事業として進められていた。

難病医療法（難病法）
正式名称は「難病の患者に対する医療等に関する法律」。
➡ p.120
第4章2節 G.〔2〕参照。

スモン
整腸剤キノホルムの副作用による視神経、脊髄、末梢神経に障害をきたす疾病である。発生当時は原因不明の病気でウイルス感染説も疑われていたが、旧厚生省が大型の研究プロジェクトを組織化し、原因の究明にあたったことで薬害であったことが判明した。これにより1971（昭和46）年にスモン対策費が予算化され、スモンの入院患者に対し研究謝金という名目で国から1万円が支給されるようになる。こうしたスモンに対する一連の対策が難病対策の原型とされている。

すおそれが少なくない疾病」で、「②経過が慢性にわたり、単に経済的な問題のみならず介護等に著しく人手を要するために家庭の負担が重く、また精神的にも負担の大きい疾患」として治療研究と患者支援の両面から整理しており、これが行政施策上の難病の定義とされてきた。

　2015（平成27）年1月より施行された**難病医療法（難病法）**では、難病を「発病の機構が明らかでなく、かつ、治療方法が確立していない希少な疾病であって、当該疾病にかかることにより長期にわたり療養を必要とすることとなるものをいう。」とし、難病対策が行われて以来、初めて法的に定義づけられることとなった。この定義にある難病の4条件に加えて、「患者数が本邦において一定の人数（人口の約0.1%程度）に達しないこと」、「客観的な診断基準（またはそれに準ずるもの）が確立していること」という2条件を満たす疾病が指定難病とされ、2020（令和2）年8月現在333疾病が対象となっている。また、2018（平成30）年度末時点で指定難病の医療受給者証を交付されている人数は91万2,714人である。

　さらに、障害者総合支援法では指定難病の構成要件のうち、「治療方法が確立していない」、「長期の療養を必要とするもの」、「診断に関し客観的な指標による一定の基準が定まっていること」の3条件を満たすものを障害者総合支援法対象疾病として361疾病が指定されている（**図2-2-2**）。

　このような治療研究と患者支援が混在した難病対策は、1950年代から発生したスモンへの対策として、研究の推進と患者支援を連動させて行い、原因の早期解明と患者の医療にかかる経済的負担の軽減に寄与した取組みがモデルとなっている（**図2-2-3**、**図2-2-4**）。

図2-2-2　難病の範囲

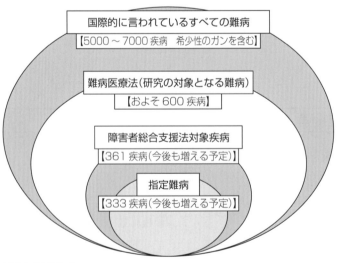

出典）筆者作成.

図 2-2-3　難病対策の歴史①──難病医療法成立まで

難病対策要綱の策定……1972 年 → 8 疾患が対象(うち 4 疾患は医療費助成あり)

難病対策の 3 つの柱

①調査研究の推進 ⇨ 病気の原因や治療法の究明

②医療施設等の整備 ⇨ 研究が進みやすくするための病院などの整備

③医療費の自己負担の軽減 ⇨ 医療費の助成

生活支援に関する施策の拡充……3 つの柱から 5 つの柱へ

④地域における保健医療福祉の充実・連携(1989 年~)

⇨ 難病相談・支援センター事業(2003 年~)

⑤QOL の向上を目指した福祉施策の推進(1996 年~)

⇨ 難病患者等居宅生活支援事業(一部の事業を除き、障害者総合支援法に移行)

研究事業の拡充 → 364 疾患が対象(うち 56 疾患は医療費助成あり)

・研究奨励分野の新設(2009 年度~) ⇨ より基礎的な研究への助成制度の創設

・特定疾患の追加(2009 年) ⇨ 医療費助成の対象拡大(11 疾患)

難病対策の法制化……2014 年 → 難病医療法の成立

・難病に係る新たな公平かつ安定的な医療費助成の制度の確立(予算の義務的経費化)

・難病の医療に関する調査および研究の推進

・療養生活環境整備事業の実施(難病相談・支援センター事業等の法定化)

出典)筆者作成.

図 2-2-4　難病対策の歴史②──難病医療法成立以降

【医療費助成】指定難病の検討……2020 年 8 月現在 333 疾病が対象

・指定難病検討委員会による対象疾病の検討

①第一次実施分……56 疾病から 110 疾病に拡大(2015 年 1 月 1 日より)

②第二次実施分……110 疾病から 306 疾病に拡大(2015 年 7 月 1 日より)

③第三次実施分……306 疾病から 330 疾病に拡大(2017 年 4 月 1 日より)

④第四次実施分……330 疾病から 331 疾病に拡大(2018 年 4 月 1 日より)

⑤第五次実施分……331 疾病から 333 疾病に拡大(2019 年 7 月 1 日より)

【福祉サービス】福祉サービスの対象疾病の検討……2020 年 8 月現在 361 疾病が対象

・障害者総合支援法対象疾病検討会による対象疾病の検討

①第一次分……130 疾病から 151 疾病に拡大(2015 年 1 月 1 日より)

②第二次分……151 疾病から 332 疾病に拡大(2015 年 7 月 1 日より)

③第三次分……332 疾病から 358 疾病に拡大(2017 年 4 月 1 日より)

④第四次分……358 疾病から 359 疾病に拡大(2018 年 4 月 1 日より)

⑤第五次分……359 疾病から 361 疾病に拡大(2019 年 7 月 1 日より)

【難病対策】難病医療法の基本方針の策定……2015 年 9 月に策定

(1) 医療等の推進の基本的な方向　(2) 医療費助成制度に関する事項

(3) 医療を提供する体制の確保に関する事項

(4) 医療に関する人材の養成に関する事項　(5) 調査および研究に関する事項

(6) 医療のための医薬品、医療機器および再生医療等製品に関する研究開発の
推進に関する事項　(7) 療養生活の環境整備に関する事項

(8) 医療等と難病の患者に対する福祉サービスに関する施策、就労の支援に関する施策
その他の関連する施策との連携に関する事項　(9) その他重要事項

出典)筆者作成.

難病対策は、原因や治療法が不明な疾患に対する研究の推進を一義的目的として、当初は①調査研究の推進、②医療施設等の整備、③医療費の自己負担の軽減という3つの柱で各種の事業が実施されていた。このうち医療費負担の軽減は、実質的に患者本人の経済的負担の軽減に寄与するものだったが、研究対象となる疾患のうち患者数が少ないなど、公費負担という方法をとらないと原因の究明や治療方法開発などが困難になると考えられる疾患を特定疾患として助成対象にする、いわば研究協力への見返りとして始まった。

その後、難病患者の生活支援施策として、④地域における保健医療福祉の充実・連携、⑤QOLの向上を目指した福祉施策の推進の2つの柱が加えられる。特に1996（平成8）年に⑤が加えられたことで、障害者手帳を取得できず、介護保険や障害福祉サービスの対象にならない難病患者に対し、**難病患者等居宅生活支援事業**としてホームヘルプやショートステイ、日常生活用具給付などが実施された。こうして治療研究を目的とする疾病対策の中で難病患者に対する福祉施策も講じられるようになり、難病対策の範囲は拡大されてきた。その後、生活支援については2013（平成25）年4月施行の障害者総合支援法の対象に「治療方法が確立していない疾病その他特殊の疾病」が追加されたことで、現在は障害者制度に移行して実施されている。

[2] 難病者の生活実態・ニーズ

難病は、その疾患領域や疾患ごとだけでなく、同じ疾患であってもその状態はさまざまで、一人ひとりが必要とする支援や**合理的配慮**は多種多様である。一般財団法人 北海道難病連が実施した全国調査によれば、主な症状として痛み、倦怠感を挙げる回答が多く、その症状も毎日という人や日内変動がある人、日によって変化が激しいという人もいる。これらは見た目にわかりにくく、いわば「見えない障害」であるため、周囲の理解が得られにくい。ただ怠けているだけではないか、と思われがちであるため、支援を受ける際の大きな障壁となっている。

こうした難病患者の相談機関として、おおむね都道府県ごとに1ヵ所設置されている**難病相談支援センター**がある。電話や面接による相談や就労支援、各種講演会などが行われており、センターの運営主体によって特色のある取組みがなされている。

なお、就労支援については各都道府県に1ヵ所ずつハローワークに難病患者就職サポーターが配置され、難病相談支援センター等と連携した就労支援の取組みが行われている。その他、難病患者を雇い入れた事業主に対

障害者手帳
特定疾患患者のうち、身体障害者手帳を取得している人数の割合は2011（平成23）年度データによると21%。疾患によっては9割近く手帳を取得している疾患がある一方で、2%しか手帳を取得できない疾患もあることが明らかとなっている。

全国調査
厚生労働省平成22年度障害者総合福祉推進事業「難病患者等の日常生活と福祉ニーズに関するアンケート調査」。

見えない障害
体力がなく疲れやすい、といった機能障害は見た目にはわからないが、可処分時間が制限されることで就労など社会参加の際の障壁となりやすい。

して、特定求職者雇用開発助成金（発達障害・難治性疾患患者雇用開発コース）による助成が行われている。また、治療と仕事との両立支援に関する診療報酬である「療養・就労両立支援指導料」の算定対象に指定難病も追加されるなど、一定の充実が図られている。

　なお、これら難病の各疾患の情報や各相談窓口、患者会に関する情報などはインターネット上の**難病情報センター**というウェブサイトで見ることができる。

F. 医療的ケア児・重症心身障害児者

［1］ 医療的ケア児の定義と実態

　急激な少子高齢化が進んでいる日本の状況において、周産期医療を含めた医療の進歩を背景に、この世に生を受けたときから新生児集中治療室（以下、NICU）等での治療を必要とする子どもの数が増えている。これらの子どもたちのなかで、NICUでの急性期治療の後に、引き続いて人工呼吸器や**胃ろう**等を使用し、たんの吸引や経管栄養などの医療的ケアが日常的に必要な子どもたちがいる。その子どもたちのことを「医療的ケア児」と呼んでいる（図2-2-5）。医療的ケア児は、現在全国で約2万人いると推計され（図2-2-6）、支援の充実が課題となっている。

胃ろう
胃ろうは、腹部に開けた穴にチューブを通し、直接、胃に食べ物を流し込む方法で、取り付けられた器具を「胃瘻カテーテル」と呼ぶ。内視鏡を使用して胃ろうを造る処置のことをPEG（ペグ）と呼んでいる。

図2-2-5　医療的ケア児の概念整理

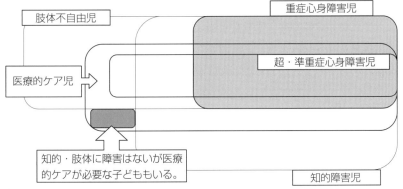

［医療的ケア］
人工呼吸器、気管切開、吸引、経管栄養（経鼻、胃瘻、腸瘻）、酸素療法、導尿、IVHなど。

出典）日本重症心身障害福祉協会「医療問題検討委員会報告」（平成29年5月19日）の一部を変更.

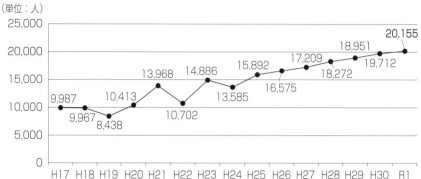

図 2-2-6　医療的ケア児の推計値（0〜19歳）

（単位：人）

出典）平成 30 年度厚生労働科学研究費補助金障害者政策総合研究事業「医療的ケア児に対する実態調査と医療・福祉・保健・教育等の連携に関する研究（田村班）報告」に筆者加筆.

［2］2016（平成 28）年児童福祉法改正

　医療的ケア児が病院や施設以外の "地域" で生活していることは、あまり知られていなかった。また、病気が重くても元気で "走る" 医療的ケア児や "知的に障害のない" 医療的ケア児もいる。このような状態像から障害児とみなされず、手帳が交付されず、さまざまな社会的支援の対象から外されていた。そればかりか、医療的ケアが必要なために、スクールバス等による**学校への通学**を要望しても保障されない地域がまだまだ多い。

　2016 年 6 月「障害者の日常生活及び社会生活を総合的に支援するための法律及び児童福祉法の一部を改正する法律」によって、医療的ケア児も障害児と定義され、児童福祉法 56 条の 6 第 2 項で地方公共団体は、医療的ケア児が「その心身に応じた適切な保健、医療、福祉その他の関連分野の支援を受けられるよう、連絡調整を行うための体制の整備に関し、必要な措置を講ずるように努めなければならない」旨が規定された。

［3］家庭における医療的ケア児の介護の実態と障害福祉サービスの利用

　家庭での生活はどうなっているか。2015（平成 27）年度「在宅医療ケアが必要な子どもに関する調査」（みずほ情報総研株式会社〔現みずほリサーチ＆テクノロジーズ〕, 2016）によれば、医療的ケア児のうち直近 3 ヵ月で障害福祉サービスを「利用した」のは、38 〜 40％しかいない。障害福祉サービスの提供事業所における医療的ケアの実施体制がまだまだ整備されていないことがわかる。さらに、2020（令和 2）年 1 月からの新型コロナウイルスの感染拡大によって、サービス提供事業所の閉鎖やサービスの縮小が起こり、多くの医療的ケア児とその家族は、地域生活において支援のない「**棄民**」状態に置かれた。

学校への通学
　「医療的ケア児」の通学手段については、安全確保の観点からスクールバスの利用を制限される場合が多く、保護者による送迎と学校での付添いを要請する学校が多く、それが家族の大きな負担となっている。2015（平成 27）年頃から自治体が支援する動きが東京、大阪、滋賀、神戸などで広がっている。

「棄民」状態
2020 年 1 月から始まった新型コロナウイルスの感染拡大によって、障害福祉サービス提供事業所の閉鎖やサービスが縮小され、多くの家庭が支援のない状態で放置された。児玉真美・日本ケアラー連盟代表理事は、「負担の大きい生活を強いられているのに、目が向けられない。障害者と家族は、社会の周縁に置かれ」すべてにおいて家族まかせにすることが強調されているという。また、「棄民にされたよう」とも指摘している。（2020 年 8 月 25 日　毎日新聞）

一方で、保育園や児童発達支援の通所型の日中活動や療育は、居宅訪問型の利用形態が認められ（2018〔平成30〕年に居宅訪問型児童発達支援事業が制度化）、医療的ケアが常時必要な子どもであっても、その子に合わせた活動・保育の実施や生活づくりができるようになってきている。

［4］ 医療的ケア児等総合支援事業

このように、地域において医療的ケア児等の受入れが促進されるよう必要な支援の提供が可能となる体制を整備し、医療的ケア児とその家族の地域生活支援の向上を図ることを目的として、「医療的ケア児等総合支援事業」が2019（平成31）年4月より実施されている。次のような事業である。①医療的ケア児等の協議の場の設置、②医療的ケア児等支援者養成研修の実施、③医療的ケア児等コーディネーターの配置、④通園の促進、⑤医療的ケア児等とその家族への支援。

［5］ 医療的ケア児支援法

➡ p.114 第4章2節 E. 参照。

医療的ケア児等コーディネーター
医療的ケア児において、医療と福祉・教育等を包括的にコーディネートする役割を担う。多分野に属する支援者が単独では解決できない課題に対し、連携・協働して取り組む多機関連携支援の接着剤的存在である。

3. 制度の谷間、利用契約になじまないニーズと障害者問題

A. 障害者の暮らしの場と家族への依存

[1] 暮らしの場の実態

(1) 国の考え方

　国は、暮らしの場のあり方について、**第6期障害福祉計画**の基本指針で、「地域のあらゆる住民が『支え手』と『受け手』に分かれるのではなく、地域住民が主体的に取り組む地域共生社会を推進」と明示している。

　「障害者等の生活を地域全体で支えるシステム」を実現するため、「**地域生活支援拠点整備**」に加え、NPO等による**インフォーマルサービス**の提供等、世代や分野を超えた地域の社会資源を最大限活用して、提供体制を構築するとし、入所施設からの地域移行（6%）、入所施設の定員削減（1.6%）を進めるとしている。

　国は、地域生活支援拠点事業について、地方分権の観点から地方が自主的に取り組む事業であるとして、国の責任を明記することなく、「自助・互助」の促進を提起している。

(2) 地域の実態

　筆者は、障害者の親として「全国障害児者の暮らしの場を考える会」の活動を、主として埼玉県で取り組んできたが、障害のある人たちの暮しの場の実態は深刻な状況にある。

　埼玉県でみると、**入所施設待機者**は、毎年100人ずつ増え続け2019年度末には1,614人に上っており、次のようなことが起こっている。

　重度知的障害の息子45歳と暮らしている73歳の母親は、体調を崩し、施設入所をやっと決断して、市役所に相談すると、北海道の施設であればすぐ入れると言われ「余りに遠く体が凍る思いだった」と話された。母親が入院を余儀なくされた、行動障害のある50代の男性は、受け入れる施設がなく、27日間に10ヵ所の施設を転々としなければならない実態もある。

　地域移行の中心を担うグループホームの状況をみる時、きょうされん埼玉の調査（2019年）によると、支える職員は60代32%、70代以上22%、80代の人にも頼らざるを得ず、事業を継続できるのかが課題となっている。グループホーム利用者にとっても、2級年金では利用料が払えず、年

第6期障害福祉計画
2021（令和3）年～2023（令和5）年度の計画。3年ごとに見直されるもので、施設からの地域移行6%、定員削減1.6%。「%」の起点になる年度は2019（令和元）年度末時点の入所者数。数値は2023年度末までに達成すべき目標。

地域生活支援拠点
居住支援機能と地域支援機能が一体化した多機能拠点構想で、夜間や休日等の緊急時に対応し、地域生活を支援する仕組みとして、「第4期障害福祉計画」に位置づけられたが、拠点を設けず「面的整備型」も考えられるとの記述もあり、緊急時の受入れに必要な、居住支援機能の整備につながっていないのが現状。

インフォーマルサービス
法律や制度に基づかない形で提供されるサービスをいう。

入所施設待機者
埼玉県は障害者支援施設連絡会議において、入所希望者の名簿作成と調整を行っている。現在、同様な入所調整を実施している県は少ない。

金暮らしの親が内職をしながら、利用料を補っているケースもある。老障介護、制度的虐待ともいえる**ロングショート**の状況は、障害者と家族が願う「地域生活」とは程遠く、過酷な実態に向きあわされている。

［2］家族介護から自立（自律）するための条件

　障害者権利条約 19 条は、暮らしの場について、他の者との平等を基礎として、居住地を選択し、どこで誰と生活するかを選択する機会を有するとし、さらに 23 条には、家族を形成する権利を認めるとしている。

　内閣府の調査による国民の**未婚率** 26％に対し、身体障害者 35％、精神障害者 64％、知的障害者 97％となっている。青年期・成人期の大切な課題の 1 つは、家族依存から自立した暮らしを作ることにある。自ら家族を作ることが困難な知的障害の重い人たちの「新しい家族づくり」への願いに応える運動も生まれ、閉鎖的で管理的と言われている入所施設の改善改革と人権保障を求めながら、住み慣れた地域に入所施設を開所し、これまでの活動や関係を継続したうえでの、暮らしの場への移行という実践も生まれている。

　こうした取組みの過程で、入所施設削減を方針としてきた国も「必要なものは作る」と答えるに至っている。

　暮らしの場は多様な形態が用意され、多様な生活のあり方に対応できる、建物の基準面積、支援体制・人員配置に余裕ある施策を進める必要がある。近年の大地震・風雨災害、コロナ禍の中で、一層明確になってきている。

　障全協 2018 年調査（3,568 人回答）の「家族介護は限界と思ったことがあるか」の問いに 65％の人が、常に思う、時々思うと回答している。圧倒的に不足している暮らしの場の整備を、緊急で重要な課題とすることであろう。

［3］暮らしの場の条件

　暮らしの場の条件として①安全で、プライバシーが守られる私的な「空間」、②家族や友人などと過ごす余暇活動の「時間」、③社会に参加する多様な「機会」等の要素が必要であり、**生活の場と社会参加の場の分離**を前提とした社会資源の拡充が必要とされる。

　特に 24 時間体制の「生活支援システム」は、入所施設の地域移行者やグループホームで暮らす人、家族との在宅生活を送る人、一人暮らしや夫婦で暮らす人にとっても、地域生活を安心して続けるための不可欠な条件である。行動障害やてんかん等、障害者への支援には高い専門性が必要であり、**福祉施設職員の処遇**の抜本的改善が求められる。コロナ禍の中で明

ロングショート
「ショートステイ」制度は、地域で暮らす在宅障害者の生活を支えるために、家族の病気や冠婚葬祭、介護者のレスパイト（休息）等に対応する制度で、入所施設等に併設された短期入所事業だが、入所施設の不足から、在宅介護が困難になった障害児者が長期間続けて利用する状況が恒常化しており、これを「ロングショート」と呼び、行政用語にまでなっている。

未婚率
内閣府「2013 年版　障害者白書」、統計局「2015 年　国勢調査」を参照。

入所施設削減を方針としてきた国も「必要なものは作る」と答える
2014（平成 26）年 9 月の埼玉県議会において知事は「国の削減方針は適切でない。県は今後とも整備していく」と答弁した。その後、2016（平成 28）年から行っている「全国障害児者の暮らしの場を考える会」との懇談で、厚生労働省は「必要なものは作る」と回答した。

障全協 2018 年調査
「障害者の生活と権利を守る全国連絡協議会」が、2018（平成 30）年 8 月～ 2019（平成 31）年 3 月にかけて行った「障害児者をもつ家族の暮らしと健康についての実態調査」のこと。

生活の場と社会参加の場の分離
通常、施設内で行われる入所施設利用者の日中活動は施設が閉鎖的になりやすい要因の 1 つ。入所者の社会参加の機会を増やすため、住まいと日中活動の場を分離することを「職住分離」という。

らかにされた教訓、暮らしにおける医療との密接な関係構築も必要となる。

　障害の重い人が「地域で暮らす」ということは、社会の側の受け入れや理解が不可欠である。福祉教育の充実、行政や地域の自治会等が中核となった支援ネットワーク作りや啓発活動などが必要である。こうした生活の基盤作りの条件を、その人が積み重ね、広げてきた日中活動や社会参加、生活の質を守り発展させる方向が期待される。家族依存ではなく、国の責任で、基本指針の理念に沿った諸施策の抜本的改善が必要である。

B. 在宅障害者問題

[1] 在宅生活を支える支援制度と支給量

　障害者総合支援法による障害者の在宅生活を支える支援には、個別給付である居宅介護（身体介護・家事援助・通院介助）、重度訪問介護、行動援護、同行支援、地域生活支援事業の必須メニューである移動支援などがある。

　筆者は頸髄損傷者で四肢まひや体温調整、感覚などに障害があるため、食事や着替え、排尿排便など日常生活のあらゆる場面で介助が必要になる。現在、妻と2人の子どもと暮らしており、自分に必要な最低限の介助を確保するために、身体介護81時間、家事援助36時間、通院介助25時間、移動支援75時間、あわせて217時間の支援を受けて生活している。具体的なサービス利用としては、居宅介護を1日3〜4時間（朝1.5時間、夕2時間）、また外出に必要な移動支援を月に10回程度使っている。

　サービスの支給決定は、申請者（障害者・家族）の支援ニーズや必要性に基づき、自治体の判断で行われる。しかし、支給量は青天井で認められるわけではなく、多くの自治体はサービスごとの支給基準（いわゆるガイドライン）を持っており、この基準に照らして支給量が判定される。

　たとえば、下記の表（**表2-3-1**）のように、横軸でその人の障害の重さや支援の必要度、また生活状況（日中活動のあるなし）を判断し、あわせて縦軸で介護力の度合いを勘案して、基本的な支給量の上限が決められる。

　これは筆者が住んでいた自治体の基準だが、これに従うと、筆者の場合、障害は「最重度」、生活状況は作業所に通っていたため「軽い活動」、介護力は、障害のない妻と同居のため「中」となり、身体介護・家事援助ともに53時間の支給ということになる。ところが、この支給時間では実際に筆者が必要だと感じる支援には足りず、自治体の担当者と何度も話し合い、その必要性を認めてもらい、なんとか支給量を確保するにいたった。

　このように日本の障害福祉サービスでは、同居家族の状況までもが支給

福祉施設職員の処遇
厚生労働省の「賃金構造基本統計調査」（2019年）によると、全産業の平均が33.80万円であるのに対し、福祉施設介護員は24.45万円である。

自治体独自の支給基準（ガイドライン）
障害の重さや生活・介護力の状況等を勘案して判断するために、多くの自治体が定める一定の支給基準のこと。障害者総合支援法の居宅介護は、介護保険制度のように支給額が決まっているのではなく申請者の意向を検討し、市区町村が決定する。本来支給量には上限がなく、ゆえに筋萎縮性側索硬化症（ALS）等の重度障害者には1日24時間の支給をしている自治体もある。しかしながら、実態として多くの自治体は財政難等を理由に、このガイドラインに基づき支給量制限を行っている。

表 2-3-1　自治体独自の支給基準（居宅介護のガイドライン例）

障害の重さと支援の必要度													
		最重度			重度			中度			軽度		
		現在の生活状況											
介護力	居宅介護	フルタイム	軽い活動	自宅生活	フルタイム	軽い活動	自宅生活	フルタイム	軽い活動	自宅生活	フルタイム	軽い活動	自宅生活
小	身体	81	81	102	45	45	54	25	25	30	9	9	9
小	家事	81	81	102	36	36	48	32	32	32	21	21	21
中	身体	44	53	59	30	30	34	9	9	14	0	0	0
中	家事	44	53	59	14	23	25	14	14	21	9	14	21
大	身体	9	14	23	9	9	14	5	5	9	0	0	0
大	家事	9	14	23	0	5	5	0	0	5	0	0	5

注）表の数字は時間数（支給する時間の目安）

決定に影響し、必要な支援を必要な分だけ確保する障壁となっている。そして、特に障害が重く、より多くの支援を必要とする人ほど支給量確保が困難なのが実態である。ゆえに和歌山市では、筋萎縮性側索硬化症（ALS）患者により 24 時間ヘルパー派遣（見守りを含む長時間支援の**重度訪問介護**）を求める訴訟が起こされたほどである。こうした実態がある中、国は「支給決定は自治体の裁量である」とし、責任を自治体に丸投げしている。さらに国は、ヘルパー派遣時間を増やすたびに市町村の持ち出しが増える仕組みである「**国庫負担基準**」を作り、サービス費の抑制を図っている。

　国では「施設から地域へ」「病院から在宅へ」の政策を進めているが、在宅支援制度がまだまだ不十分な中で、少なくとも、障害者が 1 人の人間として自立生活が送れる十分な支給量を保障できるよう、支給決定のあり方や国庫負担基準の廃止などを含めた根本的な法制度の見直しが必要である。

［2］地域間格差とサービス内容の制限

　障害者の**社会参加**を保障する具体的なサービスとして欠かせないのが外出支援である。中でも**移動支援**は大きな役割を果たしている。しかし、この移動支援は、国からの財源が乏しく自治体が独自に実施する地域生活支援事業であるため、地域間格差が大きい事業の 1 つでもある。

　たとえば、2017（平成 29）年 3 月の利用実績では、移動支援の実利用者数が最も多いのは大阪府の 1 万 7,991 人で支出額が 6 億 7,234 万円、最も少ないのは秋田県の 60 人、91 万 1 千円となっている。これだけを見ても大都市圏と地方との格差は大きく、過疎地域になるほど支援サービスそ

24 時間ヘルパー派遣を求める訴訟
2012（平成 24）年 4 月「同市（和歌山市）が 1 日 8 時間余りしか支給決定しなかったことを違法とし、21 時間以上の支給をせよ」とする判決が言い渡され、市側も認めざるを得ないとなった訴訟。

国庫負担基準
本来国が費用の 2 分の 1 を保障するべきサービスのうち、支給額の上限を定め、それを超過した分の費用は全額市町村負担とする仕組み。

移動支援の利用実績
地域生活支援事業の実施状況（平成 29 年 3 月／厚生労働省障害保健福祉部企画課自立支援振興室）

のものがないことがうかがえる。また、移動支援はサービス内容や対象者、支給量等も含め、すべて自治体が決めているため、たとえば、映画等の娯楽や居酒屋等での飲食が制限されたり、1日を超える宿泊を要する支援、また、プールや温泉の介助は禁止されたりするなど、各自治体によって支援内容も大きく異なっている。そもそもこうした社会参加を保障する支援は全国一律に提供されるべきであり、多くの障害者団体が求めている「移動支援は国の個別給付で実施すべき」との要求を早急に実現すべきである。

この他にも、入院時（一部改正あり）や学校・職場でのヘルパー派遣が認められない問題など、現状では「制度の谷間」が多く存在している（現在は、大学修学支援事業、重度障害者等就労支援特別事業が一部実施されている）。2014（平成26）年1月に日本も批准した**障害者権利条約**が求める「障害者がすべての人権及び基本的自由を差別なしに完全に享有することを保障すること」を実現するためにも、これらサービス内容の制限の撤廃が必要不可欠である。

C. 高齢障害者問題

少なくない障害者が高齢期を迎え送られるようになった。障害者の長命化は望ましい出来事だ。しかしながら、長命化に社会が追いついていない結果、さまざまなことが起こっている。これまでの障害者施策は「生きること」「よりよく生きること」「働くこと」「働く場を充実させること」に力を注いできた。しかしながら、高齢期を迎えた障害者についての蓄積が乏しかった。

心身に障害と病を抱える障害者にとっての高齢期は、非障害者のそれとは違う困難がある。と同時に、1人でできることが少なくなるという共通点も抱えている。1人で生きること、1人でできることが少なくなることはつらいしさびしい。そういう共通点を持つ高齢世代にとって、障害分野が切り開き、蓄積してきたことは多大なる成果だ。

たとえば、障壁の少ない街づくりなどはそう言えよう。「老いがい」という言葉があるが、「老い」の先行きに障害分野の実践があった。そういう蓄積抜きの「高齢社会論」には重大なる欠陥があると言えよう。

命を長らえるために、高齢障害者にさまざまな「延命措置」が施される。どれほど障害が重くても、生きるために、より良く生きるために、医療の力を借りる。たとえば、胃ろうを造設した高齢者をどう見るのか、どう見ればいいのか、高齢期を生きる高齢（障害）者観、大げさに言えば人間観が問われている。

入院時のヘルパー派遣
2016（平成28）年4月に成立した障害者総合支援法の一部改正法により、2018（平成30）年4月から入院時のヘルパー派遣（重度訪問介護利用者の一部のみ）が認められるようになった。しかし、医療従事者への介助方法の伝達やコミュニケーション支援に限定されており、障害者・家族が要望してきたヘルパーによる入院中の直接介護は認めないという不十分なものとなっており、問題が残されたままになっている。障害者総合支援法の一部改正法（正式名称／障害者の日常生活及び社会生活を総合的に支援するための法律及び児童福祉法の一部を改正する法律）

重度訪問介護の大学修学支援事業
2重度障害者が修学するために必要な支援体制を大学が構築できるまでの間において、重度障害者に対して修学に必要な身体介護等を提供し、もって、障害者の社会参加を促進することを目的とする（2018年4月より実施）。

雇用施策との連携による重度障害者等就労支援特別事業
重度障害者等に対する就労支援として雇用施策と福祉施策が連携し職場等における介助や通勤の支援を実施する（2020年10月より実施）。

この2つの事業は、地域生活支援事業の中で市町村の任意事業として実施されるため、ごく一部の人しか利用できておらず全国一律の制度にもなっていないことから改善が求められている。

　筆者は60歳の時（2006〔平成18〕年8月12日）、脳梗塞で倒れた。6ヵ所の病院にあわせて15ヵ月間入院して、治療を受けリハビリに励んだ。重度だったこともあって、今では車いす利用者になったし、嚥下障害なので、胃ろうをつけている。誤嚥性肺炎で入院もした。脳梗塞の再発を防ぐために服用している薬（血液をサラサラにする薬）の副作用で憩室出血も経験した。右耳は全く聞こえないし、ドライアイの影響で、右目の視力は落ち視野も狭くなった。そして何よりも顔は引きつり、発音が聞き取りにくい。

　そういう障害を持っている筆者が、不便を感じているいくつかを述べる。

• 講座、芝居、コンサートなどに出かけると、主催者は「車いす席を用意しています」という。その席は最後部や最前列が多い。列の真ん中にはスペースがないところが多数だ。さらに言えば、多くの場合、階段には段差があって、スロープになっていない。

　その会場では、車いす利用者は最前列に案内される。そこを拒否すると最後列に行かねばならない。そこは車いす席ではないらしくて、いすの背中を眺めながら正面を観ることになる。いすの後ろに張り巡らされている鉄柵の高さが車いすに座ると邪魔をして、視野を遮る。演者が見えないまま音だけ聞こえる。悪いことには、このホールの最前列と最後列は階が違う。移動するためにエレベーターを使う必要があるが、エレベーターの乗降口ははるか離れたところにある。

• 右耳の聴力がなくなった。利き腕だった右手が不随意運動をすることもあって、不便なのは電話。右耳が聞こえたら、電話を挟んで相手の話を聞くことができる。右耳が聞こえないので、受話器は左の耳に挟む。右手は不随意運動をするので左手に頼る。パソコンが故障した時、電話機の先の人の指示に基づいて直そうとするのだが、これが難しい。言われるごとに受話器を置いて作業をして、二度三度と電話を取り上げるのだが……。

• 車いすに乗って外出する。ときには歩車分離でない道を行く。片耳しか聞こえないので、背後の音がどこから来るのかがわかりにくい。遠近もそうだが左右もわかりにくい。車が後ろから近づいてくるのは、音でわかる。しかしそれ以上の情報は伝わらない。

　片耳が聞こえないと、多人数の話が雑音として聞こえる。あるいは、音と声は聞こえるのだが、話者が誰なのかがわからない。

• 嚥下がスムーズに進まない。筆者の場合、脳梗塞の結果、身体の右半分がまひしていて、まひは頬から舌、喉の筋肉にも及んでいる。したがって、口に入った飲食物を食道にまで送り込むことが簡単にはすすまない。

65

飲食物を口の正面から口に入れられない。嚥下力が不十分なので、飲食したものが喉に残る。残ったものが気道に入り込むかもしれないので、残り物を吐きだす。困るのはその音だ。一気に吐き出そうとすると、大きな音が出る。ゆえに、吐き出すものは人の前では口にしない。

• 正面から飲みにくい。ムセないようにソロリソロリとストローから飲む。やわらかいものでも、やわらかさは千差万別、ドロリとした具合のものは飲みにくいし残りやすい。あまりにもサラリとしていると、残りにくいがこれも飲みづらい。

"嚥下障害"は外から見えない。"嚥下障害"の不便さに想像が及びにくい。嚥下ができないことは誤嚥性肺炎と結び付く。

「胃ろう」技術の開発で多くの命が助かった。ところで、胃ろうが「延命治療」の技術であるかのような理解（誤解）が広がっている。問われているのは「命」の理解であり、人間理解の程度だ。長命を喜べない社会がそこにはある。筆者の実感から言えば胃ろう技術は「生の喜び」をもたらしてくれる技術ということだ。

D. 障害児者の性・恋愛、結婚問題

[1] 否定されてきた障害児者の性

性には、健康で美しい身体という基本的なイメージがあるため、障害のある人たちは、長い間、性から最もかけ離れた存在としてみなされてきた。障害者には性的な発達や性欲などまるでなく、いつまでも子どものままのような中性的な存在であることを期待された。

また、性は一人前の大人のものという暗黙の認識があるため、介助の手が生涯必要な障害者には、関係のないものとして扱われてきた。思春期になり、障害のある若者が初潮や精通を迎え、性的な関心を持つようになると、親や家族は「蓋をしてなかったことにしたい」と、性を困りごととして考える。本来、身体的に大人になったということは祝福されるべきことだが、障害のある人たちは将来結婚をしたり子どもを持ったりなどできるはずがないという考え方が、まだ日本では当たり前にあるので、障害者の性は不要で、むしろ困ったものであるという偏見が強い。障害者に対して、本人の望まない不妊手術や、生理介護を省くための違法な子宮摘出手術が**優生思想**を背景に行われてきた事実は、それほど古いことではない[1]。

しかし、人間として生を受けた以上、どんな障害があっても性から逃れることはできない。性と生とは、分かちがたい人間のありようなのであって、そのことは、国際的な流れの中に見ることができる。**国際障害者年**の

優生思想
➡ p.2
第1章1節 A.[2] 参照。

国際障害者年
➡ p.89
第3章2節 C.[4] 参照。

1981 年に、世界性科学者会議（現在、性の健康世界会議）は「心身に障害がある人々はすべて性的な存在であり、この社会の構成員として性の喜びを享受する権利をもつ」と宣言し、数々の段階を踏まえ、2006 年国連総会で採択された**障害者権利条約** 23 条 1 項「家庭及び家族の尊重」に至ったのである。

障害者権利条約
➡ p.79
第 3 章 1 節 B. 参照。

[2] 恋愛と障害受容

　恋愛とは、他を排除し選びあった 2 人が恋い慕うことであり、その排他性において、他の人間関係と性格が異なる。そういった関係を築くことは障害のある人たちには困難な課題であり、次の 3 つが重要だと思われる。

　1 つ目は、他者を愛する「主体」であるために、自分自身を肯定し自分を好きになるということである。障害者の場合、自己受容や自己肯定は、自分の障害をどう捉え、どう向き合い、どう引き受けていくかという「**障害受容**」に触れることなくして得ることはできない。

　2 つ目は、恋愛はお互い自立した関係でなければ成立しないため、障害から発生する困難を、ある程度自分の責任で解決できる力がなければならないということである。自分の障害について他者に説明し、必要な支援を得ようと社会資源を活用する力量が恋愛の場面でも重要になるだろう。その意味でも、障害受容が大きく関わってくる。

　3 つ目は、恋愛においては、お互いを支え合う関係を目指す必要があるということである。何かをやってもらうだけでなく、相手に何かをやってあげられる存在としての自分を見出すことが、恋愛の第一歩であると思う。

　以上のように、障害当事者側の主体としての問題もあるが、出会いの場が少ないことが恋愛を困難にさせる大きな原因である。社会に参加し、さまざまな人と出会える機会を多くするために、**バリアフリー**や外出時のサービスの充実など、社会的な条件整備が望まれる。

バリアフリー
➡ p.200
第 8 章 3 節参照。

[3] 障害者の結婚を支えるもの

　障害者にとって困難な恋愛を成し遂げ、他を排除して選びあった相手と結婚し、一緒に暮らしたいと思っても、障害者の結婚をめぐって親や家族が反対するという現実がまだまだ日本にはある。障害者と健常者が結婚する場合は、健常者の家族に「障害者と結婚したら苦労するに決まっている」と反対され、障害者同士結婚する場合も、「不自由な者同士が結婚生活などできるはずがない」と両方の家族に反対されることが多い。

　障害者の結婚が反対される背景には、何があるのだろうか。長い間ずっと日本の社会を支配してきた「**性別役割意識**」が、特に障害者の結婚にお

いてはいまだ重くのしかかっているように思われる。障害のない人には薄れつつある性別役割意識だが、就労や家事労働が困難な障害者に対してはこの意識が固定観念として押し付けられ、「働けず収入もないのに結婚なんて」「家事ができないんだから結婚なんて無理」と、性別役割が結婚に反対することを正当化する理由にされてしまい、このことは全面介助が必要な重い障害の人たちをいっそう結婚から遠ざけ、自分の家庭を持つという生き方をあきらめさせてしまう。

　しかし、**ホームヘルパー制度**の充実によって、家事労働の問題は解決されつつある。**居宅介護**や**重度訪問介護**を利用することで、家事や子育ての支援を受けられるようになり、障害の重い人たちの結婚生活も十分可能となった。また、経済的な問題においても、障害者雇用を進めることはもちろん、就労できない人にも結婚生活を送れるだけの所得保障が考慮される必要がある。2011（平成23）年度から**障害基礎年金の子の加算**について改正されたが、子どもがいなくても結婚して家庭を持つ時点で、特別な障害者手当などを支給し、最低保障年金と合わせて**生活保護基準**に達するようにするなど、障害者が当たり前に結婚できるような条件整備が緊急な課題であると思われる。

注）
(1)　日本では、1948（昭和23）年から1996（平成8）年まで存在した優生保護法によって、1万6,520人以上の障害者が、本人の同意のない不妊手術をされたとされている。第1章コラム（p.26）参照。

E. 余暇活動

　障害者権利条約30条「文化的な生活、レクリエーション、余暇及びスポーツへの参加」では、5項で「締約国は、障害者が他の者との平等を基礎としてレクリエーション、余暇及びスポーツの活動に参加することを可能とすることを目的として、次のことのための適当な措置をとる」としており、「(e) 障害者がレクリエーション、観光、余暇及びスポーツの活動の企画に関与する者によるサービスを利用する機会を有することを確保すること」を締約国に求めている。

　日本においては、障害の有無に関係なく、余暇活動への参加の機会は少ない状況がある。厚生労働省は、行政や福祉系団体が障害者の交流活動や文化芸術活動の呼びかけを行っても、障害のある人たちの余暇活動や地域交流活動がなかなか活性化しない背景として、障害のある人が参加できる行事やサークル活動が圧倒的に不足していること、情報の不足、あるいは

移動の困難と活動継続の難しさを挙げている[(1)]。また、文部科学省は「障害者の生涯を通じた多様な学習活動の充実」に関して調査研究を進めている[(2)]。**余暇活動**や**生涯学習**の充実は、障害者の生活の充実につながり、ひいては働くことなどにもよりよい影響を与えるものである。

　また、余暇活動への参加は、障害のある人たちが、自ら選択した何らかの活動に参加することで、日々の生活に潤いを与えるものであり、自らが望む生活を選択できる力を獲得していくということでもある。

注)
(1)　若狭つくし会編『障害者の社会参加活動の支援に関する調査―厚生労働省障害者総合福祉推進事業』若狭つくし会，2012.
(2)　文部科学省ウェブサイト「障害者の生涯を通じた多様な学習活動の充実について」（2020 年 8 月 30 日取得).

F. 谷間の障害

　これまで日本の障害福祉施策は、各障害種別に定められた福祉法などに分かれて実施されてきた。そのために、障害種別ごとによる格差やどの福祉法でも対象とならない障害者が存在するという「**谷間の障害**」の問題が長く指摘されてきた（障害の「**制限列挙**」の問題）。2010（平成 22）年に「障がい者制度改革推進本部」のもとに設置された「障がい者制度改革推進会議」の「**総合福祉部会**」では、「谷間の障害者」を生み出さないことも含めた、「障害者総合福祉法の骨格に関する総合福祉部会の提言」（以下、骨格提言）を 2011（平成 23）年に発表している。骨格提言は、「障害者総合福祉法」が目指すポイントとして谷間や空白の解消を挙げ、「障害の種類によっては、障害者福祉施策を受けられない人がたくさんいます」と述べている。

　その後、政府は「障害者総合福祉法」の制定ではなく、「**障害者自立支援法**」の根本的な問題点を引き継いだ「**障害者総合支援法**」を制定するが、そこでは障害者の範囲に難病等が加わり、障害者手帳をもたない難病患者も障害福祉サービスの対象になったものの、依然として障害の「制限列挙」が継続され、「谷間の障害」問題が完全に解消されたとはいえない。

　本来であれば、疾病や障害の診断がそのまま本人の生活の困難を反映するとは限らないことから、障害の「制限列挙」ではなく、障害者権利条約などで取り上げられている**生活機能モデル**によって障害を捉え、本人が抱える生活の困難や支援に対するニーズに応じて（時には潜在化されたニーズを掘り起こし）、障害福祉サービスを提供することができるように制度を改めるべきである。

G. 触法障害者・累犯障害者問題

元国会議員の著作を端緒として、刑務所の中にたくさんの障害者がおり、しかも罪を重ねている者も少なくないことが認識され、「**累犯障害者**」をめぐる問題に焦点が当てられるようになった。しかし、まず確認しておかなければならないのは、障害と犯罪は単純に結びつくものではなく、そのような捉え方は厳に慎まなければならないということである。

法に抵触する行為を行う**触法障害者**を対象として、2006（平成18）年から「罪を犯した障がい者の地域生活支援に関する研究」が福祉と司法関係者らの共同で開始され[1]、その成果などを受けて2009（平成21）年度より、「地域生活定着支援事業（現・**地域生活定着促進事業**)」が開始された。この事業では、高齢または障害により支援を必要とする矯正施設退所者に対して、保護観察所と協働し退所後直ちに福祉サービスなどにつなげる「**地域生活定着支援センター**」を中心として支援が行われるが、2011（平成23）年度末には全国47都道府県への整備が完了した。

地域生活定着支援センターでは、①コーディネート業務（保護観察所からの依頼に基づき、福祉サービスに係るニーズの内容の確認などを行い、受け入れ先施設などの斡旋または福祉サービスに係る申請支援などを行う)、②フォローアップ業務（コーディネート業務を経て矯正施設から退所した後、社会福祉施設などを利用している人に関して、本人を受け入れた施設などに対して必要な助言などを行う)、③相談支援業務（懲役もしくは禁錮の刑の執行を受け、または保護処分を受けた後、矯正施設から退所した人の福祉サービスの利用に関して、本人またはその関係者からの相談に応じて、助言その他必要な支援を行う)、を実施する。

今日、障害のある矯正施設退所者のすべてが安心して暮らすことができるようになったわけではない。その中には、帰住先が決まらず、既存の障害者施設では支援が困難であることを理由に行き場をなくし、再び犯罪を繰り返してしまう者もいるであろう。それらの人びとが安心して地域で暮らすためには、本人の生活圏にできるだけ多くの良き理解者（司法、福祉、医療などの関係機関の専門職に加えて、家族、友人、知人など）が組み込まれた支援体制を構築する必要がある。

具体的な支援においては、以下の点が重要である。①本人を支える専門職自身の偏見や先入観を常に自覚して関わること、②医療機関や継続して本人と関わってきた関係者らの情報に基づくアセスメントによって、本人の生育歴や障害の特徴、発達の状況を理解すること、③通常の福祉的支援と同様、本人の生活の質（QOL）の向上と維持を念頭に置いて関わること、

④他者との関係構築が得意でない人に対しては、安心できる信頼関係の構築を目指しつつ、十分な配慮と工夫をもって関わること。

注）
(1) 田島良昭『罪を犯した障がい者の地域生活支援に関する研究（平成18-20年度）厚生労働科学研究（障害保健福祉総合研究事業）報告書』2009.

4.「全世代型社会保障」と障害者問題

A. 福祉施策のパラダイム転換

　2003（平成15）年以降、団塊の世代の高齢化に伴う社会保障費の増加（2025年問題）が問題視されてきた。現在はこれに加えて少子化に伴う生産年齢人口（15〜65歳未満）の減少という2040年問題へと社会保障施策の焦点がシフトしてきている。この問題への対応として進められているのが、「全世代型社会保障（以下、全世代型）」への転換である。「全世代型」は2016（平成28）年の「ニッポン一億総活躍プラン」で提言された成長と分配の好循環を実現するための施策の一環であり、「経済財政運営と改革の基本方針（骨太の方針）2019」で主要施策として位置づけられた。

　この転換に向けて、政府は「**生涯現役（エイジフリー）**」、「**選択を支える社会保障**」、「現役世代の負担上昇の抑制」、「**全ての世代が公平に支える社会保障**」を掲げ、①給付の抑制、②負担の増、③**リバランス**を進めている。これは、自己負担の増、社会保障の給付抑制を進めることで、年齢や性別にかかわらず働ける人は働いてもらい、安価な労働力を拡充するとともに、社会保障費の支出抑制と新たな財源の確保を図る、そして、その一部を経済貢献が期待される若者等に投資する試みである。

　「全世代型」の目的は社会保障制度の拡充ではないので、注意が必要である。そして、この実現にむけて、2020（令和2）年の第201回国会では労働基準法、雇用保険法や年金関連法等が改正された。

　さらに、2021（令和3）年の第204回国会で、後期高齢者医療の自己負担の一部2割化等を定めた「**全世代対応型の社会保障制度を構築するための健康保険法等の一部を改正する法律**」が成立した。

全世代型社会保障
高齢者に偏った社会保障給付を是正し、現役世代への給付を拡充する「全世代型社会保障」の実現が初めて提言されたのは、自民党内に設置された「2020年以降の経済財政構想小委員会」の中間とりまとめ（2016年4月）においてである。2017（平成29）年以降、「骨太の方針」に反映された。

ニッポン一億総活躍プラン
2016年に閣議決定された、少子高齢化に伴う経済成長の行き詰まりを是正するためのプラン。「成長と分配の好循環」が示され、社会保障が経済成長戦略に組み込まれた。

リバランス
「支える側（支え手）」と「支えられる側（受け手）」という固定的な関係を脱却し、社会保障を受給している者にも財政的・人的に同制度を支える役割を担ってもらうとする考え方。「我が事・丸ごと」地域共生社会実現本部によって提案された「我が事」の考え方を踏襲したものである。現在、社会保障制度改革のキーコンセプトの1つとなっている。

高齢の親（要介護者を含む）が、中高年のひきこもりの子どもの世話をしている問題。

老障介護
高齢の親（要介護者を含む）が中高年の障害のある子どもの介護を担っている問題。

障老介護
障害者が要介護の親の介護を担っている問題。

重層的支援体制整備事業
同事業は介護・障害福祉・子ども子育て・生活困窮に係る地域支援事業（相談支援・地域拠点事業等）を包括化し、そこにアウトリーチ型支援・参加支援・地域づくりといった新たな機能を追加するものである。「我が事・丸ごと」地域共生社会の「丸ごと」化を踏襲した施策。

制度横断型職員養成・資格の構想
社会福祉の諸資格養成を、共通の基礎と各分野の専門に分け、短時間かつ諸分野で働ける職員養成・資格をつくる構想。2018（平成30）年1月から福祉系国家資格所有者の保育士資格取得にあたって試験科目・履修科目が一部免除された。

地域公益活動
2016（平成28）年3月の改正社会福祉法で、社会福祉法人による実施が積極的努力義務とされた。法人が独自に費用や職員を確保して実施する慈善活動（「互助」）である。さらに、「内部留保（必要な経費等を除いた残額）」がある法人には「地域公益事業」の実施が義務づけられた。

B.「地域共生社会」施策と障害者問題

［1］地域共生社会の実現に向けた重層的支援

現在、8050問題、老障介護、障老介護など複合的な福祉課題を抱えている世帯、または支援が必要でも制度を利用できない者など、既存の縦割り型の制度では対応が困難な問題が増加している。「全世代型」は、支援を要する人や家族介護等をしている人であっても、働ける人には働いてもらうための改革であるが、そのためにもそれぞれが抱える課題の解消が必要である。

この対策として、政府は「**地域共生社会の実現のための社会福祉法等の一部を改正する法律**」（2020〔令和2〕年6月成立）において、**重層的支援体制支援事業**を新設した（**図2-4-1、図2-4-2**）。同事業は、本人に寄り添い、伴走する支援（伴走型支援）を基本に、次のようなフローで支援が実施される。

①制度の対象であるか否かや世代等に関わらず、地域福祉課題を抱えた地域住民の相談を、介護・障害・子ども子育て・生活困窮の相談支援事業所で受け止める（包括的相談支援）。

②既存制度で対応できる問題はその制度に、ひきこもりや複合的課題などで既存の制度対応できないケースは多機関協働による重層的支援会議につなげる。

③既存制度で対応できないケースについて、重層的支援会議が問題を整理、ひきこもりなど支援に拒否的、または自ら支援を求めることができないケースはアウトリーチ等を通じた継続的支援事業で、その他のケースは社会福祉法人の地域公益活動等を活用した参加支援事業で支援を実施。支援実施後、重層的支援会議は状況をモニタリング。

④継続的支援は支援機関につながった時、参加支援は地域の受け入れ企業など地域の社会資源や支援機関などにつながり、利用者と受け入れ先の安定的な関係ができた時に一旦終了となる。

ただし、利用者の多くが、他者や社会とのつながりを継続することが困難な場合が多いため、支援が終了しても定期的に連絡するなどしてつながりを維持、再度問題が生じた場合は支援を再開する。

この際、問題になるのが受け入れ先となる地域資源の創出・拡充と制度横断型の専門職の育成である。前者については、地域づくり事業で世代や属性を超えた交流の場や居場所などの整備等を行うとともに、社会福祉連携推進法人の創設によって「**地域公益活動**」を強化、対応しようとしている。後者については、2021（令和3）年4月からに医療福祉の専門職養成

図 2-4-1　重層的支援整備事業について（イメージ）

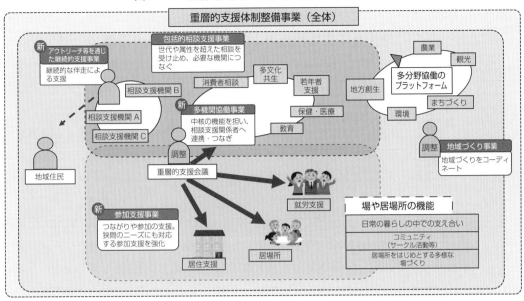

出典）厚生労働省「令和2年度　地域共生社会の実現に向けた市町村における包括的な支援体制の整備に関する
全国担当者会議」資料1，2020，p. 27.

図 2-4-2　複合的な課題を抱える家族への支援事例

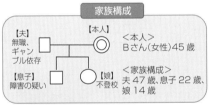

家族構成

【夫】
無職、ギャンブル依存

【本人】
○
＜本人＞
Bさん（女性）45歳

＜家族構成＞
夫47歳、息子22歳、娘14歳

【息子】
障害の疑い

【娘】
不登校

支援のきっかけ

○ 娘（14歳）が学校を休みがちとなっていたことから、担任教諭が母（本人）に連絡。
○ 担任教諭が母（本人）と面談を行ったところ、「娘の素行が乱れ夜に遊びに出掛けたり、不登校気味であることを心配している。また、夫や息子のことにも悩んでいる。」とのこと。
○ 話しを聞いた担任教諭は、母（本人）の困りごとが多岐にわたるため、どこに相談に行ったら良いか分からず新たな事業の連携担当職員に連絡。

支援内容

＜支援開始＞
■ 連携担当職員（多機関協働の中核の機能）が本人や娘、息子と時間をかけてアセスメントを行い、家族一人一人の課題やニーズを明らかにする。

＜家族が抱える多様な課題を時間をかけて解きほぐす＞
■ 初回の面談では、課題が複合的であるため、本人自身混乱していた。その後、連携担当職員が本人の心の揺らぎに寄り添いながら、時間をかけて家族の状況を丁寧にひも解く中で、下記のような多様な課題が明らかになる。

（本人）家計を支えるためにパートを掛け持ち、夫への不満が募っている。各種滞納があるものの、家計の状況は把握できていない。
（夫）飲食店を経営していたが、不況のあおりを受けて倒産し目標を失う。昼から飲酒し、パチンコに通う生活が続いている。
（息子）高校を卒業後、短い期間に何回も転職を繰り返しており自信を失っている。障害の疑いがある。
（娘）父親の店の倒産を同級生からからかわれ、現在は不登校気味。生活のリズムが乱れ、授業にもついていけない。
（地域との関係性）夫が無精ひげを生やして昼からお酒を飲んで歩いたり、夫婦喧嘩が絶えないため、近隣の人から疎まれ地域から孤立。

＜多機関との連携による支援＞
■ 連携担当職員が関係者の総合調整役を担い、学校やハローワーク、自立相談支援機関、地域住民等の関係者が連携を図りながら、家族への個別の支援を行う。

効果

➢ 本人に寄り添いながら丁寧に伴走支援をすることにより、世帯全体の複合的な課題を整理することができ、今後の支援の方向性を具体的に組み立てていけるようになった。
➢ 複合的な課題を整理したことにより、今後は適切に多機関と連携を図り、世帯全体を支援する体制を整えることができるようになった。

出典）厚生労働省ウェブサイト「地域共生社会の実現を目指した包括的支援体制の整備についての取組事例集」2020，p. 20.

において、新カリキュラムを導入し、人材育成を図ろうとしている。

［2］地域共生社会の本質と障害者等への影響

　重層的支援体制整備事業の主目的は地域の社会資源や支援機関につなげることであり、福祉課題をもつ地域住民への対応は地域住民の「助け合い」や社会福祉法人の「地域公益活動」等の「互助」に求められている。2016（平成28）年の社会福祉法等の改正では、地域住民による地域共生社会の実現に係る義務規定が新設された（社会福祉法4条1項等）。これらは、地域共生社会の根本に社会福祉の課題を「互助」による対応へ転嫁する狙いがあることを示している。

　2018（平成30）年の障害福祉サービス等報酬改定では、就労支援に関して労働時間や工賃等に応じて報酬が変動するインセンティブ方式が強化され、この仕組みになじまない障害者は適切な支援を受けられないといった問題も生じている。2021（令和3）年の報酬改定では、この方式がさらに徹底され、共同生活援助・生活介護・放課後デイサービス等では中軽度の障害児・者に係る支援の基本報酬が引き下げられた。この背景に「全世代型」への転換という方針があることは明らかであり、この進展とともに、**介護難民や介護の家族依存**に係る問題が深刻化しかねない。そして、行政責任に基づく社会福祉で対応すべき問題が地域共生社会の「互助」に委ねられていくことが危惧される。

「助けあい（互助）」の制度化

2017（平成29）年の社会福祉法の改正では4条2項（現3項）が新設され、地域住民による地域福祉課題の把握と解消に係る理念規定が新設されている。「地域公益活動」、地域住民による「地域共生社会の実現」とあわせて、これらは社会福祉法人の慈善活動・地域住民の助け合いを「互助」として制度化を図るものである。本来、助け合い等は主体的意思と信頼関係に基づくものであって、法律で強制されるものではないという批判がある。

2018年の報酬改定の問題

就労支援におけるインセンティブ強化は、福祉労働にも成果報酬を徹底するものである。また、同年の報酬改定では、就労移行支援事業、就労継続支援A型事業における65歳未満規定（65歳以上は利用不可）の緩和、放課後等デイサービスの報酬算定にあたって、重度区分の導入が行われた。これらは福祉分野における働き方改革の徹底、重度者への重点化であり、「全世代型」への転換に向けた動きの一環であると言える。

介護難民問題

以下の理由から必要な支援を受けられない者たちの問題。
①制度の狭間にある。
②利用料の負担ができない。
③強度行動障害や社会的行動障害により事業所から受け入れ拒否をされる。

介護の家族依存問題
➡ p.136
第5章1節コラム参照。

第3章 国連・障害者権利条約と障害者権利保障の歴史

　障害者の歴史は、人権侵害からの解放の過程である。第2次世界大戦前は、戦争で負傷した軍人への対策が中心であった。たとえば、第1次世界大戦による傷痍軍人の職業復帰をめざすアメリカの「戦傷軍人リハビリテーション法」(1918年) は有名である (ただし、1920年には一般的な障害者にまで拡大する「職業リハビリテーション法」が制定される)。対して、一般の障害者には、戦争の遂行のために、民衆による差別を背景とした優生思想などに基づく政策が、著しい人権侵害をもたらす。日本での遺伝性疾患をもつ者に対する不妊手術などの強制 (子孫の否定)、ドイツでの障害者の大量虐殺は有名である。

　障害者の人権向上を目指す施策の進展の中心は、戦後である。それは、人間らしく生きたいという要求と運動、それを支える思想、自治体や国家、国際連合などの政策によって少しずつ実現していく。そして、2006年には現時点での障害者の人権保障の到達点といえる「障害者権利条約」が国際連合で採択され、2014 (平成26) 年には日本も批准した。したがって、本章では、権利条約の意義とともに、障害者の人権保障を目指す国際的動向と国内的展開を学ぶ。

1

　第1節では、国際的な障害者施策の発展過程を学ぶ。国際連合が「知的障害者の権利宣言」、「障害者の権利宣言」、「国際障害者年」などの施策を実施し、各国に働きかけてきたことから、国際連合の障害者施策の経過を中心に扱う。また、「障害者権利条約」の意義と、社会福祉の職業的専門家としての「障害者権利条約」の見方も学習する。

2

　第2節では、日本国内での障害者施策の発展過程を学ぶ。法制度施策の進展の内容が、各時代の社会・経済状況、人権侵害問題や事件、切実な要求や運動、国際連合施策などの国際的動向の影響、障害者施策の縮小を目指す政策的誘導とその対抗など、何を背景にすすめられたかを習得することが重要である。

※本書の巻末には、障害者施策の国際的動向と国内的展開を示す「年表」を掲載した。史的展開の理解のために、活用してほしい。

1. 国連・障害者権利条約

A. 国際的な権利保障の発展過程

[1] 国連による障害者政策の端緒

　世界では、人口の約15％にあたる10億人以上がなんらかの障害を持ち、うち1億1,000万人〜1億9,000万人の障害を持つ成人は日常生活で極めて重大な困難に直面している[1]。障害を持つ人びとは、障害を持たない人びとに比べて、いまだに「健康状態が悪く、学校に通学し修了する割合が低く、失業率が高く、貧困率が高い」状況に置かれている[1]。この背景には「障害者の権利は、歴史的に人権保障制度においてなおざりにされ、人権への取り組みにおいて障害者は見落とされてきた」ことが影響している[2]。

　1945年に発足した国際連合（以下、国連）は、1948年の「世界人権宣言」において、すべての人の尊厳と権利の平等を認め、「失業、疾病、心身障害、（中略）その他不可抗力による生活不能の場合は、保障を受ける権利を有する」（25条）と保護の対象となる状態の中に障害を含めたが、差別禁止事由（2条）の中に含めなかった[3]。さらに、1966年に国連総会で採択された2つの「**国際人権規約**」においても、障害について言及されることはなかった。

　国連の障害者政策は、1950年に行われた経済社会理事会による決議「身体障害者の社会リハビリテーション」が始まりとされる。当時、第2次世界大戦での戦傷者を中心に障害者は保護や治療の対象であり、国連は、各国政府にリハビリテーションや障害予防に関する技術的な援助を行っていた。1950年代後半に入ると、それまで救貧的保護の対象であった障害者の問題が、社会福祉の観点から認識されるようになる。1950年代のデンマークにおける「**ノーマライゼーション**」を目指した運動を受けて、1960年代には脱施設化、障害者の社会参加を求める動きが加速した。ただし、この時代の国連の取組みは、障害をもつ人の福祉や公的サービスを受ける権利を保障しようとすることに留まっていた。

　個人の機能障害を問題とする医学モデルから、障害者を取り巻く社会的障壁を問題にする社会モデルへの転換が始まるのは、1960年代末である。1971年には初の障害者に関わる国際人権基準である「**知的障害者の権利宣言**」が採択された。ここでは、「（最大限実行可能な限り）」と限定付き

2つの国際人権規約
「経済的、社会的、文化的権利に関する国際規約」と「市民的、政治的権利に関する国際規約」。前者を社会権規約、後者を自由権規約と呼ぶ場合もある。

ノーマライゼーション
➡ p.15
第1章2節B. [1] 参照。

知的障害者の権利宣言
前文と7条からなり、権利の平等性、医療・教育・訓練・リハビリテーション・指導を受ける権利、経済的保障と就労、地域生活に参加する権利、保護者を持つ権利、虐待などの取扱いから保護される権利を定めている。

にせよ、「他の人々と同じ権利を持つ」というノーマライゼーションの理念が初めて確認された。また1975年にはすべての障害者を対象とした**「障害者の権利宣言」**が採択された。「障害者の権利宣言」は、障害者は「その障害の原因、特質及び程度にかかわらず、同年齢の市民と同等の基本的権利を有する」（3条）と限定なしに他の人びとと同じ権利を持つことを明記し、国際基準として初めて「障害者」の定義を示した（1条）。

[2] 1980 〜 1990 年代——「国連障害者の十年」と「障害者の 機会均等化に関する基準規則」

1970年代の上記の2つの宣言は、権利の実現のために加盟国に国内的・国際的行動を求めた。それを受けて国連では、障害者の「完全参加と平等」をテーマとして1981年を「国際障害者年」と定め、翌1982年には「障害の予防・リハビリテーション・機会均等化」という目標を達成するための具体的内容や方法を示した「障害者に関する世界行動計画」が採択された。そして、1983〜1992年を「国連障害者の十年」として、加盟各国に「世界行動計画」の実施を求めた。

従来の人権基準では十分に人権が保障されない対象に関して「女性差別撤廃条約」（1979年）、**「子どもの権利条約」**（1989年）が採択され、基本的ニーズを満たすだけでなく権利の実現を目指す人権アプローチが国連において重視されるようになった。「子どもの権利条約」には、初めて「障害」が差別禁止事由に含まれ（2条）、知的・身体的障害をもつ児童の尊厳の確保、自立促進、社会参加について明記された（23条）。

「国連障害者の十年」の中間年（1987年）には「専門家会議」が開かれ、法的拘束力のある障害者差別撤廃条約の必要性が指摘された。それを受けて「国連障害者の十年」終了後も「世界行動計画」を継続するために、法的拘束力のある人権条約を作ろうとする提案がイタリア（1987年）やスウェーデン（1989年）から出されたが、合意が得られなかった。しかし、条約の代わりに障害者の人権保障のガイドラインである**「障害者の機会均等化に関する基準規則」**（以下、基準規則）が1993年に採択された。基準規則は、法的拘束力を持たないものの、加盟国に「完全参加と平等」の目標を達成するための法律の制定を求めた。さらにそれが遵守されているかどうかを確認するモニタリングが各国政府に対して行われ、モニタリングの委員会では障害当事者の団体がメンバーとなった。また基準規則と同時に「社会における障害者の完全統合に向けて——世界行動計画の継続」（1993年）も採択され、2010年までに「万人のための社会」（one society for all）の達成を目指し、「世界行動計画」を継続するための具体的長期戦略

障害者の権利宣言
前文と13条からなり、「障害者」の定義、例外のない権利の享受、尊厳と権利の平等性、市民的政治的権利、自立への諸手段を受ける資格、医学的心理的リハビリテーション・教育・職業教育・訓練とリハビリテーション等、経済的社会的保障と就労、特別なニーズを考慮される権利、社会的創造的活動・レクリエーション活動に参加する権利、差別や虐待などの取扱いからの保護、人格や財産の保護のための権利擁護、障害者の権利に関する問題への参加等を定めている。

子どもの権利条約
1989年11月、国連総会採択。
1994（平成6）年11月、日本政府批准。
日本政府の公定訳では「児童の権利に関する条約」とされている。

障害者の機会均等化に関する基準規則
基準規則は、①前提条件（原則1〜4）、②対象分野（原則5〜12）、③実施方策（原則13〜22）から構成されている。②の対象分野には、アクセシビリティ、教育、就労、所得保障と社会保障、家庭生活と人間としての尊厳、文化、レクリエーションとスポーツ、宗教の8分野が規定された。

の開発と実施の重要性が指摘された。

[3] 1990年代以降—地域レベルでの取組み

　1990年代以降、各国および地域レベルでの法制化や取組みも活発になった。アメリカでは、1990年に、障害に基づく差別を禁止する世界初の法であり、合理的配慮を掲げた「**障害をもつアメリカ人法**」（**ADA**）が公布された。ADA は、その後のオーストラリア（1992年）やイギリス（1995年）での障害に基づく差別を禁止する法律の制定につながり、国際的に影響を与えた。

　アジアにおいては、「国連障害者の十年」の後継として、ESCAP（国連アジア太平洋経済社会委員会）の決議により、1993年より「**アジア太平洋障害者の十年**」（1993～2002年）が開始され、障害者の生活の質を高めるための12の政策目標が掲げられた。最終年の2002年には、10年をさらに延長することが提案され、2003～2012年「第2のアジア太平洋障害者の十年」の行動計画として、「**びわこミレニアム・フレームワーク**」（**BMF**）が採択された。さらにBMFの最終年の2012年には、BMFに代わる次の10年間の行動計画として、「**仁川戦略**」が採択されている。

　一方、ヨーロッパでは、1996年に欧州理事会が「障害者のための機会均等に関する決議」を採択し、障害者の社会参加を促進していくために障害に基づくあらゆる差別を撤廃すべきという方針が打ち出された。また雇用および職業における均等待遇に関する枠組みを示したEU立法「**雇用均等待遇指令（2000/78/EC）**」が2000年に発効された。その後2003年を「欧州障害者年」と定め、2004～2010年の行動計画が策定され、実施された。

　さらに中南米を中心とした米州機構では、1999年には「あらゆる形態の差別を防止・撤廃し、社会への完全統合を促進する」ことを目的に掲げた「障害者差別撤廃米州条約」が採択された。また「アフリカ障害者の十年」（2000～2009年）、「アラブ障害者の十年」（2004～2013年）など、世界の各地域レベルで「機会均等化」実現に向けた取組みが展開された。

[4] 2000年以降—「障害者権利条約」の採択と日本の動き

　21世紀に入ると、「**障害者権利条約**」制定に向けての動きが始まった。2001年の国連総会において、メキシコ政府の提案により、条約検討のための特別委員会を設置する決議が採択された。その後2004年から特別委員会での本格的な政府間交渉が始まり、条約採択まで3年間という最短期間で2006年12月13日には「障害者権利条約」が第61回国連総会で採択

障害をもつアメリカ人法
ADA: Americans with Disabilities Act of 1990

アジア太平洋障害者の十年（第一次）
障害者の生活の質を高めるための12の政策目標とは、国内調整、立法、情報、啓発広報、施設の整備およびコミュニケーション、教育、訓練および雇用、障害の予防、リハビリテーション・サービス、介助機器、自助組織、地域協力である。

びわこミレニアム・フレームワーク
「インクルーシブで、バリアフリーな、かつ権利にもとづく社会」に向けての行動をテーマに7つの優先的行動分野（自助団体・家族・親の団体、女性障害者、早期発見と教育、職業訓練と雇用、施設へのアクセス、情報・通信へのアクセス、能力構築と社会保障等による貧困の緩和）および各項目ごとに重要課題、目標、求められる行動が示されている。

仁川戦略
「貧困の削減と労働及び雇用見通しの改善」等の10の目標と進捗度を測る指標を定めている（2013～2022年）。

雇用均等待遇指令（2000/78/EC）
雇用における障害等の理由に基づく直接差別と間接差別を規定および禁止し、「合理的調整」の提供およびポジティブ・アクションの促進を位置づけ、その後のヨーロッパ各国での障害者差別禁止の法制化に貢献した。

障害者権利条約
日本政府の公定訳では「障害者の権利に関する条約」とされている。

された。条約は、2007年3月30日に署名のために開放され、2008年5月3日に発効した（20ヵ国の批准により発効）。日本政府は2007（平成19）年9月27日に署名した。この条約の作成過程における重要な特徴は、"nothing about us without us"（私たち抜きに私たちのことを決めるな）の標語に示されるように、障害当事者を含む障害者団体が参画し、積極的に貢献したことにある。

　日本国内では締結の前に国内法の整備を進めるべきという障害当事者等の意見も踏まえ、民主党政権下で、2009（平成21）年12月に内閣総理大臣を本部長とする「障がい者制度改革推進本部」が内閣府に設置され、障害当事者や家族、学識経験者からなる「障がい者制度改革推進会議」が設置された。そこでの議論をもとに障害者基本法の改正（2011〔平成23〕年8月）、障害者総合支援法の成立（2012〔平成24〕年6月）、さらに2012年12月に発足した自公連立政権の下で障害者差別解消推進法（障害者差別解消法）の成立および障害者雇用促進法の改正（2013〔平成25〕年6月）等の制度改革が行われた。その後、日本は2014（平成26）年1月20日に条約の批准書を国連に寄託し、140番目の締約国となった（同年2月19日に日本において発効）。

　なお、国連の**持続可能な開発目標（SDGs）**の中でも、障害および障害を持つ人について言及されている。障害はSDGsの目標の多くに関連するが、特に関連するものとして、教育（目標4）、成長と雇用（目標8）、不平等（目標10）、都市でのアクセシビリティ（目標11）、データ収集とモニタリング（目標17）がある[4]。SDGsの取組みが開始された2016年より、#Envision2030という国連のキャンペーンにおいて2030年までのSDGsの達成を通して、あらゆる分野に障害の視点を組み込む障害の主流化と、障害者の多様な側面での生活の改善を求めている。

B. 障害者権利条約の意義と内容

［1］障害者権利条約の概要—普遍的な人権を障害者の視点で

　障害者権利条約（以下、権利条約）は前文、本文50条、末文からなる。また、個人通報制度を定めた障害者権利条約選択議定書（日本は他の条約と同様に選択議定書は批准していない）が同時に採択されている。

　権利条約は、「全ての障害者」が「あらゆる人権と基本的自由」を完全にかつ平等に享有することの促進・保護・確保と、「障害者の固有の尊厳の尊重」を目的としている（1条）。つまり、権利条約は包括的に障害者の人権を規定するものであり、「障害者のために新しい権利を創出するも

障がい者制度改革推進会議
26人の構成員のうち14人が障害当事者や家族であった。2012（平成24）年7月より「障害者政策委員会」に引き継がれた。

持続可能な開発目標（SDGs）
2015年9月の国連サミットで採択された「持続可能な開発のための2030アジェンダ」の国際目標。17目標から構成され、「誰一人取り残さない（leave no one behind）」世界の実現を目指す。

全ての障害者
原文では「障害をもつ人」（persons with disability）であるが、日本政府の公定訳に準じて、以下、障害者とする。

表 3-1-1　障害者権利条約の一般原則（第3条）

| （a）固有の尊厳、個人の自律（自ら選択する自由を含む。）及び個人の自立の尊重 |
| （b）無差別 |
| （c）社会への完全かつ効果的な参加及び包容 |
| （d）差異の尊重（多様性） |
| （e）機会の均等 |
| （f）施設及びサービス等の利用の容易さ |
| （g）男女の平等 |
| （h）障害のある児童の発達しつつある能力の尊重 |

表 3-1-2　障害者権利条約に定められている権利

- 差別なしに法律による平等の保護及び利益を受ける権利（第5条）
- 生命に対する権利、身体の自由及び安全についての権利（第10条・第14条）
- 法律の前に人として認められる権利（財産を所有、相続し、金銭を管理し、信用や金融を利用する権利を含む）（第12条）
- 司法への完全なアクセス（裁判や司法手続の利用を含む）（第13条）
- 拷問又は残虐な、非人道的な取扱いからの自由（第15条）
- 搾取、暴力及び虐待からの自由（第16条）
- 個人の心身のインテグリティ（不可侵性）への権利（第17条）
- 移動の自由への権利（国籍を有する権利を含む）（第18条）
- 地域で生活する権利（第19条）
- 個人の移動の容易さの確保（適切な移動補助具や技術へのアクセスを含む）（第20条）
- 表現及び意見の自由（第21条）
- プライバシーの尊重（第22条）
- 家庭及び家族の尊重（第23条）
- 教育を受ける権利（第24条）
- 健康を享受し、リハビリテーションを含む保健医療サービスを受ける権利（第25・26条）
- 労働についての権利（第27条）
- 相当（十分）な生活水準や社会保障についての権利（第28条）
- 政治的及び公的活動への参加の権利（投票する権利を含む）（第29条）
- 文化的な生活への参加の権利（第30条）

のでなく、すでに人権として確立されている諸権利を障害者に実質的に保障する」ことを目指している[5]。条約の基本的な指針である一般原則（**表3-1-1**）と定められている権利（**表3-1-2**）を示す。

［2］障害者権利条約の意義

権利条約の意義は、次の3点に整理できる。

1点目は、障害および障害者に関する新たな概念を示したことである。まず、前文で、障害が①「発展する概念」であり、②「機能障害を有する者とこれらの者に対する態度及び環境による障壁との間の相互作用である」こと、また③「機能障害がある人が（中略）社会に完全かつ効果的に参加することを妨げるものによって生ずる」ものであるという認識を示し、1条で障害者の定義を「長期的な身体的、精神的、知的又は感覚的な機能障害であって、様々な障壁との相互作用により（中略）社会に完全かつ効果的に参加することを妨げ得るものを有する者を<u>含む</u>」とした。

ここで重要なことは、①「障害」の概念が固定的なものでなく、時代や社会環境の変化に伴って変化する概念であること、②「**障害学**」の影響を受け、個々の持つ機能障害が不利益を生み出すのではなく、機能障害と環境（社会参加を妨げる障壁）との相互作用で生じる不利益を障害として捉

える社会モデルの考え方が取り入れられていることである[6]。さらに注目すべき点は、③障害者＝「長期的に機能障害のある人」でなく、それらの人びとを「含む」という表現により、障害者の範囲を狭く限定せず、短期的に機能障害を持つ人や、容貌障害など機能障害を持たないが差別を受ける人も含まれることである[7]。権利条約において、障害者を従来の保護や治療の対象ではなく、権利を行使する主体として位置づけたことは、障害者観のパラダイム・シフトであると言える。

　2点目は、障害に基づく差別の概念を新たに示したことである。「障害に基づく差別」は、2条に、「障害に基づくあらゆる区別、排除又は制限であって（中略）全ての人権及び基本的自由を認識し、享有し、又は行使することを害し、又は妨げる目的又は効果を有するもの」を指し、「あらゆる形態の差別（合理的配慮の否定を含む。）を含む」と定義されている。ここで重要なことは、直接差別だけでなく、直接的に差別を目的としていなくても差別の実質的な効果を生じさせる**間接差別**および**合理的配慮**を提供しないことも差別に含まれると規定されたことである。

　「合理的配慮」は、従来の他の人権条約にはない、新しい概念である。定義（2条）によれば、「他の者との平等を基礎として」すべての人権・基本的自由の享有・行使の確保に必要な、かつ適当な「変更及び調整」で、「特定の場合において必要とされ」、かつ「均衡を失した又は過度の負担を課さない」ものであり、「身体の自由及び安全」（14条）、「教育」（24条）、「労働及び雇用」（27条）で定められている。つまり、合理的配慮とは、教育や雇用等の分野で、①個別の障害者のニーズに基づき、②個々の状況に適切な変更を行う（施設や設備など物理的環境の調整をしたり便宜を図る）ことであり、その一方で、③過度の金銭的負担や抜本的な変更のような過重な負担を伴わないものである[7]。締約国には、平等の促進と差別の撤廃のために「合理的配慮が提供されることを確保するための全ての適当な措置をとる」ことが求められている（5条3項）。合理的配慮は、障害者が障害を持たない他の人びとと平等な立場に立つために必要な措置であり、障害者を障害を持たない人の環境や規範に合わせようとする医学モデルではなく、むしろ障害者の社会参加を阻害する環境自体を変えようとする社会モデルに基づいている。

　3点目は、「社会参加」すなわち（社会の立場からは）「障害者の社会へのインクルージョン」の達成のための具体的な方策が定められていることである。「インクルーシブな社会」の実現のためには、障害者が「他の者との平等を基礎として」（1条等）処遇されることが原則であり、この文言は条文の中で何度も繰り返されている。これらを実質的に保障していく

ための方策が、①合理的配慮（5条3項）、②（事実上の平等を促進し、または達成するために必要な）特別の措置（5条4項）、③アクセシビリティ（施設およびサービス等の利用の容易さ）（9条）などである[8]。

［3］社会福祉専門職にとっての障害者権利条約

　社会福祉専門職は、権利条約に定められた原則と権利を理解し、それらが障害者施策および支援の実践に反映されているかを絶えず点検し、障害当事者や家族および関係者とともに権利条約の理念を活かすための方策を考えることが必要である。その際に検討すべき重要な権利として以下の3点がある。

支援を受けた意思決定
➡ p.21 第1章2節B.［5］欄外キーワード「意思決定支援」参照。

　1点目は、「支援を受けた意思決定」の権利（12条）である。権利条約では、その前文および3条の一般原則に「個人の自律及び自立（自ら選択する自由を含む）」が挙げられている。そこでの自律とは、選択等の意思決定を行うことである。意思決定については、障害者は「生活のあらゆる側面において」他の人と同様に「法的能力」を有することが認められ、締約国は、障害者の法的能力の行使に必要な支援を提供するための措置を取らなければならない。成年後見制度等による第三者が「法的能力の行使ができない」本人に代わって決める「代行決定」という権利擁護の仕組みだけでは不十分であり、障害者を「法的能力の行使の可能性をもつ人」[9]として認め、「代行決定」によらない意思決定支援の方法の開発が求められている。

　2点目は、地域社会で生活する権利と地域社会へのインクルージョンである（19条）。ここでは、居住場所や誰と住むかを選択する機会と「特定の生活施設で生活する義務を負わない」権利を保障している。また地域の中で孤立させないサービスの提供や、サービスや施設がニーズに対応していることも求められる。施設や病院等への入所が強制されていないかどうか、本人が希望する地域社会でのノーマルな生活様式がどの程度実現できているのかをみる視点が必要である。

　3点目は、「相当な生活水準及び社会的な保障」の実現である（28条）。前文で強調された「障害者の大多数が貧困の状況下で生活している事実」と「貧困が障害者に及ぼす悪影響に対処する必要性」を認識し、そのために必要な措置を取ることが求められている。その中には、障害者とその家族の基礎的な生活を保障する経済的給付（所得保障）、水や住宅等の基礎的インフラが（安価に）利用できアクセスできるような環境整備、教育や雇用の場においては合理的配慮を伴うインクルーシブな教育や経済活動への参加などが含まれるだろう。支援者には、障害者の生活水準の把握とともにその改善のための調整や代弁が求められている。

C. 障害者権利条約実施状況の検証

[1] 障害者権利条約の国内および国際的な監視システム

　権利条約は、2020年6月において182ヵ国が批准、8ヵ国が署名している。締結国のすべての障害者にとって、条約で規定された権利が守られているかどうかを監視するための仕組みとして国内および国際的な監視システムがある。

　締約国には、自国内における監視機関の設置が義務づけられており（33条1項）、これは他の既存の国際人権条約にはない仕組みである。さらに条約を「促進・保護・監視」するための枠組みの指定や設置を義務づける（同条2項）とともに、障害者および障害者を代表する団体の関与と参加（同条3項）を定めている。日本では、障害者基本法に基づいて設置された、内閣府所管の障害者政策委員会が国内監視機関となっている。

　国際的には、他の国際人権条約と同様に、国連に「**障害者権利委員会**」が設置されている（34条）。その主な役割は、締約国から提出される権利条約の履行状況の報告を検討し、審査を行い、「総括所見」と呼ばれる勧告を作成することにある。

　具体的には、次のプロセスを経る。①締約国は、自国で権利条約の効力が生じた2年以内に「政府報告」（権利条約に基づく義務を履行するために取った措置およびそれによってもたらされた進歩についての包括的な報告）を障害者権利委員会に提出する（35条1項）、②障害者権利委員会が審査対象国の政府に「事前質問事項」を送付し、政府から回答を得る、③互いの「建設的対話」を経て、今後改善すべき点を勧告としてまとめた「総括所見」が採択される。政府は、その後4年間に勧告を受けた点の改善に取り組み、4年ごとに権利条約の実施状況を報告する義務がある（35条2項）。

[2] 日本の初回審査の過程におけるパラレルレポートの内容と意義

　障害者権利委員会が「事前質問事項」や「総括所見」を作成するにあたっては、審査対象国の政府が提出した「政府報告」だけでなく、市民社会、とりわけ障害者団体からの**パラレルレポート**が重要になる。一般的に「政府報告」は、政府が講じた措置（法律や政策）等の達成を強調する傾向がある。対象国の障害者が置かれた実際の状況や課題を障害者権利委員が理解し、バランスのとれた報告を作成するためには、障害当事者の団体による、質の高いパラレルレポートが欠かせない[(10)]。

障害者権利委員会
権利条約を批准した国から選出され、障害者の人権に関して能力や経験をもつ18名の独立した専門家から構成されている機関。2016年6月の委員選挙において、石川准氏が日本から初めて委員に選出された。

パラレルレポート
「カウンター・レポート」「オルタナティブ・レポート」とも呼ばれる。

83

日本は、2016（平成 28）年 6 月に第 1 回目の「政府報告」を国連に提出した。その後、2019（令和元）年 10 月に「障害者権利委員会」から「事前質問事項」が日本政府に送られた。その回答を受けて 2021（令和 3）年夏〜秋の審査を経て「総括所見」が公表される予定である。

日本の「事前質問事項」の作成に向けて、9 団体がパラレルレポートを提出した。その中で、日本障害フォーラム（JDF）が作成したパラレルレポートは、13 の障害者団体が 2 年間協議を重ねて作成した包括的な報告である[11]。それによれば、「政府報告」は「障害者を取り巻く実態を正確に報告して」おらず、「法律や施策の紹介にとどまり」、「不十分な内容である」。それに対して、JDF の報告では、権利条約の条項ごとに、課題（権利条約に照らしてできていないことや問題点）、「事前質問事項」案、勧告案（課題を解決するために必要なこと）を障害者の立場から説明している。これらのパラレルレポートを受けて、どのような「総括所見」が日本政府に提出されるのか、その後政府は障害者施策をどのように改善していくのか。その動きを注視するととともに、パラレルレポートを参考に、日本社会の中で権利条約に掲げられた障害者の権利や共生社会の実現を阻む課題とは何かを考えてほしい。

事前質問事項に向けたパラレルレポート
事前質問事項に向けた 9 団体のパラレルレポートには、**日本障害フォーラム**や日本弁護士連合会による包括的な報告書から、教育など個別分野を限定したもの、個別の障害特性に応じたものもある。また日本弁護士連合会は「総括所見」に向けた第 2 次パラレルレポートも提出している。

注）

(1) WHO, World report on disability, 2011.

(2) OHCHR (Office of the United Nations High Commissioner for Human Rights), Monitoring the Convention on the Rights of Persons with Disabilities; Guidance for human rights monitors (Professional training series No. 17), 2010.

(3) UN, The United Nations and Disabled Persons-The First Fifty Years, 2003.

(4) United Nations Enable, Infographic Disability-inclusive SDGs, 2015.

(5) 長瀬修・東俊裕・川島聡編『障害者の権利条約と日本—概要と展望』生活書院, 2008.

(6) 伊東亜紀子「障害者の権利条約—その意義、条約策定過程、今後の課題」国連フォーラムウェブサイト, 2007.

(7) 岩村正彦・菊池馨実・川島聡・長谷川珠子「障害者権利条約の批准と国内法の課題：障害者権利条約の批准と国内法の新たな展開—障害者に対する差別の解消を中心に（座談会）」『論究ジュリスト』8, 有斐閣, 2014, pp.4–26.

(8) 藤井克徳『私たち抜きに私たちのことを決めないで—障害者権利条約の軌跡と本質』やどかり出版, 2014.

(9) 木口恵美子「自己決定支援と意思決定支援—国連障害者の権利条約と日本の制度における『意思決定支援』」東洋大学福祉社会開発研究センター編『東洋大学福祉社会開発研究』6, 2014, pp.25–32.

(10) 長瀬修「2020 年日本初回審査に向けて—市民社会と障害者組織の役割」福祉労働編集委員会編『季刊 福祉労働』163 号, 現代書館, 2019, pp.25–39.

(11) 日本障害フォーラム（JDF）『日本への事前質問事項向け 日本障害フォーラムのパラレルレポート』2019.

2. 日本における障害者福祉のあゆみ

A. 戦前

[1] 近世までの障害者をめぐる状況

日本では、盲人に対する施策が、早くから発展していた。たとえば、官職が与えられ身分を保護されるなどの施策が奈良時代から江戸時代にかけて行われていた。

弦楽器の1つである琵琶を弾く盲目の僧侶が多かった琵琶法師の階級としての「検校」・「座頭」といった身分は、その代表的な例である。これは、三条天皇の失明や唐から招かれ日本に帰化後に貧民救済を行った僧侶であった鑑真が盲目であったことに関係していると言われている。

一方で、盲人に対する施策などの一部を除き、いわゆる障害者施策は明治期までほとんど存在していなかった。

[2] 明治期の恤救規則と民間篤志家による実践

障害者に対する国としての施策として初めてと言えるものは、1874（明治7）年に公布された恤救規則である。

恤救規則は、窮民対策を主な目的としており、障害者を対象としている施策ではなかったが、働くことができない障害者は「廃疾」とされ、その一部に位置づけられていた。しかし、その範囲は限定的なもので「無告の窮民」を対象としており、「人民相互の情誼（地縁・血縁などによる相互扶助を指す）」によって救済がなされることを前提としており、内容的には極めて不十分なものであった。

一方で、戦前の障害者福祉は長い間、民間の篤志家の慈善的な活動や事業によって支えられていたといっても言い過ぎではない。その代表的なものとしては、たとえば、**石井亮一**の**滝乃川学園**での知的障害児に対する実践などがある。

[3] 富国強兵政策と傷痍軍人救済

こうした第2次世界大戦前の障害者福祉の状況の中において、早くから発展したのは戦争で負傷し障害を負った帰還兵＝傷痍軍人対策である。

明治維新後、「富国強兵」「殖産興業」といったキャッチフレーズの下、

石井亮一
1867 ～ 1937
孤児（孤女）や知的障害児の保護・教育に力を注いだ実践者で、1934（昭和9）年に設立された精神薄弱児愛護協会（現・日本知的障害者福祉協会）の初代会長を務めた。

滝乃川学園
石井亮一が孤女救済のために1891（明治24）年に設立した孤女学院を前身とする日本国内初の知的障害児施設。設立年は1897（明治30）年とされる。

帝国主義化した日本は、日清戦争（1894〔明治 27〕～ 1895〔明治 28〕年）や日露戦争（1904〔明治 37〕～ 1905〔明治 38〕年）などを経て、多くの傷痍軍人を生み出すこととなった。

こうした傷痍軍人への対策として、1906（明治 39）年には廃兵院法が公布され、戦闘で負傷し障害を負った兵士を収容し、一定程度の生活を保障していく施設として廃兵院を設立、1917（大正 6）年には軍人の家族にまで対象を広げた軍事救護法が制定され、軍事関係者の生活が保障されるようになった。

これらの施策は、「富国強兵」政策の一環として行われ、その水準も当時としては諸外国と比較しても劣らない高水準であった。

[4] 救護法の制定

恤救規則は長い間、日本における救貧施策の根拠となってきたが、対象が極めて狭い範囲に限定されていたために、昭和初期に入るとすでに対応ができなくなってきており、機能していない状態になっていた。そこでこれに代わる法律として、1929（昭和 4）年に**救護法**が制定された。財政難のために施行は 1932（昭和 7）年からとなったが、障害を持つ者は「不具廃疾」と呼ばれ、心身に障害があり就業が困難な者を対象としたため、恤救規則の時代から大きく対象が拡大した。

一方で、この時期までの障害者施策は、独立した施策ではなく救貧施策の一部として位置づけられてきたことが特徴である。

B. 戦後の草創期

[1] 社会福祉体系の整備と身体障害者福祉法の制定

第 2 次世界大戦の敗戦をうけ、アメリカを中心とする GHQ（連合国軍総司令部）の占領下において、天皇中心の帝国主義国家から民主的な国づくりを迫られた日本は、1946（昭和 21）年に日本国憲法を制定した（1947〔昭和 22〕年施行）。「国民主権」「基本的人権の尊重」「平和主義」を柱とする憲法の下で、新たな法体系の整備によって戦前と戦後では障害者福祉のあり方も大きく変化することとなった。

1949（昭和 24）年には、**身体障害者福祉法**が制定され、日本において救貧施策ではない初めての障害者、特に身体障害者を対象とし、手帳の交付や**身体障害者福祉司**といった専門職の配置、更生相談所の設置などを行う法律が誕生することとなった。この法律は、保護法ではなく職業的更生を基本的な性格としており、最終的な目的は就労（職場復帰）であり、そ

のための指導訓練などの環境整備にあった。

[2] 精神薄弱者福祉法の制定と「親の会」の運動

第2次世界大戦後、いち早く法整備がなされた身体障害者福祉分野に比較し、知的障害者福祉分野はやや遅れた動きとなっていた。

1950年代初頭には、知的障害者を対象とする施策はほとんどなく、知的障害児の多くが就学猶予・免除の扱いを受け、学校教育を受ける権利さえ剥奪されていた。こうした状況の中で、知的障害児の親たちが「精神薄弱児育成会（現在の全国手をつなぐ育成会連合会の前身）」を結成した。いわゆる「親の会」の誕生である。

「親の会」の運動は、養護学校（現・特別支援学校）・特殊学級（現・特別支援学級）の設置や知的障害児施設の増設、知的障害者のための法整備などを目標に全国に広がりを見せることになった。

こうした運動は当事者運動というよりは、家族などの関係者、あるいは支援者によって行われてきた運動であった。それは、知的障害者や重度の知的障害と肢体不自由が重複するなど障害が重く自らの主張を表明していくことが困難である重症心身障害児者の代弁者として行われてきたという側面もあった。目標を掲げ具体的な施策を求めていくという意味では大きな意義があり、その成果が1960（昭和35）年に**精神薄弱者福祉法（現・知的障害者福祉法）**の制定に結びつくこととなった。制定当時は、知的障害者の施設収容を主な目的とした法律であり、国立秩父学園が設置され、重度児収容棟の設置などが行われた。この法によって、知的障害者施設の法定化がなされ、こうした運動が、その後の各地における施設の設立などにつながっていった。

C. 高度経済成長期とその後

[1] 障害者施策の拡充と権利保障運動の誕生

1960年代に入ると日本は戦争からの復興需要で高度経済成長期を迎える。国民所得も上がってくる中で社会福祉の拡充が図られていくようになっていった。

1960（昭和35）年には精神薄弱者福祉法に加え**身体障害者雇用促進法**が制定されるなど障害者施策も徐々に拡充されていった。施設の増設も進み重度知的障害者を収容する大規模施設であるコロニーが全国各地に作られるようになった。特殊教育（現・特別支援教育）の体制も整備され、障害の程度や種類別に養護学校（現・特別支援学校）や特殊学級（現・特別

身体障害者雇用促進法
現在の障害者雇用促進法の前身であり、当時は身体障害者しか施策の対象としていなかった。

支援学級）の整備も進んだ。

　こうした中で、日本教職員組合に参加していた教員や研究者などを中心に1967（昭和42）年に全国障害者問題研究会（全障研）が結成され、長い間、就学猶予や就学免除といった扱いを受けていた重い障害を持つ子どもたちの教育権や憲法の理念に基づく社会保障権を主張する権利保障運動として、養護学校義務制の実施などを求める運動に発展していった。

[2] ライシャワー事件と精神障害者施策

　ここまで、身体障害者福祉、知的障害者福祉の状況について記述してきたが、1960年代は、精神障害者に対して厳しい差別や偏見が向けられた時代でもあった。

ライシャワー
Reischauer, Edwin
Oldfather
1910 ～ 1990

　1964（昭和39）年にアメリカのライシャワー駐日大使が精神障害者の一少年に刺されるといういわゆる「**ライシャワー事件**」が起き、精神病院の整備が喫緊の課題となり、警察が治安対策として精神病床の拡充を政府に迫るという状況が生み出され、特に在宅の精神障害者をできるだけ精神病院に収容していこうという方向性が出された。

　こうした状況の中で、精神障害者に対する差別や偏見はますます強くなり、当事者は声をあげることもできない状況が続いていた。

[3] 心身障害者対策基本法の制定と当事者運動の登場

　1960年代に入りさまざまな障害者施策が講じられていったものの高度経済成長を支える労働力の確保対策は、一方で労働力としての稼動が困難な在宅の障害者を増加させ、その介護負担などから「親子心中」や「障害児殺し」が社会問題化するようになっていった。その対策として、政府は重度の障害者を施設に収容する方向性を打ち出すなど、経済的な対策法として、1970（昭和45）年に**心身障害者対策基本法**を制定した。こうした施策拡充の動きに対して、歓迎する向きもあったが、一方で、当事者で組織する「**日本脳性マヒ者協会・青い芝の会**」などから施設収容に対する厳しい批判運動が展開された。

心身障害者対策基本法
この法律の「心身障害者」とは、知的障害者・身体障害者を指し、精神障害者についてはその対象に含まれていなかった。

青い芝の会
脳性まひ（CP）者の視点から、生活の実際を記録した自主映画の上映運動などを通して「健全者（健常者）」の中に潜む差別意識を痛烈にあぶりだし、社会に問題提起をしようとした。こうした運動は、告発型運動とも呼ばれており、後の自立生活運動に大きな影響を与えた。

　また、経済成長を第一とする弊害も顕著となって公害が蔓延し、国民の生活・福祉との矛盾が深まる中で、社会のあり方や厳しい差別に立ち向かい、時には過激な主張や手段も含みながら問題提起もされた。これらの当事者運動には賛否両論があったものの、障害者福祉の発展プロセスにおいて忘れてはならないことである。1970年代は後半にかけて、こうした当事者運動が活発になった時期でもある。

[4] 国際障害者年とその後の動向

国連は、1975年に「障害者の権利宣言」を採択し、1981年を「完全参加と平等」をテーマに「国際障害者年」とした。そして、それに引き続き1992年までを「国連障害者の十年」とした。しかし、日本国内では、これに対応しようとする動きは遅く、日本政府は1980（昭和55）年に国際障害者年推進本部を設置するのみにとどまった。一方で、民間レベルでは障害者団体が労働組合、市民団体などと共同し行動計画の策定などが行われていた。こうした動きを後追いするかのように1982（昭和57）年に政府は「障害者対策に関する長期計画」を策定した。1990（平成2）年には、**福祉八法改正**によって、障害者分野も含め在宅福祉サービスが法的に位置づけられ、身体障害者関係事務の市町村一元化がなされた。また、障害者対策に関する長期計画の策定から約10年後にあたる1993（平成5）年には、心身障害者対策基本法を大幅に改正した**障害者基本法**が制定された。

障害者基本法は、施策の計画的推進と障害者の自立と社会、経済、文化、その他あらゆる分野の活動への参加を推進することを基本理念としており、心身障害者対策基本法と比較すると理念の部分において大幅に発展し、この法律を根拠に国には**障害者基本計画**の策定義務、都道府県、市町村には**障害者計画**の策定努力義務が課せられるようになった。

また、1980〜1990年代には、アメリカのバークレーなどで1970年代初頭に行われていた**自立生活運動（IL運動）**などが日本国内でも活発に行われるようになった。

D.1990年代後半から現在

[1] 社会福祉基礎構造改革と障害者福祉制度

1990年代後半になるとバブル経済が破綻し、国の財政赤字が膨らんできたことを大きな理由の1つとして社会福祉基礎構造改革が叫ばれるようになり、2003（平成15）年には、従来の行政処分としての「措置」であったものが「利用契約」方式となる支援費制度が導入された。

2005（平成17）年には、支援費制度の仕組みを引き継ぐ形で障害者自立支援法が制定された。同法は、身体・知的・精神といった障害種別ごとに提供されていたサービスを一元化したが、支援費制度のときにはなかった、サービスを受けた際の自己負担の発生など「応益負担」の原則を適用した。所得にかかわらず一定の利用者負担が発生するために、障害者の生存権を脅かすものであるとされ、各地で激しい反対運動が展開された。こうした批判を受け、2012（平成24）年には、応益負担から所得に応じた

福祉八法改正
急速な高齢化を背景として膨れあがっていた福祉財政を見直すという名目で、従来の福祉六法から生活保護法を除く老人福祉法、児童福祉法、身体障害者福祉法、精神薄弱者福祉法（現・知的障害者福祉法）、母子及び寡婦福祉法（現・母子及び父子並びに寡婦福祉法）の五法に、社会福祉事業法（現・社会福祉法）、老人保健法、社会福祉・医療事業団法を加えた関係法の整備による在宅福祉政策の推進と地方への権限移譲を目指した改革。

障害者基本法
「障害者」の定義に、初めて精神障害者が含まれ、法の対象であることが明確化され、1995（平成7）年の精神保健福祉法の制定へと結びついた。

障害者計画の策定努力義務
ただし、2004（平成16）年6月の法改正で、都道府県は改正法の公布日から、市町村は2007（平成19）年4月から、努力義務ではなく、義務化されることになった。

自立生活運動
independent living movement

サービス利用料金を徴収する**応能負担**の原則を盛り込んだ**障害者総合支援法**が成立し、2013（平成25）年4月より施行され現在に至っている（詳細な経緯については**第5章**を参照）。

[2] 障害者権利条約の批准と障害者差別の解消へ

　1990年代後半から現在にかけては、障害の定義や概念などをめぐる国際的な情勢の変化も見逃せない。

　こうした動きを受け、2004（平成16）年には、障害者基本法の理念・目的に差別の禁止、自立や社会参加の支援などを位置づけ、2011（平成23）年には障害者の定義に発達障害やその他の心身機能の障害がある者が加えられるなどの改正が行われた。2013（平成25）年には国際連合で採択された国際人権条約であり、障害者に対する差別の積極的な是正や合理的配慮の提供を含む人権の保障を求める**障害者権利条約**の締結に向けて、国内の法制度整備の一環として**障害者差別解消法**が制定され障害者差別の解消に向けての取組みが法的に位置づけられた。同年12月に障害者権利条約の批准が国会で承認された。障害者差別解消法は、制定当初は、行政機関や自治体等に障害を理由とした差別的取扱いをしない「合理的配慮」を求めたものであったが、2021（令和3）年5月の改正で民間事業者にもその範囲が拡大された。

　このように、日本における障害者福祉のあゆみは、当事者や関係者の運動の展開に大きな影響を受けている。今後も、こうした運動が政策や施策を大きく前進させる力となるであろうが、時代の制約を受けながらも当事者や関係者の願いや思いがどのように表現され、そして力となってきたかを社会福祉・障害者福祉を学ぶ者として考えていく必要がある。

引用参考文献
- 兵頭裕己『琵琶法師―＜異界＞を語る人びと』岩波書店，2009.
- 林博幸・安井喜行編『社会福祉の基礎理論（改訂版）』ミネルヴァ書房，2006.
- 津田道夫・木田一弘・山田英造・斉藤光正『障害者の解放運動』三一書房，1977.
- 杉本章『障害者はどう生きてきたか―戦前・戦後障害者運動史（増補改訂版）』現代書館，2008.
- 峰島厚『転換期の障害者福祉―制度改革の課題と展望』全国障害者問題研究会出版部，2001.
- 山田明『通史　日本の障害者―明治・大正・昭和』明石書店，2013.
- 丸山一郎『障害者施策の発展―身体障害者福祉法の半世紀』中央法規，1998.
- 藤松素子編『現代地域福祉論』高菅出版，2006.
- 小川英彦『障害児教育福祉の歴史―先駆的実践者の検証』三学出版，2014.
- 障害者生活支援システム研究会編『障害者自立支援法と応益負担―これを福祉と呼べるのか』かもがわ出版，2005.
- 総合社会福祉研究所『福祉のひろば2014年7月号（特集　障害者の権利条約がいきる社会と日本）』，2014.
- 障害者差別解消法解説編集委員会編『概説　障害者差別解消法』法律文化社，2014.

コラム　戦争と障害者

　「戦争」の歴史と「障害者」の歴史は、実は切っても切り離せない
ものである。

　2016（平成28）年に発生した19人が刺殺された相模原障害者施設
殺傷事件は、この「戦争」と「障害者」の問題を考えるうえでも非常
に大きなものである。事件の概要も含めてジャーナリストの保坂展人
氏の著書『相模原事件とヘイトクライム』（岩波書店、2016年）では、
その背景や、容疑者が語ったといわれる「重度障害者は生きていても
意味がないので、安楽死にすればいい」という思想と障害者を「生き
るに値しない命」として、ユダヤ人や障害者の大虐殺をはかり、第2
次世界大戦に突き進んだナチス・ドイツの思想との共通点としての、
いわゆる「優生思想」についての解説がなされている。

　ナチス・ドイツは、20万人以上と呼ばれる障害者をガス室に送り、
殺害したといわれている。いわゆる「T4作戦」と呼ばれるもので、
灰色のバスで精神病院の患者を移送し、次々にガス室へ送り込んだ。
なぜ「T4作戦」と呼ばれているのかということであるが、この作戦
本部がベルリンのティーアガルテイン通り4番地にあったことからと
されている。また、T4作戦の前には、「劣等な遺伝子」を消そうとし
て約40万人の断種が行われたという。実は、日本では、第2次世界
大戦後になっても、1948（昭和23）年に制定された「優生保護法」
の下、騙されたり、本人の意思ではない強制不妊手術を受けた障害者
も少なからず存在した。

　一方で、こうした歴史について、日本の社会福祉専門職教育では必
ずしも十分に語られていないが、ソーシャルワーカーが人権擁護を掲
げている専門職である以上、過去の戦争や歴史によって不当に人権を
侵害されてきた人びとのことをどのように考えるのかということは重
要な課題である。

　2015（平成27）年9月19日参議院において、集団的自衛権の行使
を容認する「国際平和支援法案」および安全保障関連10法を一括し
て改正する「平和安全法制整備法案」が、国会内に怒号が飛び交う中、
混乱の元に「強行採決」が行われ「成立」した。いわゆる「戦争関連
法」と呼ばれるものである。

　日本は、広島、長崎という世界で唯一の被爆国であり、沖縄では激
しい地上戦も展開されてきた。1945（昭和20）年8月15日に敗戦を迎え、

日本国憲法による新しい国づくりをスタートさせ現在に至っている。

　戦争関連法の成立で最も影響が大きい自衛隊は東西冷戦下において1954（昭和29）年に創設されたが、それは個別的自衛権の範囲内において専守防衛を旨とする実力組織、あるいは災害救援などを目的とする組織として存在してきた。自衛隊の存在やあり方については、現在でも議論が続けられているが、集団的自衛権の行使容認については一貫して交戦権を否定した憲法9条の下に否定されてきた。しかし、当時の政権の下で、多くの憲法学者が違憲の疑いがあるという懸念を示していたにもかかわらず、この政府解釈が変更された。具体的には同盟国であるアメリカが「危機」と判断された場合には参戦することを可能にする法案であったために国会内外において激しい反対運動が巻き起こった。

　こうした動きの中で、日本社会福祉士会、日本精神保健福祉士協会、日本社会福祉学会などの社会福祉専門職団体や関連学会から法案成立のための議論が必ずしも尽くされていない状況での国会採決に対する抗議声明が出されている。この声明では、社会福祉に携わる者の立場から「私たちは、平和を擁護し、人権と社会正義を守るソーシャルワーカー、ソーシャルケアワーカー及び社会福祉関連団体」であることを宣言し、民主主義の原理に則った国会運営を求めたが、結果的にはその声は届かなかった。

　戦争が起きると、戦争に「役に立つ」か「立たないか」という基準のみで価値判断が行われ、「役に立たない」とされた者たちは差別され、人権を抑圧され人間としての尊厳を傷つけられる。戦争中、障害者は「穀つぶし」といわれ、差別を受け続けてきた。また、「障害者」だけが戦争の犠牲となるわけでもない。それは、生活困窮者、高齢者、子ども、女性といった、おおよそ社会福祉・社会保障の対象となる者すべてにしわ寄せがいくといってもいいだろう。それが「戦争」であることを私たちは、過去の歴史に学び胸に刻んでおく必要があるだろう。

　日本社会福祉士会が2020（令和2）年6月30日に採択した倫理綱領には、「社会福祉士は、差別、貧困、抑圧、排除、無関心、暴力、環境破壊などの無い、自由平等、共生に基づく社会正義の実現をめざす。」と明記されている。社会福祉に携わる者として「戦争は最大の人権侵害である」ことを意識し、平和を脅かし、少数者や社会的に弱い立場にあるものを排除しようとする動きにつながることには勇気を持って、そして冷静に向き合っていかなければならない。

（岐阜協立大学経済学部教授　髙木博史）

第4章 障害者福祉の法

日本は法治国家である。そして、機能障害のある人たちも、たまたま機能障害をいまはもたない人たちと同様、日本国で生活している市民である。市民であるということは、日本国憲法により保障された人権と、日本国憲法のもとで国会により議決された法律とそうした法律に基づく諸規則のもとで、生活することになる。さまざまな要因で機能障害をもつと、日常生活や社会生活において、さまざまな困難を生じることが多い。こうした困難を少なくしていくためには、さまざまな社会的なサービスが必要になる。こうした社会的サービスの提供も、各種の法律により定められている。

本章では、機能障害のある人たちに関する基本的な法律について、制定過程、目的、対象、内容、課題などについて、学習する。

1

機能障害のある人たちの生活を保障するために制定された障害者基本法の制定過程、目的、対象、内容、課題などについて、学ぶ。

機能障害のある人に関する日本で制定されている多種多様な法律群について、関係法、関連法、個別法に分けて、その位置づけと働きについて、課題とともに学ぶ。

2

身体障害者福祉法、知的障害者福祉法、精神障害者福祉法など、身体障害、知的障害、精神障害、発達障害、難病など、機能障害の種類という対象別の法律について、制定過程、目的、対象、内容、課題などについて、学ぶ。

3

さまざまな機能障害を対象とする法律ではなく、差別や虐待など機能障害のある人たちに共通する人権侵害の事案に対応するために制定された個別の法律である障害者虐待防止法や障害者差別解消法について、制定過程、目的、対象、内容、課題などについて、学ぶ。

1. 障害者基本法と障害者福祉の法体系

法治国家
法により国家権力が行使される国家。国民の意志によって制定された法に基づいて国政の一切が行われ、国民の基本的人権の保障を原則とする。

障害者権利条約
日本政府の公定訳では「障害者の権利に関する条約」とされている。

障害者制度改革の推進のための基本的な方向（第一次意見）
制度改革の基本的な方向として、①「権利の主体」である社会の一員、②「差別」のない社会づくり、③「社会モデル」的観点からの新たな位置づけ、④「地域生活」を可能とするための支援、⑤「共生社会」の実現が、確認された。

障害者制度改革の推進のための基本的な方向（第二次意見）
①障害に基づく差異を否定的な評価の対象としてではなく、人間の多様性の1つとして尊重し、相互に分け隔てられることなく個性と人格を認め合うインクルーシブな社会に組み込むこと、②基本法が依って立つ障害概念を転換したうえで、差別禁止も含め、障害者に認められるべき基本的な人権を確認し、各種施策が人権確保のために国や地方公共団体の責務を定めるものであるとの位置づけを与えること、③障害者に関連する政策決定過程に障害者が参画する重要性にかんがみて、障害者に関する施策の実施状況を監視する権能を担う機関を創設することが確認された。

A. 障害者基本法

[1] 障害者基本法の基本的性格

　日本は**法治国家**であり、機能障害のある人たちに関する施策も、法律に基づいて実施される。

　障害者基本法は、**日本国憲法**と**障害者権利条約**（以下、権利条約）と、障害者に関する各法律（個別法、関係法、関連法）との間に位置する法律である。1970（昭和 45）年に**心身障害者対策基本法**として制定され、1993（平成 5）年、2004（平成 16）年、そして、2011（平成 23）に改正された。2011 年の改正は、権利条約の批准を目的としており、重要な改正であった。

　2009（平成 21）年 12 月、権利条約の締結と関連する国内法の整備を目的に**障がい者制度改革推進本部**が閣議決定により設置され、内閣総理大臣が本部長になった。この推進本部のもとに障害者施策の推進に関する事項について意見を求めるため、障害者、学識経験者等からなる**障がい者制度改革推進会議**が開催された。この推進会議は、知的や精神分野の障害者本人の参加をはじめ過半数の委員が当事者であった。また、手話、字幕付きの情報公開、イエローカードルール等、当事者参画による情報公開や会議運営が行われ、「合理的配慮の社会実験の場」となり、国際的にも評価が高い会議となった。

　推進会議は、2010（平成 22）年 1 月から審議を開始し、障害者基本法の抜本的な改正、障害者差別禁止法制の制定、障害者総合福祉法の創設に向けての検討、障害者の雇用、教育、医療、司法手続、政治参加等の各分野のあり方、「障害」の表記、予算確保に関する課題などについて、2012（平成 24）年 3 月まで 38 回にわたり幅広く精力的に審議を行った。同年 6 月には、制度改革の基本的な方向について取りまとめた「**障害者制度改革の推進のための基本的な方向（第一次意見）**」が出された。

　障害者基本法の改正の基本的方向に関しては、同年 12 月に、「**障害者制度改革の推進のための基本的な方向（第二次意見）**」としてまとめられた。こうしてまとめられた第二次意見と成立した改正障害者基本法を比較すると、「手話」を言語とすること、「政策委員会」に基本計画に関する意見・

監視・勧告の権限が与えられるなどは、意見が反映されている。しかしながら、権利条約の批准を目的とした「前文」、目的における「権利性」の不明確さ、障害の定義における「谷間をなくす」規定の不備、差別や合理的配慮の定義がなされていない、「可能な限り」という文言の挿入など、全体的には、十分に意見が反映されない内容となった。

［2］障害者基本法の主な内容

　2011（平成23）年に改正された障害者基本法の主な条文は、**表4-1-1** の通りである。また、構成と概要は、**表4-1-2** の通りである。

表4-1-1　障害者基本法の主な条文

第1条（目的）
　この法律は、全ての国民が、障害の有無にかかわらず、等しく基本的人権を享有するかけがえのない個人として尊重されるものであるとの理念にのっとり、全ての国民が、障害の有無によつて分け隔てられることなく、相互に人格と個性を尊重し合いながら共生する社会を実現するため、障害者の自立及び社会参加の支援等のための施策に関し、基本原則を定め、及び国、地方公共団体等の責務を明らかにするとともに、障害者の自立及び社会参加の支援等のための施策の基本となる事項を定めること等により、障害者の自立及び社会参加の支援等のための施策を総合的かつ計画的に推進することを目的とする。

第3条（地域社会における共生等）
第1条に規定する社会の実現は、全ての障害者が、障害者でない者と等しく、基本的人権を享有する個人としてその尊厳が重んぜられ、その尊厳にふさわしい生活を保障される権利を有することを前提としつつ、次に掲げる事項を旨として図られなければならない。
1　全て障害者は、社会を構成する一員として社会、経済、文化その他あらゆる分野の活動に参加する機会が確保されること。
2　全て障害者は、可能な限り、どこで誰と生活するかについての選択の機会が確保され、地域社会において他の人々と共生することを妨げられないこと。
3　全て障害者は、可能な限り、言語（手話を含む。）その他の意思疎通のための手段についての選択の機会が確保されるとともに、情報の取得又は利用のための手段についての選択の機会の拡大が図られること。

第4条（差別の禁止）
　何人も、障害者に対して、障害を理由として、差別することその他の権利利益を侵害する行為をしてはならない。
2　社会的障壁の除去は、それを必要としている障害者が現に存し、かつ、その実施に伴う負担が過重でないときは、それを怠ることによつて前項の規定に違反することとならないよう、その実施について必要かつ合理的な配慮がされなければならない。
3　国は、第一項の規定に違反する行為の防止に関する啓発及び知識の普及を図るため、当該行為の防止を図るために必要となる情報の収集、整理及び提供を行うものとする。

改正障害者基本法〈わかりやすい版〉
「障害者基本法は、障害のある人に関係する一番大切な法律です」と漢字にはルビもつけた〈わかりやすい版〉は、障がい者制度改革推進会議のウェブサイトで読むことができる。

表4-1-2　2011年改正障害者基本法の構成と概要（内閣府ウェブサイトより）

総則関係（公布日施行）

1) 目的規定の見直し（第1条関係）
- 全ての国民が、障害の有無にかかわらず、等しく基本的人権を享有するかけがえのない個人として尊重されるものであるとの理念にのっとり、全ての国民が、障害の有無によって分け隔てられることなく、相互に人格と個性を尊重し合いながら共生する社会を実現する。

2) 障害者の定義の見直し（第2条関係）
- 身体障害、知的障害、精神障害（発達障害を含む。）その他の心身の機能の障害がある者であって、障害及び社会的障壁（障害がある者にとって障壁となるような事物・制度・慣行・観念その他一切のもの）により継続的に日常生活、社会生活に相当な制限を受ける状態にあるもの。

3) 地域社会に置ける共生等（第3条関係）
- 1) に規定する社会の実現は、全ての障害者が、障害者でない者と等しく、基本的人権を享有する個人としてその尊厳が重んじられ、その尊厳にふさわしい生活を保障される権利を有することを前提としつつ、次に掲げる事項を旨として図る。
- 全て障害者は、あらゆる分野の活動に参加する機会が確保されること。
- 全て障害者は、どこで誰と生活するかについての選択の機会が確保され、地域社会において他の人々と共生することを妨げられないこと。
- 全て障害者は、言語（手話を含む。）その他の意思疎通のための手段についての選択の機会が確保されるとともに、情報の取得又は利用のための手段についての選択の機会の拡大が図られること。

4) 差別の禁止（第4条関係）
- 障害者に対して、障害を理由として、差別することその他の権利利益を侵害する行為をしてはならない。
- 社会的障壁の除去は、それを必要としている障害者が現に存し、かつ、その実施に伴う負担が過重でないときは、その実施について必要かつ合理的な配慮がされなければならない。
- 国は、差別の防止を図るため必要となる情報の収集、整理及び提供を行う。

5) 国際的協調（第5条関係）
- 1) に規定する社会の実現は、国際的協調の下に図られなければならない。

6) 国民の理解（第7条関係）／国民の責務（第8条関係）
- 国及び地方公共団体は、3) から5) までに定める基本原則に関する国民の理解を深めるよう必要な施策を実施。
- 国民は、基本原則にのっとり、1) に規定する社会の実現に寄与するよう努める。

7) 施策の基本方針（第10条関係）
- 障害者の性別、年齢、障害の状態、生活の実態に応じて施策を実施。
- 障害者その他の関係者の意見を聴き、その意見を尊重するよう努める。

基本的施策関係（公布日施行）

1) 医療、介護等（第14条関係）
- 障害者の性別、年齢、障害の状態、生活の実態に応じ、医療、介護、保健、生活支援等の適切な支援を受けられるよう必要な施策
- 身近な場所において医療、介護の給付等を受けられるよう必要な施策を講ずるほか、人権を十分尊重

2) 教育（第16条関係）
- 年齢、能力に応じ、その特性を踏まえた十分な教育が受けられるよう、障害者でない児童及び生徒とともに教育を受けられるよう配慮しつつ、教育の内容及び方法の改善及び充実を図る等必要な施策
- 障害者である児童及び生徒並びにその保護者に対し十分な情報の提供を行うとともに、可能な限りその意向を尊重
- 調査及び研究、人材の確保及び資質の向上、適切な教材等の提供、学校施設その他の環境の整備の促進

3) 療育【新設】（第17条関係）
- 身近な場所において療育その他これに関連する支援を受けられるよう必要な施策
- 研究、開発及び普及の促進、専門的知識又は技能を有する職員の育成その他の環境の整備の促進

4) 職業相談等（第18条関係）
- 多様な就業の機会を確保するよう努めるとともに、個々の障害者の特性に配慮した職業相談、職業訓練等の施策

5) 雇用の促進等（第19条関係）
- 国、地方公共団体、事業者における雇用を促進するため、障害者の優先雇用その他の施策
- 事業主は、適切な雇用の機会を確保するとともに、個々の障害者の特性に応じた適正な雇用管理

6) 住宅の確保（第20条関係）
- 地域社会において安定した生活を営むことができるようにするため、住宅の確保、住宅の整備を促進するよう必要な施策

7) 公共的施設のバリアフリー化（第21条関係）
- 交通施設（車両、船舶、航空機等の移動施設を含む。）その他の公共的施設について、円滑に利用できるような施設の構造及び設備の整備等の計画的推進

8) 情報の利用におけるバリアフリー化（第22条関係）
- 円滑に情報を取得・利用し、意思を表示し、他人との意思疎通を図ることができるよう、障害者の意思疎通を仲介する者の養成及び派遣等の必要な施策
- 災害等の場合に安全を確保するため必要な情報が迅速かつ的確に伝えられるよう必要な施策

9) 相談等（第23条関係）
- 意思決定の支援に配慮しつつ、障害者の家族その他の関係者に対する相談業務等
- 障害者及びその家族その他の関係者からの各種の相談に総合的に応ずることができるよう、必要な相談体制の整備を図るとともに、障害者の家族が互いに支え合うための活動の支援その他の支援

10) 文化的諸条件の整備等（第25条関係）
- 円滑に文化芸術活動、スポーツ又はレクリエーションを行うことができるよう必要な施策

11) 防災及び防犯【新設】（第26条関係）
- 地域社会において安全にかつ安心して生活を営むことができるよう、障害者の性別、年齢、障害の状態、生活の実態に応じて、防災及び防犯に関し必要な施策

12) 消費者としての障害者の保護【新設】（第27条関係）
- 障害者の消費者としての利益の擁護及び増進が図られるよう、適切な方法による情報の提供その他必要な施策

13) 選挙等における配慮【新設】（第28条関係）
- 選挙等において、円滑に投票できるようにするため、投票所の施設、設備の整備等必要な施策

14) 司法手続における配慮等【新設】（第29条関係）
- 刑事事件等の手続の対象となった場合、民事事件等に関する手続の当事者等となった場合、権利を円滑に行使できるよう、個々の障害者の特性に応じた意思疎通の手段を確保するよう配慮するとともに、関係職員に対する研修等必要な施策

15) 国際協力【新設】（第30条関係）
- 外国政府、国際機関又は関係団体等との情報の交換その他必要な施策

障害者政策委員会等（公布から1年以内に政令で定める日から施行）

（国）障害者政策委員会（第32〜35条関係）
- 中央障害者施策推進協議会を改組し、「障害者政策委員会」を内閣府に設置（障害者、障害者の自立及び社会参加に関する事業に従事する者、学識経験者のうちから総理が任命）
- 障害者基本計画の策定に関する調査審議・意見具申、同計画の実施状況の監視・勧告

（地方）審議会その他の合議制の機関（第36条関係）
- 地方障害者施策推進協議会を改組し、その所掌事務に障害者に関する施策の実施状況の監視を追加

附則

検討（附則第2条関係）
- 施行後3年を経過した場合、施行の状況について検討を加え、その結果に基づき必要な措置
- 障害に応じた施策の実施状況を踏まえ、地域における保健、医療及び福祉の連携の確保その他の障害者に対する支援体制の在り方について検討を加え、その結果に基づき必要な措置

［3］障害者基本法の変遷

（1）心身障害者対策基本法（1970〔昭和45〕年）

　基本法の前身である**心身障害者対策基本法**は、1970（昭和45）年に制定された。それまでは、身体障害者福祉法などの機能障害種別の個別法しかなかった。当事者、関係者からの、施策に一貫性や総合性がなく、各行政機関の連携調整がなされていないという指摘のもとでようやく制定された。目的は、「心身障害者対策に関する国、地方公共団体等の責務を明らかにするとともに、心身障害の発生の予防に関する施策及び医療、訓練、保護、教育、雇用の促進、年金の支給等の心身障害者の福祉に関する施策の基本となる事項を定め、心身障害者対策の総合的推進を図ること」である。

　現在の人権思想の水準からすると、法律名称に表れているように障害者を「対策」の対象としていること、後に改正され、削除された3条（個人の尊厳）「ふさわしい処遇」の「処遇」という表現、6条（自立への努力）において本人や家族に「自立に努めなければならない」と努力義務を課した条項などが散見される。しかしながらその後どれだけ実現できたかを別にして、医療、教育、職業指導、雇用、年金、住宅の確保、経済的負担の軽減、施策への配慮、文化的諸条件の整備、国民の理解などについて、国および地方公共団体に対して「努力義務」を課したことは、一定程度評価できる。

（2）障害者基本法（1993〔平成5〕年）

　1993（平成5）年、「**国連障害者の十年**」（1983〜1992年）の展開を中心とした国際的潮流を踏まえ、心身障害者対策基本法は大幅に改正され、名称も障害者基本法に改められた。心身障害者という名称も障害者に改められた。法の目的も、後半が「障害者の自立と社会、経済、文化その他あらゆる分野の活動への参加を促進すること」に改められた。3条（基本的理念）は、「すべて障害者は、個人の尊厳が重んぜられ、その尊厳にふさわしい処遇を保障される権利を有するものとする」「すべて障害者は、社会を構成する一員として社会、経済、文化その他あらゆる分野の活動に参加する機会を与えられるものとする」と改められた。6条（自立への努力）はそのまま残された。「与えられるものとする」という規定にみられるように、市民として権利の主体者としての位置づけはされていなかった。

　「第二次意見」では、次の点で評価されている。①それまでの障害者の自力更生と社会復帰、**優生思想**を背景とした障害の予防と早期発見、障害の克服等を基調とした心身障害者対策基本法を**ノーマライゼーション**理念に基づいて改編したこと。②「国連障害者の十年」とノーマライゼーション理念の提唱による国内の「**障害者対策に関する長期行動計画**」（1983〔昭和58〕〜1992〔平成4〕年）の策定と実施による経過と実績を踏ま

心身障害者対策基本法
1970（昭和45）年には、大阪で国際万国博覧会が開催されるなど、高度経済成長下、「福祉なくして成長なし」という政治スローガンのもと制定された。

心身障害者対策基本法3条（個人の尊厳）
「すべて心身障害者は、個人の尊厳が重んぜられ、その尊厳にふさわしい処遇を保障される権利を有するものとする。」

障害者基本法（1993〔平成5〕年）
1991（平成3）年バブル経済崩壊、政治汚職も。1993（平成5）年、衆院選で自民党が少数野党に。38年間継続した「55年体制」が終わり、細川連立政権誕生の中で制定された。

「障害」の定義の変遷
➡ p.8
障害者基本法の「障害」の定義の詳しい変遷については、第1章1節C.参照。

心身障害者対策基本法6条（自立への努力）
「障害者は、その有する能力を活用することにより、進んで社会経済活動に参加するよう努めなければならない。障害者の家庭にあつては、障害者の自立の促進に努めなければならない。」

障害者基本法（2004〔平成16〕年）
「改革なくして成長なし」と、小泉純一郎首相が郵政民営化をはじめとする基礎構造改革を推進していく中で制定された。

障害者基本法5条（国民の理解）
国および地方公共団体は、国民が障害者について正しい理解を深めるよう必要な施策を講じなければならない。

障害者基本法（2011〔平成23〕年）
障害者の定義
「身体障害、知的障害、精神障害（発達障害を含む。）その他の心身の機能の障害（以下「障害」と総称する。）がある者であつて、障害及び社会的障壁により継続的に日常生活又は社会生活に相当な制限を受ける状態にあるものをいう。」
以下「機能障害」が正確であろう。そして「機能障害及び社会的障壁」とすることも必要である。

社会的障壁の定義
障害がある者にとって日常生活または社会生活を営むうえで障壁となるような社会における事物、制度、慣行、観念その他一切のもの。

最終改正
2013（平成25）年6月26日号外　法律第65号〔障害を理由とする差別の解消の推進に関する法律附則八条による改正〕

えて、当時の障害者施策の到達点を基本法によって事後的に確認したこと。③精神障害者が初めて法的に障害者として位置づけられたこと、である。

(3) 障害者基本法（2004〔平成16〕年）改正

2004（平成16）年の改正では、1条（目的）の後半が「あらゆる分野の活動への参加を促進すること」から「障害者の福祉を増進すること」に改められた。加えて3条（基本理念）において、「有するものとする」「与えられるものとする」が「有する」「与えられる」に改正、加えて「何人も、障害者に対して、障害を理由として、差別することその他の権利利益を侵害する行為をしてはならない」という差別禁止規定が追加された。関連して、「国及び地方公共団体の責務」（4条）と「国民の責務」（6条2項）に差別の防止がそれぞれ追加され、「施策の基本方針」（8条2項）に「可能な限り、地域において自立した日常生活を営むことができるよう配慮されなければならない」との文言が盛り込まれた。5条として、「**国民の理解**」が加えられ、旧6条（自立への努力）が削除された。

この改正の背景として、1990年代のアメリカ、イギリス等における障害者差別禁止法の実現や障害者への差別を禁止する法制化を求める国連・社会権規約委員会による日本政府への勧告（2000年）などの国際的動向と、国内の地域社会における障害者の生活保障を求める多様な取組みがある。2011（平成23）年の改正のような「画期」となる改正ではなかったが、新自由主義の思想に基づく市場原理の導入の具体化の1つである、事業者との「私的契約」をもとにした社会福祉基礎構造改革路線が進行していき、障害者自立支援法が成立していく流れの中で、意義のある改正であったと評価できる。

(4) 障害者基本法（2011〔平成23〕年）改正

2011（平成23）年の改正では、「障害者の福祉を増進すること」の文言が削除された。そして、「機能障害の有無に関わら」ず、「基本的人権を共有するかけがえのない個人として尊重」され、相互に「共生社会の実現」を目指すという価値のもと、「自立と社会参加」のための「総合的な施策を計画的に推進する」に改められた。また、「**障害者**」の定義が、WHOのICF（国際生活機能分類）と権利条約の考え方をもとに、「障害」は、「心身機能障害」と「**社会的障壁**」との相互作用により日常生活と社会生活に相当な制限を受ける状態と改正された。この意義は大きい。そして、改めて「障害を理由」とする差別を禁止するとともに、社会的障壁を除去していくことと、そのための合理的配慮がなされるべきであることも記載された。差別防止のための国の責務規定は、「必要となる情報の収集、整理及び提供」と不十分である。

B. 障害者福祉の法体系

[1] 障害児者の福祉に関する多種多様な法律

(1) 障害者福祉の特徴―個別性と多面性・多様性・総合性

　機能障害の種類は、身体障害を1つ取り出しても、視覚、聴覚など多種に広がり、かつその程度もたとえば視覚障害でも人により、見え方も見える範囲も多様である。そして、年齢とともに変化もする。こうした機能障害は、胎児から子ども、青年、成人、高齢になって死に至るまでのあらゆる時期に起こる。そして、こうした機能障害による日常生活や社会生活の困難の度合いは、性別、年齢によっても、そしてその人が生きている地域社会によっても、時代や国々の社会制度や施策によっても、影響を受ける。

　また、人間の自立した日常生活、社会生活は、食事から排せつなどの基本的な領域から、就労などの社会生活に至るまで、多分野多領域に渡るので、機能障害の種類や程度と社会環境により、必要とされる支援は、個別性と総合性が必要となる。

(2) 多分野多領域に重なり、広がる法律

　障害児者を対象として多分野多領域に重なり、広がる主な法律を図にしたのが、障害児者福祉に関係する主な法律である（図4-1-1）。

　日本の障害者福祉に関する法律は、日本国憲法の基本的人権条項を基礎に、批准した権利条約と連携しつつ、障害者基本法をもとに構成されている。障害者基本法の主な項目をみると理解できるように、基本的人権を保障するために必要な障害者の日常生活や社会生活を支えていくためには、各種の社会福祉サービスの提供に関する分野、医療保健に関する分野、療育教育に関する分野、雇用保障に関する分野、所得保障に関する分野、住宅に関する分野、スポーツやレクリエーションに関する分野、災害時の対策に関する分野、情報交通移動保障に関する分野、政治参加保障に関する分野など、日常社会のあらゆる領域が含まれている。

　そして、それぞれの分野ごとに個別の法律がある。こうした法律は、**障害者総合支援法**のように直接福祉サービスを必要とする機能障害種別を超えた障害者を対象としている法律もあれば、障害児の教育に関する特別支援学校についての条文が、小学校に関する条文と並んでいる学校教育法のように、その条文に障害児者に関する規定が含まれている法律もある。

(3) 関連法・関係法・個別法

　こうしたあらゆる分野に対応している法律は、教育、年金など障害の有無に関わらず、広い意味で人間らしく幸せに生活していくために必要な総合的な福祉（**ウェルビーイング**）に対応した法律の中で、特に障害者の規

障害者である児童
「可能な限り障害者である児童及び生徒が障害者でない児童及び生徒」という表現が改正障害者基本法の16条にある。障害児ではなく、障害者である児童と表現する理由は、機能障害と社会的障壁の相互作用を意識した定義による。

図 4-1-1　障害者福祉に関係する主な法律

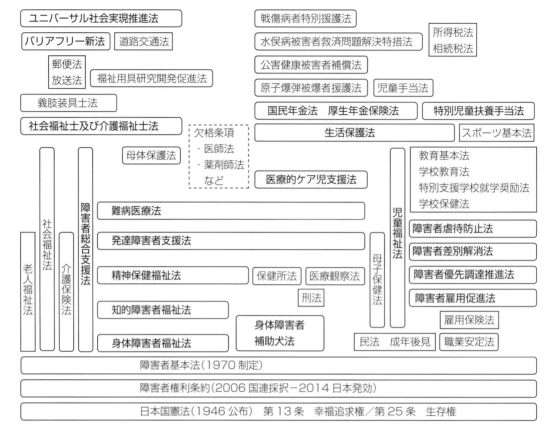

障害者基本法（1970 制定）

障害者権利条約（2006 国連採択－2014 日本発効）

日本国憲法（1946 公布）　第 13 条　幸福追求権／第 25 条　生存権

障害者総合支援法
➡ p.139 第 5 章 2 節参照。

社会福祉士及び介護福祉士法
➡ p.239
第 11 章 3 節 A. 参照。

難病医療法（難病法）
➡ p.120
本章 2 節 G.［2］参照。

児童福祉法
➡ p.209 第 9 章 4 節参照。

定を設けている障害関連法律群、障害種別を超えて虐待防止や障害のある個人へのヘルパーの派遣など具体的な生活の必要に応える狭い意味での福祉施策に対応している障害関係の法律群、知的障害者福祉法、発達障害者福祉法のように個別の障害種別を対象とした個別法律群に分けることもできる（**図 4-1-2**）。

（4）各省庁による施策

　このような多種にわたる法律は、国レベルにおいては、各省庁に別れて対応して、実施されている。たとえば、障害者基本法による障害者基本計画の策定は内閣府、権利条約の批准は外務省、障害福祉や療育や保健や医療に関する施策は厚生労働省、所得税や相続税の控除などは財務省、点字郵便物や NHK の放送料の減免などは総務省、バリアフリー法関連などは国土交通省、特別支援教育などは文部科学省というようにである。それぞれの施策には、根拠となる法律があり、こうした法律によって、予算執行を伴う施策が行われている。その中でも厚生労働省は、担当する施策が最も多い。障害福祉、精神保健、児童福祉、医療、雇用など、各部各課に分担されている。こうした役割分担は、都道府県、市町村もほぼ同様の体系

図 4-1-2　個別法・関係法・関連法

【個別法】
身体障害者福祉法
知的障害者福祉法
精神保健福祉法
発達障害者支援法
難病医療法
など

【関連法】
介護保険法
児童福祉法
学校教育法
生活保護法
国民年金法
厚生年金保険法
公害健康被害補償法
ユニバーサル社会実現推進法
バリアフリー新法など

【関係法】
障害者虐待防止法
障害者差別解消法
障害者雇用促進法
障害者優先調達推進法
身体障害者補助犬法
特別児童扶養手当法
など

となっている。

[2] 課題

　日本の障害者福祉に関連する法律の体系は、後から課題によって付け足したり、削除されたりの繰り返しの中で、整合性がなく、複雑でわかりにくくなっている。たとえば薬害や公害などで難病を負い、機能障害を持ち、生活困難な状態に置かれた人の生活を総合的に支援していくしくみについては、十分ではない。社会福祉サービス、医療サービス、薬害対策などが十分な連携もなく行われてきたためである。**縦割り行政の弊害**である。

　こうした縦割り行政の弊害は、療育から学校現場への引き継ぎ、学校現場と地域の放課後等デイサービスとの連携、障害福祉と介護福祉との連携、福祉機関と医療機関との連携などで支障をきたしている。また、法律間の不整合もそのままにされている。2004（平成 16）年に障害者基本法が改正され、「自立への努力」が削除されたが、身体障害者福祉法、知的障害者福祉法には、こうした条文がそのまま残されている例などがこれにあたる。

　法律そのものの不備で言えば、こうしたサービスを提供する法律ばかりではなく、**欠格条項**と呼ばれる医師や薬剤師などの障害者の資格取得を制限する法律も問題とされてきた。1999（平成 11）年の 63 制度の見直し以降、改善が進み、全体的な条項は廃止されたが、「免許を与えないことがある」という相対的な条項は残されたままである。

引用参考文献
●日本障害者協議会編『「すべての人の社会」実現のために私たち抜きに私たちのことを決めないで！─障害に関する内外の 8 タイトル政策集』NPO 法人日本障害者協議会，2013.

障害者差別解消法
正式名称は、「障害を理由とする差別の解消の推進に関する法律」。国連の「障害者の権利に関する条約」の締結に向けた国内法制度の整備の一環として、すべての国民が、障害の有無によって分け隔てられることなく、相互に人格と個性を尊重し合いながら共生する社会の実現に向け、障害を理由とする差別の解消を推進することを目的として制定された。「障害者差別解消法」と略されるが、当事者団体は、権利条約の主旨を踏まえ、アメリカなどの各国の差別禁止法を念頭に「差別禁止法」を要求した。障がい者制度改革推進会議の部会も同様の意見であった。
➡ p.128
本章 3 節 B. 参照。

障害者優先調達推進法
➡ p.172
第 6 章 2 節 B. 参照。

生活保護法
➡ p.166
第 5 章 10 節 C. 参照。

ユニバーサル社会実現推進法
➡ p.201
第 8 章 3 節 C. 参照。

バリアフリー新法
➡ p.201
第 8 章 3 節 C. 参照。

縦割り行政
個別の中央省庁が国から地方自治体に至るまでをその管轄ごとに支配しているピラミッド型の行政システムのこと。各省庁の過剰な管轄意識によって行政サービスが非効率に陥ることは「縦割り行政の弊害」と呼ばれる。

欠格条項
➡ p.195　第 8 章 1 節 C.
[1] 参照。

2. 対象別の法

A. 身体障害者福祉法

［1］ 身体障害者福祉法制定の経緯

第2次世界大戦後の日本は未曾有の混乱状態にあった。そのさなかで、身体障害者はなおさら日常生活の自立が困難であった。そのような背景の中で、**身体障害者福祉法**は、1949（昭和24）年12月26日に制定され、1950（昭和25）年に施行された。同法は、「福祉三法」の1つに位置づけられている。この法律は、障害者福祉政策の根拠法として最初の法律であり、職業的な更生が主な目的であった。このことから、制定当時の理念規定には、「更生」というキーワードが用いられていた。「更生」は**リハビリテーション**の訳語であるが、治療段階を終えた疾病や外傷の後遺症をもつ人に対して、医学的な指導や機能訓練を施し、機能回復・社会復帰を図ることを意味する。当時の身体障害者福祉法では、職業的更生の機会を与えることにより、職業復帰させることを目的においていた。よって、社会復帰が困難な重度障害者等は政策の対象外に置かれていた。

その後、時代は大きく変化し、障害者観の変化もみられるようになった。そこで、1984（昭和59）年に、**国際障害者年**の理念に基づき制度改革が行われ、同法が改正された。具体的には、①国際障害者年のテーマである「完全参加と平等」が法の理念に盛り込まれたこと、②身体障害者の対象の範囲が拡大されたこと、③身体障害者更生援護施設と身体障害者更生相談所に関する規定が整備されたことなどが挙げられる。さらに、1990（平成2）年の改正によって、これまでの施設福祉サービスと比較して比重の低かった在宅福祉サービスの整備方針が明確にされ、各種の福祉サービスの措置権限を、身体障害者福祉、知的障害者福祉などの分野別に、段階的に市町村へと移行する方向性が打ち出された。また、法の理念も、「リハビリテーション」から、「障害者の自立と社会参加の促進」と変化している。

［2］ 身体障害者福祉法の目的

身体障害者福祉法の基本的な目的については、同法の1条に示されている。具体的には、「この法律は、障害者の日常生活及び社会生活を総合的

福祉三法
1940年代後半に整備された生活保護法、児童福祉法、身体障害者福祉法。

障害者の日常生活及び社会生活を総合的に支援するための法律
「障害者総合支援法」のこと。

に支援するための法律と相まつて、身体障害者の自立と社会経済活動への参加を促進するため、身体障害者を援助し、及び必要に応じて保護し、もつて身体障害者の福祉の増進を図ることを目的とする。」とされている。法の理念に関しては、2条1項で「すべて身体障害者は、自ら進んでその障害を克服し、その有する能力を活用することにより、社会経済活動に参加することができるように努めなければならない」とされている。またその2項において、「すべて身体障害者は、社会を構成する一員として社会、経済、文化その他あらゆる分野の活動に参加する機会を与えられるものとする。」とされている。このように法律の目的としては、援助・保護・福祉の増進について示されているが、理念としては障害者の自立や参加の促進という側面が強調されている。

[3] 身体障害者更生相談所

身体障害者更生相談所は、同法の11条に基づき、都道府県において設置義務とされている。また、都道府県は、その設置する身体障害者更生相談所に**身体障害者福祉司**を置かなければならない。なお、市および町村は、その設置する福祉事務所に、身体障害者福祉司を置くことができると同法にて規定されている。

身体障害者更生相談所は、身体障害者（18歳以上の身体障害者手帳を有する人）に対して補装具、更生医療、施設利用等の各種福祉サービスを適切に受けることができるように、医師等の専門職員を配置し、専門的・技術的立場から各種の相談業務や判断業務等を行っている。

[4] 盲導犬等の貸与

盲導犬の貸与については、同法の20条において規定されている。また、この条文に関連した法律に、2002（平成14）年に施行された「**身体障害者補助犬法**」がある。この法律の施行によって、聴導犬や介助犬などの補助犬の法的な位置づけが可能となった。身体障害者補助犬の定義については、同法の2条に明記されている（**表4-2-1**）。

[5] 身体障害者の社会参加を支援する施設

身体障害者福祉法では、4つの事業と、身体障害者社会参加支援施設として4つの施設が規定されている（**表4-2-2**）。具体的には、4つの事業については、同法の4条の項目2において、4つの施設は、同法の5条、31〜34条で規定されている。

2条1項「自立への努力規定」の問題点
この条文からは、障害者側が個人の努力のみで自立することを期待しているようにも読み取れる。しかし、ソーシャル・インクルージョンの実現に向けて、障害者だけに自立や社会参加を求める風潮には限界があり、近年では、社会全体が障害者をインクルードし、彼らや彼女らが社会のあらゆる場面に参加できるような機会や環境の整備を進めていくことが大切であるという考えが一般的になりつつある。

身体障害者相談員
身体に障害のある者の福祉の増進を図るため、その相談に応じ、更生に必要な援助を行う民間協力者で、身体に障害のある者の更生援護に熱意と識見をもっている者に、市町村、あるいは都道府県が委託する。相談員は、その業務の性格上、個人のプライバシーに関わる事項について相談を受ける場合があるため、個人の人格の尊重および身上に関する秘密の厳守が規定されている。

表 4-2-1　身体障害者補助犬の種類

盲導犬	道路交通法14条1項に規定する政令で定める盲導犬であって、身体障害者補助犬法16条1項の認定を受けているものを言う。盲導犬は、視覚障害者が行きたいときに行きたい場所に出かけられるように、障害物を避けたり、段差や角をユーザーに教えたりできるように訓練されている。2020年4月現在、909頭。
介助犬	肢体不自由により日常生活に著しい支障がある身体障害者のために、物の拾い上げおよび運搬、着脱衣の補助、体位の変更、起立および歩行の際の支持、扉の開閉、スイッチの操作、緊急の場合における救助の要請その他の肢体不自由を補う補助を行う犬であって、身体障害者補助犬法16条1項の認定を受けているもの。2020年4月現在、62頭。
聴導犬	聴覚障害により日常生活に著しい支障がある身体障害者のために、ブザー音、電話の呼出音、その者を呼ぶ声、危険を意味する音等を聞き分け、その者に必要な情報を伝え、および必要に応じ音源への誘導を行う犬であって、身体障害者補助犬法16条1項の認定を受けているもの。2020年4月現在、69頭。

表 4-2-2　身体障害者福祉法で規定されている4つの事業と4つの施設

身体障害者生活訓練等事業	身体障害者に対する点字または手話の訓練、その他の身体障害者が日常生活または社会生活を営むために必要な厚生労働省令で定める訓練、その他の援助を提供する事業
手話通訳事業	聴覚、言語機能または音声機能の障害のため、音声言語により意思疎通を図ることに支障がある身体障害者（＝聴覚障害者等）につき、手話通訳等（＝手話その他厚生労働省令で定める方法により聴覚障害者等とその他の者の意思疎通を仲介すること）に関する便宜を供与する事業
介助犬訓練事業	介助犬（身体障害者補助犬法2条3項に規定する介助犬）の訓練を行うとともに、肢体の不自由な身体障害者に対し、介助犬の利用に必要な訓練を行う事業
聴導犬訓練事業	聴導犬（身体障害者補助犬法2条4項に規定する聴導犬）の訓練を行うとともに、聴覚障害のある身体障害者に対し、聴導犬の利用に必要な訓練を行う事業
身体障害者福祉センター	無料または低額な料金で、身体障害者に関する各種の相談に応じ、身体障害者に対し、機能訓練、教養の向上、社会との交流の促進およびレクリエーションのための便宜を総合的に供与する施設
補装具製作施設	無料または低額な料金で、補装具の製作または修理を行う施設
盲導犬訓練施設	無料または低額な料金で、盲導犬の訓練を行うとともに、視覚障害のある身体障害者に対し、盲導犬の利用に必要な訓練を行う施設
視聴覚障害者情報提供施設	無料または低額な料金で、点字刊行物、視覚障害者用の録音物、聴覚障害者用の録画物その他各種情報を記録した物であって専ら視聴覚障害者が利用するものを製作し、もしくはこれらを視聴覚障害者の利用に供し、または点訳（文字を点字に訳すこと）もしくは手話通訳等を行う者の養成、もしくは派遣その他の厚生労働省令で定める便宜を供与する施設

B. 知的障害者福祉法

［1］ 知的障害者福祉法制定の経緯

　知的障害児者に対し、公的な施策としての法制度が定められたのは、戦後の 1947（昭和 22）年「**児童福祉法**」からである。この法律に「精神薄弱児施設」（当時）が規定されたことにより、保護・指導の措置が取られるようになった。1953（昭和 28）年には「**精神薄弱児対策基本法**」が策定された。この法律の要綱では、成人をも視野に入れており、18 歳を過ぎた知的障害者にも必要な施策がとられることとなっていたが、実際の福祉施策が適用されたのは 18 歳未満の知的障害児だけであった。

　その後、知的障害者の存在がクローズアップされるようになったことに伴い、親の会の強い運動もあって、1960（昭和 35）に「**精神薄弱者福祉法**」（現・知的障害者福祉法）が制定された。

　人権意識の高まりとともに、「精神薄弱」という用語のもつ差別的な側面について議論がなされ、すべての法律で「精神薄弱」は「知的障害」に変更される。「精神薄弱者福祉法」は、1998（平成 10）年には「知的障害者福祉法」に名称が変更され、2012（平成 24）年に「障害者自立支援法」が、多くの問題を抱えながら「障害者総合支援法」に改正された際にも本法は改正され、現在に至っている。

［2］ 知的障害者福祉法の目的

　「知的障害者福祉法」の 1 条で、本法は「障害者の日常生活及び社会生活を総合的に支援するための法律と相まつて、知的障害者の自立と社会経済活動への参加を促進するため、知的障害者を援助するとともに必要な保護を行い、もつて知的障害者の福祉を図ることを目的とする」と規定している。

　「精神薄弱者福祉法」（当時）は 1960（昭和 35）年制定当時、法律の目的を「精神薄弱者に対し、その更生を援助するとともに必要な保護を行い、もつて精神薄弱者の福祉を図ることを目的とする」としていた。しかし、2000（平成 12）年の改正の際に身体障害者福祉法と同様に、社会経済活動への参加の促進が規定された。一方で、「知的障害者福祉法」1 条の 2 には、「すべての知的障害者は、その有する能力を活用することにより、進んで社会経済活動に参加するよう努めなければならない」と規定されているように、知的障害者の社会経済活動への参加が権利であるという側面は弱い。

［3］知的障害者福祉法の対象

　知的障害者の援護は児童から成人まで一貫して行われるべきものであることから、本法の対象は、年齢を問わず社会通念上知的障害と考えられるものとされている。法には「知的障害者」に関する明確な規定はない。

　なお、18歳未満の児童の福祉対策は児童福祉法により規定されていることから、原則18歳未満の知的障害児は本法の適用を受けないが、特例として15歳以上の知的障害児について児童相談所が適当と認めたときは、本法の適用を受けることができるとされている。

［4］知的障害者福祉法の構成

　本法は、「第一章　総則」（法律の目的、自立への努力及び機会の確保、国、地方公共団体及び国民の責務、関係職員の協力義務）、「第二章　実施機関及び更生援護」（更生援護の実施者、市町村の福祉事務所、連絡調整等の実施者、知的障害者更生相談所、知的障害者福祉司、障害福祉サービス、など）、「第三章　費用」、「第四章　雑則」、で構成されている。

［5］知的障害者福祉法の実施体制

　知的障害者福祉法の第二章に規定されている、具体的な福祉施策の実施は、国の行政機関である厚生労働省、地方自治体の行政機関としては都道府県、そして市町村の**福祉事務所**や**児童相談所**が、それぞれ担っている。

　知的障害者の自立と社会経済活動への参加を促進するために、知的障害者を援助し、必要に応じて保護することが「**更生援助**」であるが、更生援助の実施者は、知的障害者福祉法9条において市町村であると規定されており、実施機関は同法12条の規定に基づき、都道府県（必置）、指定都市（任意）に**知的障害者更生相談所**が設置されている。

　知的障害者更生相談所の主要な業務は、①市町村間の連絡調整、市町村に対する情報の提供、その他必要な援助を行うこと、ならびにこれらに付随する業務を行うこと、②知的障害者に関する相談および指導のうち、専門的な知識および技術を必要とするものを行うこと、③18歳以上の知的障害者の医学的、心理学的職能的判定を行うこと、④障害者総合支援法に基づき、自立支援給付の支給決定に際し意見を述べ、また、技術的事項について協力ならびに援助を行うこと、となっている。

　都道府県および指定都市の知的障害者更生相談所には、**知的障害者福祉司**が置かれている（都道府県および指定都市は必置、市町村は任意）。知的障害者福祉司は、知的障害者更生相談所の命を受けて、知的障害者の福祉に関する相談、日常生活の指導などを行う。また、その他に都道府県、

市町村は、知的障害者またはその保護者からの相談に応じ、更生のために必要な援助を行う**知的障害者相談員**に委託することができるとされている。

C. 精神保健福祉法

[1] 精神保健福祉法制定に至るまでの経過

近代以前において精神障害者は、必ずしも不遇な処遇を受けてきただけではなかった。大宝律令（701〔大宝元〕年）には、精神障害者が罪を犯した場合は特別に寛容な扱いをする規定があった。また1700年代後半には京都の岩倉大雲寺に集まる精神障害者に近所の民家が宿泊先を提供するなどし、後に保養所として発展した。1846（弘化3）年には日本最初の精神科病院とされる加命堂病院が江戸に建設されている。

1887（明治20）年に**相馬事件**が起こり、この事件を契機として精神障害のある者は自宅で監護すべきとする**精神病者監護法**が1900（明治33）年に制定されることとなり、これ以降精神障害者は社会的隔離の対象となっていく。この私宅監置の状況があまりにも劣悪で非人間的なものであり、この実態を憂いた精神科医師**呉秀三**は「精神病者私宅監置ノ実況及ビ其統計的観察」を発表し、当時の状況を告発した。私宅監置の問題点が明らかになることによって、1919（大正8）年には**精神病院法**が制定され、精神疾患がある人に対して一定の医療を与えると同時に、処遇は病院において行うことが定められたが、財政的な理由等から病院の設置は進まなかった。

戦後になるとGHQの民主化政策の中、1950（昭和25）年に「精神障害者の医療及び保護を行い、且つ、その発生の予防に努めることによって、国民の精神的健康の保持及び向上を図ること」（1条）を目的とする**精神衛生法**が制定され、戦前の精神病者監護法と精神病院法は廃止された。精神衛生法は、都道府県の精神科病院設置義務を定めており、以降、設置された精神科病院への収容・保護が施策の柱となった。

高度経済成長期を迎えた1964（昭和39）年、当時駐日アメリカ大使だったライシャワーが精神疾患のある青年に大腿部をナイフで刺されるという事件が起きた。問題を重視した日本政府は翌1965（昭和40）年に精神衛生法を改正し、社会防衛策を強化するとともに、通院医療費公費負担制度や精神衛生センター設置を定めた。

1980年代に入ると、国際障害者年を機に障害者の人権への認識が深まり、加えて「開放処遇」の考え方も広まり、主に保健医療の対象とされてきた精神障害者にも福祉施策が必要であるという考え方が浸透してきた。1983（昭和58）年に、従来から問題が指摘されていた栃木県の宇都宮病

相馬事件
中村藩藩主であった相馬誠胤が精神疾患を理由に自宅監禁となったが、疑いをもった家臣が告発・身柄の奪取等を行った事件。

精神病者監護法
相馬事件を契機として精神疾患をもつ者は私宅で監護すべきとされ、これ以降精神障害者は監禁の対象となった。

呉秀三
1865～1932
東京帝国大学教授、巣鴨病院（現都立松沢病院）院長。日本で初めて作業療法を行い、1918（大正7）年に私宅監置の状況を告発する調査報告書を発表し、私宅監置廃止の契機となる。

精神病院法
精神疾患がある人に対して一定の医療を与えると同時に、処遇は病院において行うことが定められたが、財政的な理由等から病院の設置は進まなかった。

精神衛生法
精神障害者の医療・保護を行い、精神障害の発生予防に努め国民の精神的健康の保持向上を目的に制定。精神障害者の定義、都道府県立精神科病院の設置、精神衛生センターの設置等を定めた。

院で看護職員が患者を鉄パイプで殴打し死なせるといういわゆる**宇都宮病院事件**が起き、これをきっかけに精神医療における人権の確保と社会復帰の促進の理念に基づいて、1987（昭和62）年、精神衛生法は**精神保健法**と改められた。本法は「精神障害者等の医療及び保護を行い、その社会復帰を促進し、並びにその発生の予防その他国民の精神的健康の保持及び増進に努めることによつて、精神障害者等の福祉の増進及び国民の精神保健の向上を図ること」を目的とした。これにより、任意入院制度の創設、入院時の書面による権利等の告知義務、精神保健指定医制度、精神医療審査制度等が創設され、精神障害者社会復帰施設が制度化された。

1993（平成5）年の障害者基本法成立により、精神障害者も福祉法の対象として明確な位置づけがなされたが、精神障害者の福祉施策は他の障害者施策と比べるとなお遅れていた。そこで1995（平成7）年、精神障害者の社会復帰、福祉施策の充実という観点から精神保健法は「精神保健及び精神障害者福祉に関する法律（以下、精神保健福祉法）」と改称された。本法では、目的に精神障害者の自立と社会経済活動への参加の促進を追加、**精神障害者保健福祉手帳**制度の創設、社会復帰施設として4類型を明記、精神障害者社会適応訓練事業（通院患者リハビリテーション事業）の法定化等が行われた。

1999（平成11）年には、精神保健福祉法が一部改正され、精神障害者の人権に配慮した適正な医療の確保、緊急に入院が必要となる精神障害者の移送の法定化、保護者の負担義務の軽減、精神障害者の保健福祉施策の充実が図られることになった。

2003（平成15）年から実施された障害者自立支援法（現・障害者総合支援法）によって、福祉的サービス等は精神保健福祉法から切り離され、精神障害者も他障害と同じ体系での福祉サービス等の利用がスタートした。

2013（平成25）年6月に精神保健福祉法の一部が改正され、「**保護者制度**」が廃止された。

［2］精神保健福祉法の目的

法の目的は1条として、精神障害者に対する医療・保護の実施、障害者総合支援法とあわせて社会復帰の促進のための援助、自立と社会経済活動への参加のための援助を掲げるとともに、精神障害の発生を予防し、国民の精神的健康の保持・増進に努めると定めている。2条では国および地方公共団体の義務として、精神障害者が社会復帰し、自立と社会経済活動に参加することができるよう努力すること、精神障害者の発生の予防、国民の精神保健の向上の施策を講じることが規定されている。さらに3条は国

民の義務として精神的健康の保持・増進に努めること、精神障害者に対する理解を深めること、精神障害者の自立と社会経済活動に参加する努力に対して協力するよう努めることを求めている。

[3] 精神保健福祉法の対象

　同法5条に精神障害者の定義がある。それによると、この法律の対象となる精神障害者とは「統合失調症、精神作用物質による急性中毒又はその依存症、知的障害、精神病質その他の精神疾患を有する者をいう」と規定されている。この規定の特徴は、精神疾患を有する者すべてを「精神障害者」と規定していることにあり、他の福祉法が存在する知的障害も含まれている点にある。このような規定になった理由は、法律の名称が示すように、精神保健福祉法は単独福祉法ではなく保健や医療に関する事項も含まれていることに拠る。なお、この定義では知的障害者も含まれているが、知的障害者に関しては他に独立した福祉法があるため、福祉分野に関しては知的障害者は該当しないと解されている。

[4] 精神保健福祉法に基づく入院形態

　精神保健福祉法では、以下の入院形態を設けている。

　措置入院（29条）は、入院させなければ自傷他害のおそれのある精神障害者が対象となる。精神保健指定医2名の診断の結果が一致した場合に都道府県知事が措置を決定する。**緊急措置入院**（29条の2）は、急速な入院の必要性があることが条件で、指定医の診察は1名で足りるが、入院期間は72時間以内に制限される。

　医療保護入院（33条）は、入院を必要とする精神障害者で、自傷他害のおそれはないが任意入院を行う状態にない者が対象となる。精神保健指定医の診察および家族等のいずれかの者の同意が必要である。特定医師による診察の場合は入院期間は12時間までに制限される。

　応急入院（33条の7）は、入院を必要とする精神障害者で、任意入院を行う状態になく、急速を要し、家族等の同意が得られない者が対象となる。精神保健指定医（または特定医師）の診察が必要であり、入院期間は72時間以内に制限される。なお特定医師による診察の場合は入院期間が12時間以内に制限される。

　任意入院（20条）は、入院を必要とする精神障害者で入院について本人の同意がある者が対象である。精神保健指定医の診察は不要である。

精神保健福祉センター
精神保健および精神障害者の福祉に関する知識の普及、調査研究、相談指導のうち複雑困難なもの、障害者総合支援法に基づく市町村の支給要否決定について意見を述べること等を行うための機関。

精神保健福祉相談員
都道府県・市町村は、精神保健福祉センター・保健所等に、精神保健および精神障害者の福祉に関する相談に応じ、精神障害者およびその家族等を訪問して指導を行うための職員（精神保健福祉相談員）を置くことができる。精神保健福祉相談員は、精神保健福祉士そのほか政令で定める資格を有する者のうちから、都道府県知事または市町村長が任命する（48条）。

[5] 精神障害者福祉の実施体制

精神障害者福祉の実施体制については、障害者自立支援法施行以後は福祉サービスの事務が市町村に一元化されている。

精神保健分野で中核を担うのは各都道府県に設置されている**精神保健福祉センター**であり、精神保健福祉法6条に規定されている。精神保健福祉センターは、精神保健の向上や精神障害者の福祉の増進を図るために次の業務を行う。①精神保健および精神障害者の福祉に関する知識の普及、調査研究。②精神保健および精神障害者の福祉に関する相談および指導のうち、複雑または困難なもの。③精神医療審査会の事務。④精神障害者保健福祉手帳交付の決定および自立支援医療費の支給認定に係る事務のうち、専門的知識・技術を必要とするもの。⑤障害者総合支援法における介護給付費等の支給決定に対する意見。⑥市町村に対する、介護給付費等の支給に関する技術的事項についての協力その他必要な援助。

障害者総合支援法に基づくサービスに関しては、他障害と同様に市町村の責任において実施されている。ただし、精神通院医療に関してのみは都道府県が実施主体となっている。

[6] 精神障害者福祉を巡る動向

2017（平成29）年の「これからの精神保健医療福祉のあり方に関する検討会」報告書では、精神障害者の一層の地域移行を進めるための地域づくりを推進する観点から、精神障害者が地域の一員として、安心して自分らしい暮らしができるよう、医療、障害福祉・介護、社会参加、住まい、地域の助け合い、教育が包括的に確保された「精神障害にも対応した地域包括ケアシステム」の構築を目指すことを明確にした。この構築にあたっては、市町村や事業者が関係者との協議の場を通じて、圏域ごとに重層的な支援体制を構築することを求めている。これらのシステムを構築するために、同年より都道府県の取組みを支援する2つの委託事業が予算化されている。

障害者権利条約（障害者の権利に関する条約）
2006年に国連総会で採択された人権条約。障害を理由とする差別を禁止し、障害者の人権および基本的自由を完全に実施することを確保、促進することを一般的義務とする。日本は2014（平成26）年1月20日に批准書を寄託した。
→ p.79
第3章1節B.参照。

[7] 精神障害者福祉の今後の課題

精神障害者福祉を巡る動向に触れながら今後の課題を述べる。

2006年に国連第61回総会において**障害者権利条約**が採択され、日本も国内法を整備し2014（平成26）年に批准を行い、今後この条約の精神に基づいて法や制度が実施されることとなる。精神障害者はこれまで他の障害種別以上に強い差別や偏見にさらされてきた人びとであり、権利条約の精神が浸透することによってこれらの問題が解消されることが望まれる。

また、他障害と一元化された障害者総合支援法の中にあっても精神障害の特性が配慮され、それに見合った施策のあり方の検討が課題である。

D. 発達障害者支援法

[1] 発達障害者支援法の成立に至るまでの経緯と新たな改正

1990年代には、学習障害児に対する基礎的な研究や教育的な支援に関する調査研究などが、当時の文部省や厚生省によって進められていた。2000年代に入り、発達障害者による触法事件が相次ぎ、社会的な関心が広まった。また、学校教育現場の中で発達障害児への特別支援教育のニーズが非常に高いことや、疫学研究で知的な遅れのない発達障害者が多数派であることも明らかにされた。適切な理解や支援が欠如することで、発達障害児者の生きづらさが増大するということが知られるようになったが、知的障害を伴わない発達障害児者は法的な位置づけがなく、従来の支援制度では対応が難しいこと、障害に対する適切な理解や対応が進んでいないこと、専門家が不足しているといった問題があった。そうした状況の中、保護者や発達障害児者の支援に携わる専門家の多大な努力と働きかけによって、2004（平成16）年に発達障害者支援法制定促進議員連盟が発足し、その年の12月に議員立法として発達障害者支援法が成立し、2005（平成17）年に施行された。

2016（平成28）年には、**障害者権利条約**の批准など機運の高まりを受け、発達障害の支援を考える議員連盟が改正案を検討。改正法が、可決、成立した。これらの中でも大きなポイントは「発達障害者への支援は社会的障壁を除去するために行う」という基本理念が加わったことである。

[2] 発達障害者支援法の目的

発達障害はさまざまな機関が連携し、長期的な視点に立って継続的に支援をしていくことが必要とされている。発達障害者支援法の1条は、「発達障害者の心理機能の適正な発達及び円滑な社会生活の促進のために発達障害の症状の発現後できるだけ早期に発達支援を行うとともに、切れ目なく発達障害者の支援を行うことが特に重要であることに鑑み、障害者基本法の基本的な理念にのっとり、発達障害者が基本的人権を享有する個人としての尊厳にふさわしい日常生活又は社会生活を営むことができるよう、発達障害を早期に発見し、発達支援を行うことに関する国及び地方公共団体の責務を明らかにするとともに、学校教育における発達障害者への支援、発達障害者の就労の支援、発達障害者支援センターの指定等について定め

愛知県豊川市主婦殺害事件
犯行当時17歳の少年が、「人を殺してみたかった」という理由で、主婦を殺害した事件。精神鑑定で、「アスペルガー障害」であるとの結果が示された。

特別支援教育のニーズ
2002（平成14）年度に文部科学省が実施した「通常の学級に在籍する特別な教育的支援を必要とする児童生徒に関する調査」の結果、約6.5%の児童にニーズがあることが示された。

「発達障害者支援法」改正の重要なポイント
①発達障害者の支援は「社会的障壁」を除去するために行う、②乳幼児期から高齢期まで切れ目のない支援。教育・福祉・医療・労働などが緊密に連携、③司法手続きで意思疎通の手段を確保、④国および都道府県は就労の定着を支援、⑤教育現場において個別支援計画、指導計画の作成を推進、⑥支援センターの増設、⑦都道府県および政令市に関係機関による発達障害者支援地域協議会を設置、である。

ることにより、発達障害者の自立及び社会参加のためのその生活全般にわたる支援を図り、もって全ての国民が、障害の有無によって分け隔てられることなく、相互に人格と個性を尊重し合いながら共生する社会の実現に資することを目的」と改正された。特に、この法律のねらいは、乳幼児期から高齢期まで切れ目のない支援、教育・福祉・医療・労働などが緊密に連携することが挙げられる。

［3］発達障害者支援法の対象

　発達障害者支援法の対象は、2条で定義されており、「**自閉症、アスペルガー症候群**その他の広汎性発達障害、**学習障害、注意欠陥多動性障害**その他これに類する脳機能の障害であってその症状が通常低年齢において発現するものとして政令で定めるもの」とされた。これは、医学的な定義とは異なり、知的障害者福祉法、精神保健福祉法等で対象とされていない発達障害者に限定したものとなっている。なお、18歳未満の者は「発達障害児」とされている。

［4］発達障害者支援法の実施体制

　同法3条には国・地方公共団体の責務が5点明記されている。1点目は、発達障害の早期発見のために必要な措置を講じること、2点目は、障害の発現後できるだけ早期に、個人の状況に応じて就学前、学校生活、就労、地域生活における支援や家族への支援が行えるよう必要な措置を講じることである。また、3点目で、医療、保健、福祉、教育、労働等に関する業務を行う関係機関および民間団体相互の有機的連携の下に必要な相談体制の整備を行うこと、4点目で、発達障害者の支援等の施策が講じられるに当たっては、発達障害者本人と発達障害児の保護者の意思ができる限り尊重されること、5点目に、改めて関係機関の部局の相互の緊密な連携を確保するとともに、被害の防止のため、これらの部局と消費生活、警察等に関する業務を担当する部局その他の関係機関との必要な協力体制の整備など他の障害者の法律にはない規定もされている。また、国民の責務について、発達障害者の福祉に対する理解や、発達障害者が社会経済活動に参加しようとする努力に対して協力していくことも謳われている。

　実際にこうした業務を進めていく拠点として、**発達障害者支援センター**の設置が規定されている。発達障害者支援センターの業務として、①発達障害の早期発見、早期の発達支援に資するような発達障害者や家族に対する専門的な相談・助言、②発達障害者に対する専門的な発達支援ならびに就労支援、③医療、保健、福祉、教育に関連する機関や民間団体への情報

注意欠陥多動性障害
「アメリカ精神医学会による診断基準（DSM-5）」の改定により、医学的な診断名は、下記に変更された。自閉症・アスペルガー症候群、その他の広汎性発達障害→自閉スペクトラム症／自閉症スペクトラム障害、学習障害→限局性学習症／限局性学習障害、注意欠陥多動性障害→注意欠如・多動症／注意欠如・多動性障害

発達障害者支援法の対象者
改正法では2条2項において「発達障害とは発達障害がある者であって発達障害及び社会的障壁により日常生活又は社会生活に制限を受けるもの」とされた。

提供や研修の実施、④上記の関係機関や民間団体との連絡調整、などが挙げられている。

その他、具体的な施策としては、市町村で行われる乳幼児健診や就学前健診等で、発達障害の早期発見に向けて必要な措置を講じること、また、発達障害者の診断や支援を行うことができる病院や診療所を設置することが義務づけられている。保育や教育においても、発達障害児に対して、適切な配慮や支援が行えるような体制を整備することが明記された。この法律の成立に伴い、国が当時進めていた子どもたちのさまざまな教育的ニーズに応じた支援体制整備のための「特別支援教育体制推進事業」においても、乳幼児期から就労に至るまでの一貫した体制整備にむけて幼稚園から高等学校まで支援の対象が拡大された。

また、**発達障害者の就労支援**をするための必要な体制整備を行うとともに、公共職業安定所、地域障害者職業センター、障害者就業・生活支援センター、社会福祉協議会、教育委員会等の関係機関や民間団体が相互に連携することも挙げられている。さらに特徴的な点として、家族支援が明記されたことが挙げられる。都道府県市町村は児童相談所等関係機関と連携して、保護者に対して相談・助言等の支援を行うとしている。こうした背景には、障害に対する周囲の偏見や誤解、保護者の精神疾患（うつ病等）の罹患率の高さ、虐待のハイリスク群といった問題があり、当事者だけでなく家族全体を見守り支援をしていくことが発達障害者の福祉の増進には必要不可欠であるという現状がある。

［5］発達障害児者支援に関連する法律

（1）児童福祉法

18歳未満の児童に対する福祉に関する基本的な原則を明文化した**児童福祉法**は1947（昭和22）年に制定された。この法律に基づき、児童相談所、児童福祉施設等が設置され、障害のある子どもの相談や療育等が行われている。2005（平成17）年に障害者自立支援法が成立して以降、障害児への福祉施策は、施設に関わる事項は児童福祉法、事業に関わる事項は障害者自立支援法に基づき提供されることになったが、2010（平成22）年には、「障がい者制度改革推進本部等における検討を踏まえて障害保健福祉施策を見直すまでの間において障害者等の地域生活を支援するための関係法律の整備に関する法律」（以後、改正法）が成立し、発達障害が対象と明記されたとともに、障害児に対する施設・事業は、児童福祉法に根拠規定が一本化された。

改正法では障害児支援が強化され、放課後等デイサービス、児童発達支

教育現場における支援
改正法では「個別の教育支援計画の作成及び個別の指導に関する計画の作成の推進」や「いじめの防止等のための対策の推進」についても明記されている。

発達障害者の就労支援
改正法では実施主体に国も追加し、個々の特性に応じた適切な就労の機会の確保だけでなく「就労の定着」のための支援に努めることも明記された。

援、保育所訪問等支援、などが創設された。また、従来の障害児通園施設は、**児童発達支援センター**として地域の障害児への支援の拠点として位置づけられることになった。児童発達支援は、手帳取得などの障害認定がなくても利用が可能となることから、明確な診断の有無にかかわらず、子育てのしにくさを抱えた保護者および発達障害児を支えていく事業として期待されている。

(2) 障害者自立支援法（障害者総合支援法）と障害者基本法の改正

　2005（平成17）年に障害者自立支援法が成立した際には、発達障害はその対象者として明記されていなかった。2010（平成22）年に改正法が成立し、障害者の範囲が見直され、発達障害が対象となることが明文化された。また、2011（平成23）年には、障害者基本法の一部を改正する法律が成立し、精神障害の中に発達障害を含むことが明記され、日本における障害者施策の基本的な枠組みの中に、明確に位置づけられることになった。改正法の成立後、知的障害のない発達障害と精神障害者保健福祉手帳の問題が整理され、「障害や社会的障壁により継続的に日常生活又は社会生活に相当の制限をうける状態」であれば、精神障害者保健福祉手帳の交付を受けられるようになっている。

(3) 子ども・子育て支援法

　2012（平成24）年に、子ども・子育て支援法が成立した（2015〔平成27〕年施行）。これは、少子化や子育て家庭の孤立化といった問題に対応するため、子どもの教育や保育等の総合的な提供を推進し、家庭の経済的負担の軽減、保育の量的拡大、地域での子ども・子育て支援事業の充実を図るものである。2019（令和元）年には、一部が改正され幼児教育・保育が無償化されることとなった。幼稚園、こども園、保育所の他、児童発達支援のサービスを利用する場合の利用料も無償化の対象となり、子どもの発達に不安のある保護者と子どもがより利用しやすい体制となった。身近な地域で、より丁寧な支援を早期から受けられることになり、子育て支援の充実のみならず、発達障害の早期発見や早期支援が促進していくことも期待される。

E. 医療的ケア児支援法

［1］医療的ケア児支援法の制定過程と背景

　医療的ケア児は、**医療技術の進歩**等を背景に1990年代から顕著に出現してきた子どもたちである。実際の生活や教育の場面において、医療的ケアを必要とすることにより生活の困難さが生じている一方で、身体的な障

医療的ケア児支援法
正式名称は「医療的ケア児及びその家族に対する支援に関する法律」。

害も知的な障害もなく、いわゆる障害児者のカテゴリーや分類にはいらない子どもたちも存在している。つまり制度の隙間に埋もれている子どもたちだった。生活の支援に障害福祉サービス等が利用できない、保育・教育を受けたくても断られることがある。既存の公的サービス・制度も受けにくいばかりか、それだけでは支援が不十分な状況にある。さらに、生活・教育・福祉のことについて相談できる人につながらない困難さもあった。このように医療的ケア児がその子らしく生きることができ、その子育ても含めた環境はほとんど整っていないという状態だった。そのなかで、子どもの年齢が高くなるにつれてより問題が複雑化・深刻化し、かかる家族の負担も重くなっていた。

　そのため関係事業者によるネットワークが全国でいくつも組織され、さらに全国各地で実態調査が都道府県等で実施され、また当事者の家族自身が児童発達支援事業を立ち上げ医療的ケア児の日中活動の場（社会資源）を創り、政治の世界でも医療的ケアに関する超党派の勉強会が行われていた。このようにいろいろなレベルや分野でさまざまな動きが展開されていくほどに、社会問題として深刻化していったといえる。そうやって当事者自身も含めた幅広い関係する人たちや機関間がつながりながら、成功体験や情報を交流・共有しつつ要望運動を展開することで状況が動いた。

　2016（平成28）年、児童福祉法が改正となる。児童福祉法56条の6第2項で医療的ケア児を「医療を要する状態にある障害児」として法的に位置づけさせ、さらに「地方公共団体は、…医療を要する状態にある障害児が、その心身の状況に応じた適切な保健、医療、福祉その他の各関連分野の支援を受けられるよう、保健、医療、福祉その他の各関連分野の支援を行う機関との連絡調整を行うための体制の整備に関し、必要な措置を講ずるように努めなければならない」と、医療的ケア児の支援体制整備を地方公共団体の「努力義務」として規定した。同時に、関係府省部局長連名通知も発出することになった。2019（平成31）年には、「医療的ケア児等総合支援事業」を新たに定め、医療的ケア児等コーディネーターの配置や医療的ケア児の支援者養成等の事業を進めてきていた。そして2021（令和3）年6月、議員立法として提案された「医療的ケア児及びその家族に対する支援に関する法律」は、衆参ともに全会一致で可決された。

［2］法の目的

　この法の目的は、1条で「医療的ケア児の健やかな成長を図るとともに、その家族の離職の防止に資し、もって安心して子どもを産み、育てることができる社会の実現に寄与すること」とする。医療的ケア児のみならず、

医療的ケア児
医療的ケア児という表現を医療的ケア児支援法では定義を明確にしたが、言葉そのものを直接言い換えると「医療的ケアの児童」となり、その子の存在自身までも「医療的ケア」と位置づけている意味にも受けとれる。その子の人格までもひとくくりにして「医療的ケア」に収斂するような表現は再考し、よりふさわしい表現への検討をすべきである。

医療技術等の進歩
NICUとは、「Neonatal Intensive Care Unit」の頭文字をとった略語で「新生児特定集中治療室」を意味する。
1970（昭和45）年にこのNICUが設置されはじめ、1970年代後半に周産期母子センター、母子総合医療センターが開設していく。この環境が整うことにあわせて、新生児医療が大きく発展していく。そのことは新生児死亡率がそれを物語っている。今では1.9（対1000人比）と低く、世界でもトップクラスである（5位）。

議員立法
従来、わが国の立法では、内閣立法が中心を占めているが、「議員によって法律案が発議され、成立した法律」は、「内閣立法」と対比する趣旨で「議員立法」と呼ばれている。

健やかな成長
「医療的ケア児の健やかな成長を図る」のではなく、「成長と発達を図る」と自らの能動的主体的な自分づくりを尊重するという人権保障としての表現になっていないのは残念な点である。

家族自身の「はたらく」「生きる」をあわせて支援する法律として目的に
掲げていることは特徴的である。

［3］法の対象（その定義と対象とする年齢）

　2条で「医療的ケア」を「人工呼吸器による呼吸管理、喀痰吸引その他
の医療行為」として、「医療的ケア児」を「恒常的に医療的ケアを受ける
ことが不可欠である児童」として定義した。児童福祉法では「医療を要す
る状態にある障害児」であったものを「医療的ケア児」にした。

　また「医療的ケア児」は、「児童」のことを指すと定義づける。このこ
とには疑問が残る。つまり子育てにおける困難性が高いことは確かだが、
成人期以降生きている医療的ケアが必要な人はいる。生活介護などの障害
福祉サービスを利用し日中活動を生きがいや働きがいにしている人や一人
暮らしをしている人もいる。この法が対象を「児童」とするがゆえに医療
的ケアが必要な大人の人たちの支援にまで言及できないものにしている。

［4］内容・実施拠点

　法の内容は、医療的ケア児およびその家族に対する支援に係る施策を講
ずるために「居住する地域にかかわらず等しく適切な支援を受けられるよ
うにすること」とした。児童福祉法で医療的ケア児の支援体制整備を、地
方公共団体の「努力義務」と規定していたが、この法においてはさらに踏
み込んで、4条で国に「施策を総合的に実施する責務」、5条で地方公共団
体に「施策を実施する責務」があることを明確化した。そして、その業務
を「**医療的ケア児支援センター**」が行うとした。支援センター設置の法的
な明確化は、今後の支援充実にとっては大きな前進といえる。

責務内容
①相談体制の整備（専門
的な相談・情報提供・助
言）（関係機関への情報
提供および研修）②情報
共有の促進（関係機関お
よび民間団体との連絡調
整）

［5］法の課題

　この法における国や地方公共団体の医療的ケア児の支援体制整備につい
ては「責務」として明確化したものの、やはり法を児童の範囲にとどめた
ことは大きな矛盾である。3条3項でこのことに触れてはいるものの、年
齢で一線を画して「責務」から「配慮」という形で成人期以降の支援の公
的責任性を後退させている。この法が「児童」に限定した理由は不明だが、
この法の付則の2条で「施行後3年を目途として」「検討が加えられ、必
要な措置が講ぜられるものとする。」とされていることから、まずは児童
の施策から充実させながら、シームレスに成人期以降の継続的な支援体制
の整備を検討していくことを明確にしてほしいところである。

F. 医療観察法

[1] 医療観察法の沿革

「心神喪失等の状態で重大な他害行為を行った者の医療及び観察等に関する法律」（以下、医療観察法）は、**心神喪失**または**心神耗弱**の状態で重大な他害行為を行った者に対し、適切な医療を提供し**社会復帰**を促進することを目的とした法である（医療観察法１条）。

精神障害者および精神障害の疑いのある者によって重大な他害行為が行われる事件が発生するたびに、これらの者への処遇に関する議論が行われてきたが、罪を犯すおそれのある者の身柄を拘束し、社会の安全に資する保安処分には、**責任主義**に反することや障害者差別を助長する等の批判が強く、導入が見送られてきた。しかし、**措置入院**制度では、精神科病院に入院し治療を受けさせる等の措置をとるにとどまり、司法が関与せず入退院の判断が個別の精神科医に委ねられることや、社会復帰のための退院調整や退院後の医療の継続を確保する手段がなく、長期入院や治療中断等の問題が生じることなどが指摘されていた。**池田小学校事件**の被告人が精神科の通院歴があったことを契機にこの議論が再燃し、適切な医療の確保と社会復帰の促進という行為者本人保護を目的とすることを前面に出すことにより保安処分との批判をかわし、医療観察法は 2003（平成 15）年に制定され、2005（平成 17）年 7 月に施行されるに至った。

[2] 医療観察法の概要

（1）対象者

重大な他害行為を行った者であり、かつ心神喪失・心神耗弱であることが認められ、検察官による不起訴処分や裁判所による無罪および減軽の確定判決を受けた者である（2 条 2 項）。

（2）審判

対象者に対し、検察官は地方裁判所に申立てを行い、審判が開始される（33 条）。審判は、裁判官と**精神保健審判員**（学識経験のある**精神保健判定医**）各１名による合議により行われ（11 条）、必要な場合に**精神保健参与員**（精神保健福祉士等、15 条）の意見を聴取し（36 条）、医療観察制度の処遇の要否について精神保健判定医による鑑定を行わせ、意見を聴取する（37 条）。

裁判所はこれらの審理に基づき、入院決定、通院決定、不処遇のいずれかの決定を行う（42 条）。

心神喪失
精神障害のために是非善悪を区別する能力と、これに従って行動を制御する能力を欠く状態にあること。

心神耗弱
精神障害のために是非善悪を区別する能力と、これに従って行動を制御する能力が著しく低い状態にあること。

責任主義
犯罪を構成する行為を行った時点において、行為者が心神喪失または心神耗弱の状態にあったと認められる場合は、行為者に責任能力を問うことができないとする刑事法の原則。

措置入院
「精神保健及び精神障害者福祉に関する法律」に基づく。

池田小学校事件
2001（平成 13）年、精神科に通院歴があった男が校内に侵入し、児童 8 名を殺傷した事件。

重大な他害行為
殺人、放火、強盗、強制性交、強制わいせつ（以上の未遂も含む）、傷害の 6 罪種。

図 4-2-1　医療観察法の仕組み

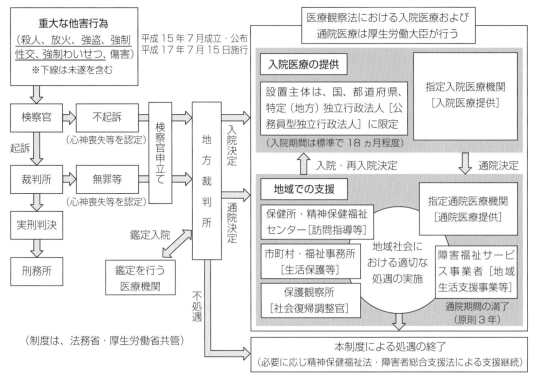

出典）厚生労働省ウェブサイトをもとに作成.

社会復帰調整官
保護観察所に勤務し、精神障害者の保健および福祉等に関する専門的知識に基づき、心神喪失等の状態で重大な他害行為を行った人の社会復帰を促進するため、生活環境の調査、生活環境の調整、精神保健観察等の業務に従事する。精神保健福祉士か実務経験のある社会福祉士等から任用される。

入院期間の長期化
入院対象者（計741人）の入院期間は、1年未満249人（34%）、1〜2年未満216人（30%）、2〜3年未満128人（17%）、3〜4年未満49人（7%）、4〜5年未満24人（3%）、5〜6年未満26人（4%）、6〜12年37人（5%）となっている（厚生労働省社会・援護局障害保険福祉部精神・障害保健課医療観察法医療体制整備推進室調べ、2017年4月現在）。

(3) 入院決定・通院決定後の医療と生活環境調整

　入院決定を受けた者は厚生労働大臣の定める**指定入院医療機関**へ入院し、通院決定を受けた者は厚生労働大臣の定める**指定通院医療機関**へ通院し、医療を受けなければならない（43条）。退院後・通院中には地域での継続した支援が実施される。この中核の役割を担う**社会復帰調整官**は、保護観察所に置かれ、生活環境の調査や調整、処遇の実施計画の策定、精神保健観察の実施につき、指定医療機関や保健所、福祉事務所、障害福祉サービス事業者との連携をとりながら支援を行う（**図4-2-1**）。

[3] 医療観察法の課題

　医療観察法制定後、精神保健福祉サービス等の体制の整備と関係機関の連携が進められてきた地域においては、関係者の努力もあいまって、対象者の**社会復帰**が一段と進められてきた。しかし、このような体制整備がいまだ不十分な地域との間の地域間格差の解消や、治療が難しく入院期間が長期化している対象者への処遇など、解決すべき課題が残されている。

G. 難病者および小児慢性特定疾病児に関する法

[1] 法の制定過程

　難病対策はその開始当初から法的根拠を持たない予算事業として進められてきたが、2009（平成21）年を境に予算は増えず対象拡大もされないままとなっていた。そのため難病患者からは、医療費助成対象となる疾患数が依然として少なく、**難病の4要素**を満たしても対象外となる疾患を幅広く難病指定すべきとする声や、医療や研究のみならず、福祉や就労までも含めた総合的対策を求める声があがっていた。それに加え、都道府県からは医療費助成の財源について、本来国の負担分である予算まで都道府県が超過負担している状況について、早急な解消を求める声があがっていた。こうした難病対策の多くの課題を解消するため、2011（平成23）年9月より厚生科学審議会疾病対策部会難病対策委員会（以下、難病対策委員会）において、難病対策の抜本的見直しに向けた検討が始まった。

　難病対策委員会は2年以上にわたる検討の末、2013（平成25）年12月に「難病対策の改革に向けた取組について（報告書）」をとりまとめ、難病対策の法制化を提言した。同報告書は、「希少・難治性疾患は遺伝子レベルの変異が一因であるものが少なくなく、人類の多様性の中で、一定の割合発生することが必然であり、その確率は低いものの、国民の誰にでも発症する可能性があることから、希少・難治性疾患の患者・家族を我が国の社会が包含し、支援していくことが、これからの成熟した我が国の社会にとってふさわしいことを基本的な認識」として議論を重ねるとあり、難病患者たちは基本的認識が具体化された法律の制定を期待した。

　一方、このような難病対策委員会の議論を踏まえた**社会保障制度改革国民会議**の報告書は、「医療費助成については、消費税増収分を活用して、将来にわたって持続可能で公平かつ安定的な社会保障給付の制度として位置づけ、対象疾患の拡大や都道府県の超過負担の解消を図るべきである」としたうえで、「ただし、社会保障給付の制度として位置づける以上、公平性の観点を欠くことはできず、対象患者の認定基準の見直しや、類似の制度との均衡を考慮した自己負担の見直し等についても併せて検討することが必要である」と指摘した。その後、2013（平成25）年8月に閣議決定された「社会保障制度改革推進法第4条の規定に基づく『法制上の措置』の骨子について」に法制化措置が盛り込まれ、2014（平成26）年2月に医療費助成制度の義務的経費化や対象疾患の拡大とそれに伴う負担の見直しなどを盛り込んだ「難病の患者に対する医療等に関する法律案」が国会に提出され、同年5月23日に成立した（**図4-2-2**）。

難病の4要素
①希少性、②原因不明、③効果的な治療方法未確立、④生活面への長期にわたる支障。

119

図 4-2-2　難病の患者に対する医療等に関する法律（平成 26 年 5 月 23 日成立）

趣旨

　持続可能な社会保障制度の確立を図るための改革の推進に関する法律に基づく措置として、難病の患者に対する医療費助成^(注)に関して、法定化によりその費用に消費税の収入を充てることができるようにするなど、公平かつ安定的な制度を確立するほか、基本方針の策定、調査及び研究の推進、療養生活環境整備事業の実施等の措置を講ずる。
（注）これまでは法律に基づかない予算事業（特定疾患治療研究事業）として実施していた。

概要

（1）基本方針の策定
　•厚生労働大臣は、難病に係る医療その他難病に関する施策の総合的な推進のための基本的な方針を策定。
（2）難病に係る新たな公平かつ安定的な医療費助成の制度の確立
　•都道府県知事は、申請に基づき、医療費助成の対象難病（指定難病）の患者に対して、医療費を支給。
　•指定難病に係る医療を実施する医療機関を、都道府県知事が指定。
　•支給認定の申請に添付する診断書は、指定医が作成。
　•都道府県は、申請があった場合に支給認定をしないときは、指定難病審査会に審査を求めなければならない。
　•医療費の支給に要する費用は都道府県が支払い、国は、その 2 分の 1 を負担。
（3）難病の医療に関する調査及び研究の推進
　•国は、難病の発病の機構、診断及び治療方法に関する調査及び研究を推進。
（4）療養生活環境整備事業の実施
　•都道府県は、難病相談支援センターの設置や訪問看護の拡充実施等、療養生活環境整備事業を実施できる。

施行期日

平成 27 年 1 月 1 日
※児童福祉法の一部を改正する法律（小児慢性特定疾患の患児に対する医療費助成の法定化）と同日

難病医療法（難病法）
正式名称は、「難病の患者に対する医療等に関する法律」。厚生労働省は「難病法」と略している。しかしながら、法律の内容は、「持続可能な社会保障制度の確立を図るための改革の推進に関する法律に基づく措置として、難病の患者に対する医療費助成に関して、法定化によりその費用に消費税の収入を充てることができるようにするなど、公平かつ安定的な制度を確立するほか、基本方針の策定、調査及び研究の推進、療養生活環境整備事業の実施等の措置を講ずるもの」とあり、医療法が本質なので、この本では、「難病医療法（難病法）」と表記する。

　また、小児慢性特定疾患についても 2012（平成 24）年 9 月より難病対策委員会の検討と連動する形で社会保障審議会の児童部会に小児慢性特定疾患児への支援のあり方に関する専門委員会が設置され、制度の見直し作業が進められた。小児慢性特定疾患に対する施策は、すでに 2005（平成 17）年に児童福祉法に位置づけられており、法的根拠をもつ施策として進められていた。しかし、医療費助成の財源は裁量的経費であったことから、公平かつ安定的な制度の確立を図るための義務的経費化や自立支援の充実等とこれらの施策拡充に伴う負担の見直しなどを盛り込んだ児童福祉法の一部を改正する法律案が国会に提出され、2014（平成 26）年 5 月 23 日に成立した。

［2］難病医療法（難病法）

（1）目的

　難病医療法の 1 条では、「この法律は、難病（発病の機構が明らかでなく、かつ、治療方法が確立していない希少な疾病であって、当該疾病にかかることにより長期にわたり療養を必要とすることとなるものをいう。以

下同じ。）の患者に対する医療その他難病に関する施策（以下「難病の患者に対する医療等」という。）に関し必要な事項を定めることにより、難病の患者に対する良質かつ適切な医療の確保及び難病の患者の療養生活の質の維持向上を図り、もって国民保健の向上を図ることを目的とする」とあり、難病の定義を定めたうえで、国民保健の向上を目的とする疾病対策であることが明示されている。また、2条の基本理念では、難病の克服が

図4-2-3　難病の患者に対する医療等の総合的な推進を図るための基本的な方針　概要

難病の患者に対する医療等に関する法律（平成26年法律第50号。以下「法」という。）4条1項に基づき、難病の患者に対する医療等の総合的な推進を図るための基本的な方針を定める。

1. 難病の患者に対する医療等の推進の基本的な方向
- 難病は、一定の割合で発症することが避けられず、その確率は低いものの、国民の誰にでも発症する可能性があり、難病の患者及びその家族を社会が包含し、支援していくことがふさわしいことを基本認識として、広く国民の理解を得ながら難病対策を計画的に推進。
- 法の基本理念にのっとり、難病の克服を目指し、難病の患者が長期にわたり療養生活を送りながらも社会参加の機会が確保され、地域で尊厳を持って生きることができるよう、共生社会の実現に向けて、社会福祉その他の関連施策と連携しつつ、総合的に施策を実施。
- 社会の状況変化等に的確に対応するため、難病対策の実施状況等を踏まえ、少なくとも5年ごとに本方針に再検討を加え、必要があると認めるときは見直しを実施。

2. 難病の患者に対する医療費助成制度に関する事項
- 難病の患者に対する医療費助成制度は、法に基づいて適切に運用するとともに適宜見直し。
- 指定難病については、定められた要件を満たす疾病を対象とするよう、疾病が置かれた状況を踏まえつつ、指定難病の適合性について判断。併せて、医学の進歩に応じ、診断基準等も随時見直し。
- 医療費助成制度が難病に関する調査及び研究の推進に資するという目的を踏まえ、指定難病の患者の診断基準や重症度分類等に係る臨床情報等を適切に収集し、医療費助成の対象とならない指定難病の患者を含む指定難病患者データに係る指定難病患者データベースを構築。

3. 難病の患者に対する医療を提供する体制の確保に関する事項
- できる限り早期に正しい診断ができる体制を構築。
- 診断後はより身近な医療機関で適切な医療を受けることのできる体制を確保。
- 難病の診断及び治療には、多くの医療機関や診療科等が関係することを踏まえ、それぞれの連携を強化。

4. 難病の患者に対する医療に関する人材の養成に関する事項
- 難病に関する正しい知識を持った医療従事者等を養成することを通じて、地域において適切な医療を提供する体制を整備。

5. 難病に関する調査及び研究に関する事項
- 難病対策の検討のために必要な情報収集を実施。
- 難病の医療水準の向上を図るため、難病患者の実態を把握。
- 難病の各疾病について実態や自然経過等を把握し、疾病概念の整理、診断基準や重症度分類等の作成や改訂等に資する調査及び研究を実施。
- 指定難病患者データベースを医薬品等の開発を含めた難病研究に有効活用できる体制に整備。

6. 難病の患者に対する医療のための医薬品、医療機器及び再生医療等製品に関する研究開発の推進に関する事項
- 難病の克服が難病の患者の願いであることを踏まえ、難病の病因や病態を解明し、難病の患者を早期に正しく診断し、効果的な治療が行えるよう研究開発を推進。
- 患者数が少ないために開発が進みにくい医薬品、医療機器及び再生医療等製品の研究開発を積極的に支援。

7. 難病の患者の療養生活の環境整備に関する事項
- 難病の患者の生活上の不安が大きいことを踏まえ、難病の患者が住み慣れた地域において安心して暮らすことができるよう、難病相談支援センター等を通じて難病の患者を多方面から支えるネットワークを構築。
- 地域の様々な支援機関と連携して難病の患者に対する支援を展開している等の先駆的な取組を行う難病相談支援センターに関する調査及び研究を行い、全国へ普及。

8. 難病の患者に対する医療等と難病の患者に対する福祉サービスに関する施策、就労の支援に関する施策その他の関連する施策との連携に関する事項
- 難病の患者が地域で安心して療養しながら暮らしを続けていくことができるよう、医療との連携を基本としつつ、福祉サービスの充実などを図る。
- 難病の患者の雇用管理に資するマニュアル等を作成し、雇用管理に係るノウハウを普及するとともに、難病であることをもって差別されない雇用機会の確保に努めることにより、難病の患者が難病であることを安心して開示し、治療と就労を両立できる環境を整備。

9. その他難病の患者に対する医療等の推進に関する重要事項
- 難病に対する正しい知識の普及啓発を図り、難病の患者が差別を受けることなく、地域で尊厳をもって生きることのできる社会の構築に努める。
- 保健医療サービス、福祉サービス等についての周知や利用手続の簡素化を検討。

目指され、同時に難病患者の社会参加の機会確保と地域社会における他の者との共生の実現のため、社会福祉やその他雇用などの関連する施策との有機的な連携のもとで総合的な施策が行われなければならないと規定している。

このように難病医療法は、疾病対策であるだけでなく、他の法律や施策と連携する形で難病患者の社会参加を推進しようとするものでもある（図4-2-3）。

(2) 対象

難病医療法では、従来の難病対策の考え方を踏襲し、難病を①発病の機構が明らかでない、②治療方法が確立していない、③希少な疾病、④長期にわたり療養を必要とする、といった要件に該当するものを対象としている。また、難病のうち医療費助成の対象となる**指定難病**の対象は、上記の要件に加え、①患者数が本邦において一定の人数に達しないこと、②客観的な診断基準が確立していることを満たしたうえで厚生労働大臣が指定したもの、となり、現在（2020〔令和2〕年8月）333疾病にまで拡大している。

(3) 法律の内容

厚生労働大臣が策定する基本方針に基づき、主に難病患者に対する医療の提供、調査および研究の推進、**療養生活環境整備事業**の実施等を行う。指定難病の医療費助成はすべての疾患について重症度分類が作成され、軽症患者は原則対象外となるが、1ヵ月の医療費総額が3万3,330円を超える月が年に3回以上ある場合は「高額な医療を継続することが必要な軽症者の取扱い」に該当する（軽症高額）患者として医療費の助成を受けることができる。また財源については、医療費の支給に要する費用が義務的経費となり、国と都道府県で100分の50ずつの負担となる。療養生活環境整備事業では難病相談支援センターが法定化されたものの、裁量的経費のままで100分の50以内の予算補助となる。

改正児童福祉法
正式名称は「児童福祉法の一部を改正する法律」。

[3] 改正児童福祉法

(1) 目的

従来の**小児慢性特定疾患事業**の目的を引き継ぎ、小児慢性特定疾病児童等の健全育成を目的とする。

(2) 対象

改正児童福祉法（**図4-2-4**）では、「児童又は児童以外の満二十歳に満たない者（以下、児童等という。）が当該疾病にかかつていることにより、長期にわたり療養を必要とし、及びその生命に危険が及ぶおそれがあるも

図 4-2-4　児童福祉法の一部を改正する法律の概要

法案提出の趣旨

　持続可能な社会保障制度の確立を図るための改革の推進に関する法律に基づく措置として、小児慢性特定疾病の患者に対する医療費助成に関して、その実施に要する経費に消費税の収入を充てることができるようにするなど、公平かつ安定的な制度を確立するほか、基本方針の策定、慢性疾病児童の自立支援事業の実施、調査及び研究の推進等の措置を講ずる。

法律の概要

（1）基本方針の策定
- 良質かつ適切な小児慢性特定疾病医療支援の実施その他の疾病児童等の健全な育成に係る施策の推進を図るための基本的な方針を定める。

（2）小児慢性特定疾病に係る新たな公平かつ安定的な医療費助成の制度の確立
- 都道府県・政令指定都市・中核市は、小児慢性特定疾病にかかっている児童等であって、当該疾病の程度が一定程度以上であるものの保護者に対し、申請に基づき、医療に要する費用（小児慢性特定疾病医療費）を支給。（現行の小児慢性特定疾病医療費助成は児童福祉法に基づく法律補助であるものの裁量的経費。今回、義務的経費化。）
- 医療費助成に要する費用は都道府県等の支弁とし、国はその2分の1を負担。
- その他、適正な医療費助成及び医療の質を担保する観点から、指定医療機関（都道府県が指定）制度等に関する規定を整備。
  ＞支給認定の申請に添付する診断書は、指定医が作成。
  ＞都道府県等は、支給認定をしないときは、小児慢性特定疾病審査会に審査を求める。

（3）小児慢性特定疾病児童等自立支援事業の実施
- 都道府県等は、相談支援など小児慢性特定疾病児童に対する自立の支援のための事業（※）を実施。
  （※）必須事業：小児慢性特定疾病児童等、その保護者その他の関係者に対する相談支援、必要な情報提供、助言　等
  　　任意事業：①レスパイト（医療機関等における小慢児童等の一時預かり）、②相互交流支援、③就労支援、④家族支援（家族の休養確保のための支援）等

（4）小児慢性特定疾病の治療方法等に関する研究の推進
- 国は、小児慢性特定疾病の治療研究など、慢性疾病にかかっている児童等の健全な育成に資する調査及び研究を推進。

施行期日

平成27年1月1日　※難病の患者に対する医療等に関する法律と同日

のであつて、療養のために多額の費用を要するものとして厚生労働大臣が社会保障審議会の意見を聴いて定める疾病」を対象としている。対象となる疾病は現在（2020〔令和2〕年8月）、762疾病まで拡大している。

（3）内容

　厚生労働大臣が定める基本方針に基づき、医療費の助成や自立支援、治療方法に関する研究の推進などを行う。**小児慢性特定疾病児童等自立支援事業**では、相談支援が必須事業として位置づけられている。財源については難病医療法とは異なり、医療費助成だけではなく自立支援に関する事業についても義務的経費となり、国と都道府県で2分の1ずつの負担となる。

小児慢性特定疾病児童等自立支援事業
他に任意事業として、①療養生活支援事業、②相互交流支援事業、③就職支援事業、④介護者支援事業、⑤その他の自立支援事業の実施、が例示されている。

　難病医療法および改正児童福祉法の施行により、医療費助成の対象疾病が順次拡大されている。また、法律の施行後に策定された基本方針に基づいて難病の医療提供体制のあり方がまとめられた他、児童から成人への移行にあたって課題となっていた移行期医療のあり方についても「小児慢性特定疾患児への支援の在り方に関する専門委員会」と「難病対策委員会」の2つの審議会の合同開催による検討が行われるなど、一定の前進が見られている。

　しかし、このように評価できる点も少なくない一方で、残された課題も多い。難病医療法では、希少疾病の治療法を確立するための研究促進と、難病患者の生活を支える福祉的支援を従来の難病対策と同様の枠組みで行おうとしているが、それは患者数の多い難治性疾患や研究対象にならない疾病は法律の対象となりえないことを意味する。

　改正児童福祉法については、健全育成の観点から難病医療法（難病法）よりも幅広い概念で対象疾患が選ばれているが、成人については制度の対象外となる成人移行の問題（トランジション）が依然として残されている。

　これら多岐にわたる課題の解消に向けては、患者数や年齢、研究の必要性の有無で区切られることのない、慢性疾患を抱える人への医療・福祉や雇用などあらゆる政策のあり方について、日本が批准し、国内実施状況に関する審査も控えている障害者権利条約の内容を踏まえた検討が必要だろう。

3. 差別の禁止・差別是正措置・権利擁護

A. 障害者虐待防止法

［1］ 障害者虐待防止法制定に至るまでの経緯

　日本の虐待防止法制は、児童虐待（2000〔平成12〕年）、配偶者間の暴力（2001〔平成13〕年）、高齢者虐待（2006〔平成18〕年）を対象としたものが先行しており、障害者を対象としたものは遅れていた。ようやく制定・施行された「障害者虐待の防止、障害者の養護者に対する支援等に関する法律」（以下、障害者虐待防止法という。2011〔平成23〕年6月制定、2012〔平成24〕年10月施行）であるが、その制定に至る契機には、大きく次の2つが挙げられよう。

　まず、**障害者権利条約**に日本が批准するための条件として、政府が「家庭の内外におけるあらゆる形態の搾取、暴力及び虐待（性別に基づくものを含む。）から障害者を保護するための」あらゆる措置をとることが求められている（16条）。この条項により条約批准に向けた国内法の整備が求められており、障害者虐待防止法の制定は条約批准に向けた措置の1つである。

　このように障害者権利条約批准が法整備の直接的な契機であるとしても、障害者が被害者となる虐待事件が頻発しており、関係者の努力により講じられた再発防止策も新たな虐待事件を抑止するに至らず、障害当事者の要求があったこともまた重要な契機の1つであると言えよう。1983（昭和58）年の**宇都宮病院事件**を皮切りに、1990年代にはアカス紙器（水戸パッケージ）事件、**サン・グループ事件**、白河育成園事件、大和川病院事件と、障害者虐待事件が次々と発覚した。これら数々の虐待事件は、いずれの事件も①被害者の被害認識の乏しさ（被害者はその障害ゆえに虐待であると認識しづらい）、②被害者の被害申告の困難さ（被害者が虐待の事実を申告するなど虐待を受けていることを外部に訴えることが、その障害ゆえに困難である）、③行政機関の不作為（仮に被害者が外部に被害状況を訴えることができたとしても、これを受けた諸機関がその訴えを真摯に受け止めず放置する）、④密室性（虐待行為は往々にして密室で行われ、加害者による隠蔽や口封じにより被害が外部へ露見しにくい）が虐待行為の発見を遅らせ、外部の支援者等による被害者支援や内部告発があって初めて事件化したという共通した経過をたどっている。

　これらの事件を通じ、障害者は病院・施設内、雇用の場にかかわらず権利侵害にさらされるおそれがあることが広く認知され、またサン・グループ事件では行政機関の不作為による国家賠償責任が認められたこともあって、各地で権利擁護センターの設置や総合相談窓口の設置などの対策がとられてきた。しかし、障害者の虐待事件はその後も発生し続けており、法制化も含めた抜本的な対策が求められていた。

[2] 障害者虐待防止法の概要

(1) 目的

　「障害者に対する虐待が障害者の尊厳を害するものであり、障害者の自立及び社会参加にとって障害者に対する虐待を防止することが極めて重要」であり、「障害者に対する虐待の禁止、障害者虐待の予防及び早期発見その他の障害者虐待の防止等に関する国等の責務、障害者虐待を受けた障害者に対する保護及び自立の支援のための措置、養護者の負担の軽減を

サン・グループ事件
滋賀県にあった肩パッド製造工場の社長が、従業員の知的障害者に対し暴力、賃金不払い、年金横領などの虐待を行っていた事件。1996（平成8）年に社長が逮捕され実刑判決を受けた。

図ること等の養護者に対する養護者による障害者虐待の防止に資する支援（中略）のための措置等を定めることにより、障害者虐待の防止、養護者に対する支援等に関する施策を促進し、もって障害者の権利利益の擁護に資すること」である（1条）。

（2）対象となる障害者

障害者基本法に定義される障害者、すなわち「身体障害、知的障害、精神障害（発達障害を含む。）その他の心身の機能の障害がある者であつて、障害及び社会的障壁により継続的に日常生活又は社会生活に相当な制限を受ける状態にあるもの」である（障害者基本法2条1項）。

（3）虐待を禁止される者・通報対象となる者と虐待行為

障害者に対する虐待は「何人も<ruby>何人<rt>なんびと</rt></ruby>」禁止される（障害者虐待防止法3条）。このうち、通報対象となる者は養護者（第2章）、障害者福祉施設従事者等（第3章）、障害者を雇用する使用者（第4章）である。

通報対象となる虐待行為については、それぞれ5つの類型を示している（2条6項〜8項、**表4-3-1**）。

なお、18歳未満の障害者に対する養護者による虐待の場合は、通報対象とならない（7条1項）。

（4）通報義務者およびその通報先と通報後の対応スキーム

障害者虐待を受けたと思われる障害者を発見した者には通報義務が課され、市町村へ通報しなければならない（7条1項、16条1項、22条1項）。使用者による虐待の場合は都道府県も通報先となる（22条1項）。虐待を受けた障害者本人がこれらの通報先へ通報することもできる（7条2項、16条2項、22条2項）。窓口は「**市町村障害者虐待防止センター**」「**都道府県障害者権利擁護センター**」であり、市町村・都道府県の部局または施設にセンターとしての機能を果たさせる（32条、33条、36条、37条）。

児童虐待防止法（児童虐待の防止等に関する法律）との違い
児童虐待防止法には、経済的虐待について禁止する規定がない。また、養護者（保護者）に対する支援という観点は盛り込まれていない。

高齢者虐待防止法（高齢者虐待の防止、高齢者の養護者に対する支援等に関する法律）との違い
高齢者虐待防止法において通報対象となる虐待行為者は、養護者と養介護施設従事者等である。

DV防止法（配偶者からの暴力の防止及び被害者の保護等に関する法律）との違い
DV防止法において保護命令の対象となる暴力は、「身体に対する暴力又はこれに準ずる心身に有害な影響を及ぼす言動」であり、ネグレクトや経済的虐待については含まれない。また、暴力を行う行為者に対する支援という観点は盛り込まれていない。

経済的虐待
障害者の親族が行う場合も通報対象となる（2条6項2号）。

表4-3-1　通報対象となる虐待行為

身体的虐待	障害者の身体に外傷が生じ、もしくは生じるおそれのある暴行を加え、または正当な理由なく障害者の身体を拘束すること。
性的虐待	障害者にわいせつな行為をすること、または障害者をしてわいせつな行為をさせること。
心理的虐待	障害者に対する著しい暴言または著しく拒絶的な対応、その他の障害者に著しい心理的外傷を与える言動を行うこと。
ネグレクト	障害者を衰弱させるような著しい減食または長時間の放置、養護者以外の同居人、障害者福祉施設利用者である他の障害者、当該事業所に使用される他の労働者による身体的虐待・性的虐待・心理的虐待を放置する等、養護を著しく怠ること。
経済的虐待	障害者の財産を不当に処分すること、その他障害者から不当に財産上の利益を得ること。

通報を受けた後の対応は、養護者による虐待の場合は市町村は事実確認と市町村障害者虐待対応協力者との間の協議（9条1項）、立入調査（11条）の権限を行使し、一時保護・後見審判請求等の措置をとることができる（9条2項・3項）。障害者福祉施設従事者による虐待の場合は、市町村は都道府県に報告し、都道府県が適切な権限の行使を行い（19条）、措置等を公表する（20条）。使用者による虐待の場合は、市町村から都道府県へ通知し、都道府県は都道府県労働局へ報告する（24条）。都道府県労働局は適切な権限の行使を行い（26条）、厚生労働大臣が措置等を公表する（28条）（図4-3-1）。

(5) 国・地方公共団体・国民および関係機関の責務

国または地方公共団体は、障害者虐待の予防、早期発見、被虐待障害者に対する支援、養護者に対する支援を行うため、関係省庁相互間や関係機関、民間団体との間の連携の強化、民間団体の支援等の体制の整備を行う責務（4条）、虐待防止に関する専門的知識および技術を有する人材等の確保および資質の向上を図るため、職員研修等の必要な措置を講じる責務（4条2項）が課されている。この他、通報義務、人権侵犯事件に係る救済制度等についての広報・啓発（4条3項）を行うものとされる。

また、国民（5条）、障害者福祉施設、学校、医療機関、保健所その他障害者福祉に関係のある団体、障害者福祉施設従事者等、学校の教職員、医師、歯科医師、保健師、弁護士その他障害者の福祉に職務上関係のある者、使用者（6条2項）は、国・地方公共団体の行うこれらの施策に協力する責務を負う。

障害者虐待の早期発見の努力義務が課される者は、国および地方公共団体の障害者の福祉に関する部局や関係機関（6条1項）、障害者福祉施設、

図4-3-1　虐待通報を受けた後の対応スキーム

養護者による障害者虐待	障害者福祉施設従事者等による障害者虐待	使用者による障害者虐待
［市町村の責務］相談等、居室確保、連携確保	［設置者等の責務］当該施設等における障害者に対する虐待防止等のための措置を実施	［事業主の責務］当該事業所における障害者に対する虐待防止等のための措置を実施
［スキーム］ 虐待発見 →通報→ 市町村 ①事実確認（立入調査等） ②措置（一時保護、後見審判請求）	［スキーム］ 虐待発見 →通報→ 市町村 →報告→ 都道府県 ①監督権限等の適切な行使 ②措置等の公表	［スキーム］ 虐待発見 →通報→ 市町村 →通知→ 都道府県 →報告→ 労働局 ①監督権限等の適切な行使 ②措置等の公表

出典）厚生労働省ウェブサイトをもとに作成.

学校、医療機関、保健所その他障害者福祉に関係のある団体、障害者福祉施設従事者等、学校の教職員、医師、歯科医師、保健師、弁護士その他障害者の福祉に職務上関係のある者、使用者である（6条2項）。

市町村障害者虐待防止センター・都道府県障害者権利擁護センターは、通報および届出の受理や障害者や養護者に対する相談・指導・助言・養護者に対する支援を行う（32条、33条、36条、37条）。

この他、就学する障害者、保育所等に通う障害者、医療機関を利用する障害者については、学校長や保育所長、医療機関の管理者が虐待防止のために必要な措置を講ずることとされる（29条～31条）。

［3］障害者虐待防止法に基づく対応状況と課題

厚生労働省の調べによると、市町村等に通報のあった虐待のうち最も多いのが身体的虐待であり、心理的虐待が続く。また、被虐待者を保護するために虐待者である養護者と分離したかどうかについてはほぼ均衡している。虐待の程度についても、軽度のうちに対応したものが半数を超える。

また、市町村障害者虐待防止センターや都道府県障害者権利擁護センターでは、保育所、学校、医療機関、官公署などの障害者虐待防止法が規制対象としていない主体による障害者虐待についても相談に応じているところがある。施行後3年目をめどに法の見直しを行うとしているが（附則2条）、障害者との間で支配被支配関係に陥りやすいこれらの主体を直接の規制対象に含めることも検討課題とすべきであろう。

B. 障害者差別解消法

［1］障害者差別解消法制定までの経緯

障害があることを理由として不利益な取扱いを行い、または差別することは、法の下の平等（憲法14条）に反することは言うまでもない。海外ではADA（**障害をもつアメリカ人法**）をはじめとして障害者に対する差別禁止法制があり、罰則を加えたり是正措置を法律で求めている国も数多くある。これに対し日本では、実質的平等は福祉の充実により実現されるべきとの認識が広く認められ、差別禁止法制の立法には消極的であったと言える。国としての法制化は進まない一方で、千葉県を皮切りに北海道、岩手県、熊本県、さいたま市、八王子市、長崎県などで、各地域の実情に合わせた独自の差別禁止条例づくりが進められてきた。

差別禁止の法制化の契機となったのは、障害者権利条約の批准である。**障がい者制度改革推進会議**の差別禁止部会において検討が進められ、障害

者基本法の改正（2011〔平成23〕年）により障害者差別の禁止が明記された（4条）。その後、推進会議が改組された**障害者政策委員会**において「障害を理由とする差別の解消の推進に関する法律」（以下、障害者差別解消法）がとりまとめられ、2013（平成25）年に制定されるに至った（2016〔平成28〕年4月施行）。

［2］ 障害者差別解消法の概要

（1） 基本原則

障害者基本法4条は、①障害を理由とする差別等の権利侵害行為を禁止し、②社会的障壁の除去について、これを怠ることが差別等の権利侵害にあたるとし、権利侵害にならないように社会的障壁の除去の実施についての必要かつ合理的配慮を求めている。

これらの基本原則を具体化するものとして、障害者差別解消法は位置づけられる。

（2） 対象となる障害者

障害者差別解消法における障害者は、「身体障害、知的障害、精神障害（発達障害を含む。）その他の心身の機能の障害がある者であって、障害及び社会的障壁により継続的に日常生活又は社会生活に相当な制限を受ける状態にあるもの」と定義される（2条）。これは障害者基本法2条に規定する障害者の定義と同一であり、**社会モデル**の考え方を踏まえている。この定義に該当する者であれば、各障害者手帳の有無にかかわらず対象となる。

なお、国・地方公共団体等と事業者が事業主の立場で労働者に対して行う障害を理由とする差別解消措置は、障害者の雇用の促進等に関する法律で対応することとされている。

（3） 差別的取扱いの禁止

国・地方公共団体等と民間事業者の双方に法的義務として、障害を理由として障害者でない者と不当な差別的取扱いをすることは、障害者の権利利益を侵害するものとして禁止している（7条1項、8条1項）。

（4） 合理的配慮の不提供の禁止

障害者から現に社会的障壁の除去を必要としている旨の意思の表明があった場合において、その実施に伴う負担が過重でないときは、社会的障壁の除去の実施についての必要かつ合理的な配慮をしないこと（合理的配慮の不提供）は、国・地方公共団体等には法的義務として（7条2項）、民間事業者には努力義務として（8条2項）それぞれ禁止し、対応を区別している。合理的配慮は当該障害者の性別、年齢および障害の状態に応じて

障害者基本法
障害者の定義→社会モデル。
➡ pp.2-7
第1章1節 A.B. 参照。

なされる。

(5) 実効性を確保するための措置

不当な差別的取扱いや合理的配慮の具体的な内容については「障害を理由とする差別の解消の推進に関する基本方針」（基本方針）や、これに即して策定される「行政機関等の職員が適切に対応するために必要な要領」（対応要領）、「事業者が適切に対応するために必要な指針」（ガイドライン）などで具体化している。

また、関係機関により構成される**障害者差別解消支援地域協議会**（地域協議会）が設けられる（17条）。

［3］ 障害者差別解消法の実施状況と法改正

事業者による合理的配慮の提供については、法制定当初は努力義務とされたが、障害者側からは事業者による合理的配慮の提供の義務化の必要性が主張されてきた。しかし、事業者側からはどのような場合に合理的配慮の不提供とみなされるのか判断が難しいとの意見もみられていた。

この点、法が禁止する不当な差別的取扱いや、法の求める合理的配慮は、具体的な事例をもとに検討することが有効であり、内閣府がとりまとめた**「合理的配慮等具体例データ集（合理的配慮サーチ）」**には事例が掲載されているが、各地域における事例の収集や整理、共有、周知についてより丁寧な対応が必要であることが明らかとなっている。

また、障害者差別に関する紛争を未然に防ぎ、解決に導くためにも、紛争に至る前段階での相談体制の充実が重要であるが、相談窓口が不明確であったり、相談員の障害者差別に関する専門性が不十分であるなどといった課題も見えてきている。

地域協議会の設置状況についても、大都市部ではほぼ設置済みとなったが、比較的小規模の市町村において設置が進んでいない状況がある。

これらを受け、障害者差別解消法は2021（令和3）年、事業者による合理的配慮の提供の義務化とともに、障害者差別に関する相談体制の充実、地域における障害者差別に関する事例等の収集、整理等を明確化するなどを柱とする改正が行われた（**施行**は2021年6月4日の公布後3年を超えない範囲内において政令で定める日）。

第5章 障害者の福祉サービス（障害者総合支援法と障害者支援）

福祉サービスは、障害者が人間らしく生きるために必要なものである。しかし、その給付法としての性格を持つ障害者総合支援法が規定する福祉サービスは、多岐にわたり複雑で、多くの障害当事者や家族にとっては難しい。したがって、職業的専門家が制度を熟知し、障害当事者が十分に判断できるように支援することも重要である。加えて、職業的専門家は、地域資源の開発や政策への影響なども期待される。そこで、本章では、障害者総合支援法の全体像を概観するとともに、同法の意義や問題点、福祉サービスの内容について学習する。

1

第1節と第2節では、支援費制度の導入、介護保険統合問題、障害者自立支援法の制定、違憲訴訟と和解などを経て、障害者総合支援法に名称変更される史的展開やその後の法改定等について学ぶ。あわせて、支援費制度、障害者自立支援法、障害者総合支援法の特徴や問題点なども学習する。

2

第3節～第8節では、障害者総合支援法のサービス内容と支給決定、利用者負担などについて学ぶ。2つの体系に即して、「自立支援給付」については、介護給付と訓練等給付、自立支援医療や補装具、相談支援などを学習する。「地域生活支援事業」については、市町村地域生活支援事業と都道府県地域生活支援事業のそれぞれの事業・サービスの内容を理解する。

3

第9節と第10節では、障害者総合支援法ばかりではなく、関係法令をも扱う。まず、第9節では、サービスや行政の決定などに不満や不服がある場合の権利擁護のための制度である苦情解決制度や第三者評価制度、不服申立て制度などを理解する。また、第10節では、障害者総合支援法7条が規定する他法優先原則について学ぶ。訴訟になっている介護保険法との関係（介護保険優先原則）を理解し、さらに生活保護法も加えた3法の関係も学習する。

なお、新型コロナウイルス感染症の蔓延によって、深刻な介護の家族依存が実態が改めて確認されている。その概要をコラムで紹介している。

A. 障害者自立支援法制定までの経緯

2000（平成12）年以降の**社会福祉基礎構造改革**は、社会福祉の基礎構造を変革すること、つまり戦後一貫して社会福祉制度の基礎をなした措置制度を解体して、利用契約制度に転換することを中心課題とした。そのため、2003（平成15）年に**支援費制度**が導入されることで、障害者福祉領域に措置制度に代わって利用契約制度が採用されるにいたった。

支援費制度の特徴としては、

①利用者負担は、措置制度と同様に、**応能負担**が継続されたこと

②身体障害者、知的障害者、障害児（障害児は在宅サービスのみ）を対象として、精神障害者などが対象外とされたこと（障害種別間格差）

③社会資源の地域偏在、地域間格差が問題にされたこと

④ホームヘルプサービスを中心とした利用者の増加を背景に、初年度から「予算不足」に陥ったこと、などである。

そこで、④の財源課題の克服と、また2005（平成17）年が介護保険制度の5年ごとの大改正にあたる年であったため、2004（平成16）年1月、厚生労働省は障害者福祉制度を介護保険制度に吸収することを提案する。障害者福祉領域の**介護保険統合問題**である。その目的は、介護保険制度における保険財政の安定化、障害者福祉制度における公費負担方式から社会保険方式への転換、利用者負担の強化などを同時に図ることにあった。

しかし、この統合は、障害者やその家族、関係団体のみならず、保険料負担（事業主負担）の増大を避けようとする財界からも反対された。その結果、統合は「時期尚早」として見送られた。だが、それに代わって、**障害者自立支援法**が制定される。その主たる目的は、財界が拒絶した社会保険方式の採用は回避して、つまり公費負担方式を継続しながらも、**応益負担**の採用、食費等居住費用の原則自己負担化など、介護保険制度と同様の利用者負担を採用することであった。

応能負担
利用者負担を、本人（および扶養義務者）の負担能力（所得水準）に応じた額とする方法。

介護保険統合問題
厚生労働省は、若者でも障害者となる可能性があるために保険原理が成立するとして、保険料徴収の対象年齢を、40歳以上の者から20歳以上の者へ引き下げることで、被保険者数の増大を図り、介護保険財政の安定化を模索した。また、すでに「応益負担」を採用し、2005年改正で食費等居住費用の原則自己負担化の導入が予定され、相対的に経済的負担が重い介護保険制度に、障害福祉領域を組み込めば、財政支出の削減につながるなどと考えたことによる。

応益負担
福祉サービスの受給を「受益」と捉えて、サービス利用額の一定割合（10%）を利用者負担額とする方法。そのため、定率負担とも言う。障害が重いほど、多くのサービス利用が必要となるために、負担額が大きくなることから、「障害の自己責任」化につながるという批判もあった。

B. 障害者自立支援法の特徴 ［⇒障害者総合支援法の特徴］

以下に、制定当時の障害者自立支援法の特徴を列挙する。ただし、大きな改正があった①と②、⑤を除けば（①と⑤は一部修正とも言える）、障害者総合支援法に名称変更した現在でも継続されているため、障害者総合支援法の特徴とも言える。よって、［⇒…………］で、現行法である障害者総合支援法の特徴もあわせて述べる。

①応益負担を採用するとともに、食費等居住費用を原則自己負担とした。

［⇒①幾度かの改正を経て、障害者総合支援法では、条文上は「応能負担」となった。食費等居住費用の原則自己負担化は継続されている。］

②給付の対象者に新たに精神障害者を加えて、身体障害者、知的障害者、精神障害者、障害児（３障害）とした。

［⇒②障害者総合支援法では、難病者等も給付の対象となった（発達障害は「つなぎ法」〔p.135 の E. 参照〕で精神障害に含むと明記された）。］

③サービス提供主体を市町村に一元化した（ただし、都道府県が実施主体となる事業・サービスも存在する）。

④自立支援給付と地域生活支援事業からなる体系を示し、新たな施設・事業体系への移行を促したこと。同時に、入所施設のサービスを、日中活動の場としての事業と住まいの場としての事業に分け、サービスの組み合わせを選択する形にした。

⑤サービスの利用に際して、市町村等の支給決定を必要とするとともに、主に自立支援給付の介護給付などの場合には「障害程度区分」の認定を原則として必要とした。

［⇒⑤障害者総合支援法では、「障害程度区分」を「障害支援区分」に改めた。］

⑥自立支援給付に関する費用は、**個別給付**として、国 50％、都道府県 25％、市町村 25％の負担割合で賄う**義務的経費**とした（対して、地域生活支援事業は、予算の範囲内で補助する**裁量的経費**とされた）。

⑦国の定める基本指針に即して、市町村と都道府県に、**障害福祉計画**の策定を義務づけた。

⑧就労移行支援事業を創設しながらも、一般就労が困難な障害者に対しては利用者負担を強化するなど、「自立支援」政策を推進した。

⑨65 歳以上の障害者、また 40 歳以上の「特定疾病」に該当した患者には介護保険制度を原則として優先する**介護保険優先原則**を採用した。

⑩事業運営にかかわる費用計算を月割りから日割りに転換するとともに、また職員の配置基準において**常勤換算方式**を採用した。

障害者総合支援法上の「応能負担」規定
「当該支給決定障害者等の家計の負担能力その他の事情をしん酌して政令で定める額（当該政令で定める額が前号に掲げる額の百分の十に相当する額を超えるときは、当該相当する額）」と規定する（29 条 3 項 2 号）。（ ）内は、1 割の応益負担となることをも示し、応益負担の要素を残すと批判される所以である。

都道府県主体の事業とサービス
自立支援医療の精神障害者通院医療、都道府県地域生活支援事業である。ただし、自立支援医療の育成医療は、制定当初は都道府県が実施主体であったが、2013（平成 25）年 4 月から市町村に移譲された。

「自立支援」政策
障害者の一般就労（企業等での就労）を重視する政策。福祉就労（いわゆる作業所等での就労）の工賃の低さなども背景として、一般就労を望む障害者が多いことから、希望を実現するために推進すべきであるとする肯定的見解がある。逆に、「自立支援」政策の重視は、障害者に対して就労能力による差別をもたらす、あるいは障害者の自立を経済的自立、特に就労的自立にまで狭めるなどの否定的見解もある。ここでは、経済的自立のみならず、精神的自立や社会的自立など、さまざまな自立支援が重要であると考え、区別するために「 」付きで表記した。

個人単位化

「緊急措置」では、「障害者本人の自立に対する父母等の意向が強いこと」を踏まえた改正であるとした。しかし、本人と配偶者の所得合算では、純粋な「個人単位」化は実現していない。たとえば、配偶者の所得が一定所得以上の場合には、本人の利用者負担を配偶者が負担することになりかねず、家族依存型福祉の継続を残すという問題を指摘できる。

介護保険優先原則と基本合意

「基本合意」では、「三新法制定に当たっての論点」の中で、「介護保険優先原則（障害者自立支援法第7条）を廃止し、障害の特性を配慮した選択制等の導入をはかること」を明記した。しかし、障害者総合支援法となった今でも、7条に介護保険優先原則が規定されている。
➡ p.165 本章10節参照。

C. 障害者自立支援法の課題と「特別対策」、「緊急措置」

　障害者自立支援法にはさまざまな批判があった。だが、障害者・家族、関係団体が、最も問題視したのは、利用者負担、特に応益負担の採用である。障害者や家族は、「生きる」ために福祉サービスなどを受給するのになぜ経済的負担が必要なのか、また現実に障害当事者、その家族には低所得世帯が多いことから上限額を設定されてもその負担に耐え切れない、などの問題を訴えた。

　そこで、2006（平成18）年12月に「特別対策」（「**障害者自立支援法円滑施行特別対策**」）、2008（平成20）年7月には「緊急措置」（「**障害者自立支援法の抜本的な見直しに向けた緊急措置**」）の実施を決定して、市町村民税非課税世帯などに対して、利用者負担の軽減を図った。また、「緊急措置」では、利用者負担上限額を算定する際の所得段階区分において、これまでの「住民票上の世帯全体の所得」から、「本人と配偶者のみの所得」をもって判断することとした（その後の改正はなく障害者総合支援法も同じである）。

D. 障害者自立支援法違憲訴訟と「基本合意」、「骨格提言」

　低所得者を中心に利用者負担は軽減されたが、応益負担原則などが堅持されたため、2008（平成20）年10月には**障害者自立支援法違憲訴訟**が提起された。提訴理由は、応益負担を採用した障害者自立支援法は、障害者の生存権や幸福追求権などを侵害して、憲法に違反するというものであった。

　これまでの障害者団体の枠を越えた運動と、自由民主党・公明党の連立政権から民主党・社会民主党・国民新党の連立政権への政権交代などが背景にあって、2010（平成22）年1月には、国（厚生労働大臣）と障害者自立支援法違憲訴訟の原告団・弁護団との間で「**基本合意**」が締結され、和解が成立した。

　この「基本合意」では、「速やかに応益負担（定率負担）制度を廃止し、遅くとも平成25年8月までに、障害者自立支援法を廃止し新たな総合的な福祉法制を実施する」ことを約束する。そして国は、拙速な制度施行と応益負担の採用が、「障害者、家族、関係者に対する多大な混乱と生活への悪影響を招き、障害者の人間としての尊厳を深く傷つけた」として「反省の意」を表明し、「今後の施策の立案・実施に当たる」とした。また、この「基本合意」の中の「四　利用者負担における当面の措置」に基づいて、2010年4月には、市町村民税非課税世帯は、障害福祉サービス

と補装具に関しては、利用者負担が無料となった。

　また国は、2010年1月、内閣府に「障がい者制度改革推進本部」を設置して、そのもとに障害者施策の意見を集約する「**障がい者制度改革推進会議**」を発足させた。さらに、同年4月には、新法制定のための機関として「総合福祉部会」を設けた。「総合福祉部会」は、約半数が障害当事者で占められ、**障害者権利条約**と「基本合意」の2つを基礎的指針として検討を重ねて、2011（平成23）年8月「**骨格提言**」をまとめた。

　そこでは、多くの課題と、その克服のための制度転換が指摘された。新法が目指すべきポイントとして挙げられたのは、①障害のない市民との平等と公平、②谷間や空白の解消、③格差の是正、④放置できない社会問題の解決（家族依存型福祉や「社会的入院」など）、⑤本人のニーズに合った支援サービス、⑥安定した予算の確保、である。これらは、新法に反映されるはずであった。

E.「つなぎ法」による障害者自立支援法の改正

　しかし、「骨格提言」がまとめられるまでの間の2010（平成22）年12月、「**障がい者制度改革推進本部等における検討を踏まえて障害保健福祉施策を見直すまでの間において障害者等の地域生活を支援するための関係法律の整備に関する法律**」が公布される。これによる障害者自立支援法の重要改正は、以下の通りである。

①法文上、発達障害は精神障害に含まれ、障害者自立支援法の対象となることが明確化された。

②重度の視覚障害者の移動支援サービスである「**同行援護**」が創設され、個別給付化がなされた。

③障害福祉サービスと補装具の合算額＞負担上限額月額の場合、差額分を償還で払い戻すことで、負担を軽減した。そして、それ以外は見直すこともなく、法律上「**応能負担**」を原則とすることを明示した。

④市町村における**基幹相談支援センター**の設置、「自立支援協議会」【**⇒障害者総合支援法上は「協議会」に名称変更**】の法律への位置づけ、**地域相談支援**（地域移行支援・地域定着支援）の個別給付化、サービス等利用計画作成の対象者の拡大など、相談支援の充実を図った。

⑤**成年後見制度利用支援事業**を、市町村地域生活支援事業の必須事業とした。

⑥グループホーム・ケアホーム【**⇒障害者総合支援法ではグループホームに一元化**】を利用したときの助成を創設した。

障害者権利条約
日本政府の公定訳では「障害者の権利に関する条約」とされている。

骨格提言
正式な名称は、「障害者総合福祉法の骨格に関する総合福祉部会の提言―新法の制定を目指して」と言う。構成は、はじめに、Ⅰ．障害者総合福祉法の骨格提言（法の理念・目的・範囲、障害（者）の範囲、選択と決定、支援（サービス）体系、地域移行、地域生活の基盤整備、利用者負担、相談支援、権利擁護、報酬と人材育成）、Ⅱ．障害者総合福祉法の制定と実施への道程（事業体系への移行問題、制定・実施までに行う課題、円滑な実施、財政のあり方）、Ⅲ．関連する他の法律や分野との関係（医療、障害児、労働と雇用、その他）、おわりに、からなる。

つなぎ法
正式な法令名は、本文参照。「整備法」とも呼ばれる。

高次脳機能障害
高次脳機能障害も、精神障害に含まれることが、「つなぎ法」の施行に際する事務通達で明確化された。

135

「今でも、夕方になると、子どものお迎えを忘れていないかソワソワするんだよね」

この言葉は、ある障害のある人の母親が語ってくれた言葉だ。その母親の息子は、すでに成人し、グループホームに入所しているにもかかわらず、「ソワソワする」と語るのは、長年、子どもの送迎を担ってきたからだ。特別支援学校のバス停への送迎などの長年の習慣が、離れて暮らす今でも身体に染みついているわけである。

これまで日本の障害者福祉は、家族によるケアに依存してきた。その中で教育権や労働権、余暇の権利など、運動によって政策実現を果たしてきたが、現在でも「家族依存」の問題は解決していない。

例えば、近年、ひきこもりの長期化の問題が「8050問題」という呼び方で知られている。50歳のひきこもり当事者と、80歳の親が同居し、親の年金などを頼りにして暮らしが成り立っている状態を指す。この「8050問題」は、障害のある人たちの家族依存の問題として捉えることもできる。1990年代から「入所施設から地域生活へ」が掲げられたものの、その実態は、障害のある人たちが、親元から離れて、自分らしい地域生活を営むために必要な社会資源が整備されず、結局、家族と同居せざるを得ない状況が続いた。結果的に、「8050問題」のように「親亡き後」への不安が当事者と家族の間で大きくなっている。

また、契約制度で「親の決定」＝「本人の決定」という枠組みが成人しても続いてしまい、家族の障害理解によっては、適切に福祉サービスを受けることができず、結果的に、自宅にひきこもってしまう当事者もいる。当事者の自己決定を支える社会資源と環境が必要だ。

さらに、近年では「ロングショート」の問題が生じている。これは、親の高齢化などにより自宅でのケアが続けられないものの、グループホームや施設入所に移行できず、「ショートステイ」の制度を長期間にわたって利用する問題である。この問題の背景には、地域での障害のある人の暮らしの場が十分に整備されていないこと、そして、当事者が「親元を離れたい」と願う青年期などの時期に適切な支援を受けることができなかったことがある。

「家族依存」の問題に目を向けなければ、根本的な権利の拡充を目指すことはできないといえる。

（天理大学人間学部　准教授　深谷弘和）

F. 障害者総合支援法への名称変更

　2012（平成24）年12月の総選挙後、再び自由民主党・公明党連立政権が成立した。そして、2013（平成25）年4月には、新法として制定されるはずであった「障害者総合福祉法（仮称）」は、「**障害者の日常生活及び社会生活を総合的に支援するための法律**」（通称、**障害者総合支援法**）と名を変えて施行された。この番号法は、「平成17年11月7日法律第123号」とされているように、法律上は障害者自立支援法の単なる改正であった。主に以下のような改正が行われたが、法律の骨格をなす、利用者負担、サービス体系、支給決定、そして介護保険優先原則などは変更されず、「骨格提言」はほとんど反映されなかった。

〈改正内容〉

①法律の名称と目的規定を変更した。

②「基本理念」を追加した。

③難病者等の対象拡大をした。

④「障害程度区分」を「**障害支援区分**」に変更した。

⑤重度訪問介護の対象者拡大をした。

⑥共同生活介護（ケアホーム）の共同生活援助（グループホーム）への一元化をした。

⑦地域移行支援の対象拡大をした。

⑧市町村地域生活支援事業に**意思疎通支援事業**などを追加し、必須事業を強化した。

G. 障害者総合支援法の施行3年を目途とした見直し

　2016（平成28）年5月、障害者総合支援法附則3条に基づき、施行後3年を目途とした障害者総合支援法等の改正が行われた（2018〔平成30〕年4月施行）。本来、この見直しは「骨格提言」で提案されたものの、検討に時間を要するとされた課題（常時介護を要する障害者等の支援、移動支援、就労支援、障害支援区分認定を含む支給決定のあり方、意思決定支援のあり方、成年後見制度の利用促進、精神障害者および高齢の障害者に対する支援のあり方、所得保障など）に、段階的に対応することが目的とされていた。

　しかし、障害者総合支援法と同様に、3年目を目途とした見直しもほとんど「骨格提言」を踏まえたものになっていないとの批判がある。

障害者総合支援法
「障害者自立支援法を廃止し新たな総合的な福祉法制を実施する」とした「基本合意」に反する可能性が高い、また「骨格提言」を踏まえていないという批判がある。

障害支援区分
障害支援区分の認定が知的障害者・精神障害者の特性に応じて行われるよう、区分の制定に当たっては適切な配慮等を行うとした。ただし、障害程度区分の部分的修正であり、介護保険制度の要介護認定との類似性も維持するため、介護保険統合のための延命ではないかとの批判もできる。

重度訪問介護の対象者拡大
➡ p.144　本章3節参照。

地域移行支援の対象拡大
➡ p.157　本章7節参照。

自立生活援助
➡ p.147 本章 3 節参照。

就労定着支援
➡ p.147 本章 3 節参照。

医療機関における重度訪問介護
➡ p.144 本章 3 節参照。

新しい高額障害福祉サービス給付費（一部高齢障害者の負担軽減策）
➡ p.141
本章 2 節の側注参照。

補装具の貸与
➡ p.155
本章 6 節の側注参照。

2016（平成 28）年、改正児童福祉法のポイント
居宅訪問により児童発達支援を提供するサービスの創設、保育所等訪問支援の支援対象の拡大が行われるとともに、自治体による医療的ケア児への支援体制の構築・障害児福祉計画の策定が定められた。
➡ p.114
第 4 章 2 節 E. 参照。

共生型サービス
➡ p.165 本章 10 節 B. の側注参照。

地域づくりに資する事業の一体的運営
共生型サービスの施行に先立ち地域生活支援事業（障害）、地域支援事業（高齢）、地域子育て支援拠点事業（子ども子育て）などの市町村裁量が大きい事業については、市町村の裁量で分野・制度を超えて一体的に運営できるようになった（2017 年 3 月各分野の課長通知）。

日中サービス支援型共同生活援助
定員は 1 ユニット 10 人以下、1 つの建物に 2 ユニットまで設置できる。また、短期入所（定員 1 〜 5 人）を併設することが要件となっている。

〈主な改正内容〉

① 「**自立生活援助**」を新設した。

② 「**就労定着支援**」を新設した。

③ **重度訪問介護の医療機関での提供**を認可した。

④ 「**新しい高額障害福祉サービス等給付費（高齢障害者の負担軽減策）**」を創設した。

⑤ **補装具の貸与**を条件付きで認可した。

なお、障害者総合支援法と同時に**児童福祉法**も改正された。

H. 2017 年以降の動向

2017（平成 29）年 5 月、31 の法律を一括改正する「地域包括ケアシステムの強化のための介護保険等の一部を改正する法律」（以下、強化法）が成立した（2018 年 4 月施行）。この法改正で、介護保険法・障害者総合支援法・児童福祉法に**共生型サービス**を創設する規定が設けられた。

共生型サービスは、「全世代型社会保障」に先立って福祉分野で進められていた「我が事・丸ごと」地域共生社会の「丸ごと」化の具体化である。この施行に先立って、**地域づくりに資する事業の一体的運営**が認められていたが、これらの目的は事業の包括化と効率性の向上、介護保険優先原則に起因する諸問題の是正であった。しかし、2020（令和 2）年時点でほとんど普及していない。また、2018 年の報酬改定で利用者の日中活動サービスとの連絡調整や余暇活動に係る支援などが報酬上評価される**日中サービス支援型共同生活援助**が新設された。

I. 日本の障害者福祉の財政面からみた課題

最後に、日本の障害者福祉の課題を財政的側面に着目して言及する。国内総生産比でみた日本の障害者福祉予算は、OECD 加盟国平均の半分程度でしかない。よって、「骨格提言」では、少なくとも OECD 加盟国の平均並みを確保すべきとされている。しかし、自治体間の財政力格差により、施策水準の地域間格差や社会資源の偏在は一向に縮小しない。したがって、ナショナルミニマムの保障と地域主権の進展という観点から、自治体の安定的な財源確保と財政調整システムが必要である。また、財政措置の脆弱さが深刻な福祉職員不足の問題を招いている。政府も対策を講じてきているが、低賃金問題の是正ができないため問題は深刻化している。政府は新たな対策として「新しい経済政策パッケージ」を閣議決定（2017

〔平成 29〕年 12 月）し、2019（令和元）年の報酬改定で**福祉・介護職員等特定処遇改善加算**が創設された（同年 10 月施行）。しかし、複雑で利用しにくい、職員間の平等性を保てないなどの批判がある。問題の真の是正には、サービス利用に関係なく必要な経費（人件費・固定経費・一般管理費）が、自己負担の増につながらずに保障される報酬制度への見直しが求められている。

福祉・介護職員等特定処遇改善加算
➡ p.234 第 11 章 1 節 D. 〔1〕参照。

2. 障害者総合支援法の概要

A. 目的と対象者など

　本節では、障害者総合支援法の①目的、②基本理念、③対象者を中心にとりあげる。

[1] 法の目的

> 第 1 条　この法律は、障害者基本法の基本的な理念にのっとり、身体障害者福祉法、知的障害者福祉法、精神保健及び精神障害者福祉に関する法律、児童福祉法その他障害者及び障害児の福祉に関する法律と相まって、障害者及び障害児が基本的人権を享有する個人としての尊厳にふさわしい日常生活又は社会生活を営むことができるよう、必要な障害福祉サービスに係る給付、地域生活支援事業その他の支援を総合的に行い、もって障害者及び障害児の福祉の増進を図るとともに、障害の有無にかかわらず国民が相互に人格と個性を尊重し安心して暮らすことのできる地域社会の実現に寄与することを目的とする。

　目的規定は、障害者自立支援法の「自立した日常生活又は社会生活を営む」から、改正後は「基本的人権を享有する個人としての尊厳にふさわしい日常生活又は社会生活を営む」ことができるようにと改正されている。障害者基本法の 2011（平成 23）年改正によって、障害者基本法の基本理念が変更されたことから、これを反映した内容となっている。また、「必要な障害福祉サービスに係る給付その他の支援」から「必要な障害福祉サービスに係る給付、地域生活支援事業その他の支援」に変更されて、国の財政責任が不明確な「地域生活支援事業」が強調された。

「つなぎ法」による改正
改正前の障害者自立支援法では「その有する能力及び適性に応じ、自立した日常生活又は社会生活を営む」（1 条）であったが、「つなぎ法」で前段部分が削除された。

[2]「基本理念」
　障害者総合支援法では、新たに「基本理念」が追加された。「障害者及び障害児が日常生活又は社会生活を営むための支援」は、障害者基本法の

理念にのっとり、共生社会を実現するために、すべての障害者および障害児が、①可能な限り身近な場所での支援による社会参加の確保、②（可能な限り）「どこで誰と生活するか」の選択機会の確保と地域社会における共生、③社会的障壁の除去を旨として、総合的かつ計画的に行わなければならないことを示した。これも障害者基本法改正を受けたものである。

［3］対象者

障害者総合支援法でサービス・事業の対象者となるのは、「障害者」と「障害児」である。「障害者」とは、①身体障害者福祉法4条に規定する身体障害者、②知的障害者福祉法にいう知的障害者（定義規定なし）のうち18歳以上の者、③精神保健福祉法5条に規定する精神障害者（発達障害者支援法2条2項に規定する発達障害者を含み、知的障害者福祉法にいう知的障害者を除く）のうち18歳以上の者、④「治療方法が確立していない疾病その他の特殊の疾病であって政令で定めるものによる障害の程度が厚生労働大臣が定める程度である者であって18歳以上」の者である。④の難病等を有する者については、疾病名などを「政令で」また「厚生労働大臣」が定めるとあり、現に「谷間」の問題が生じている。

「障害児」とは、児童福祉法4条2項に規定する障害児である。

［4］特徴

前節で述べたように、障害者総合支援法は、障害者自立支援法の名称変更版である。したがって、障害者総合支援法の特徴は、幾度かの改正があった①利用者負担（一部修正）と②給付対象者となる障害者の範囲、⑤障害程度区分から障害支援区分への変更を除けば、「障害者自立支援法の特徴」である、③、④、⑥～⑩に変化はない。よって、すでに【⇒…………】で修正してある**本章第1節**を参照されたい。

B. 障害福祉サービスの全体像

ここでは、前節1.B.で挙げた「⇒障害者総合支援法の特徴」として述べた③サービス提供主体の市町村一元化と、④自立支援給付と地域生活支援事業からなる体系を示すことで、障害福祉サービスの全体像を概観する。後述の**図5-2-1 障害福祉サービス・事業の体系**を参照されたい。

［1］自立支援給付と地域生活支援事業の相違

・財政的側面：障害者総合支援法によるサービス・事業は、自立支援給付

と地域生活支援事業からなる。自立支援給付と地域生活支援事業の相違は、前者は個別給付化されて、国、都道府県、市町村によって一定割合で負担される義務的経費であるのに対して、後者は負担割合が不明確な裁量的経費となっている。

• 実施主体：自立支援給付は、自立支援医療のうちの精神障害者通院医療を除けば、すべてのサービス・事業で、市町村が実施主体となっている。対して、地域生活支援事業は、市町村が実施主体となる市町村地域生活支援事業と、都道府県が実施主体となる都道府県地域生活支援事業とがある。

［2］ 自立支援給付の概要

障害者総合支援法は、福祉サービスの給付法としての性格を持つことから、サービス・事業の利用に際して、利用者負担を除いた費用が利用者に支給される（事業者が代理受領）。そのため、法文上もサービス・事業に「費」がつくことから、それに基づいて記述する。

自立支援給付については、一般的なサービス利用、あるいは一般的な支給方法による場合には、それぞれのサービス利用につき、①**介護給付費**（9種類の障害福祉サービス）、②**訓練等給付費**（6種類の障害福祉サービス）、③**地域相談支援給付費**（地域移行支援、地域定着支援）、④**計画相談支援給付費**（サービス利用支援、継続サービス利用支援）、⑤**自立支援医療費**（3種類の医療サービス）、⑥**補装具費**（補装具の利用）が支給される。詳細については、**図5-2-1**および次節以降を参照されたい。

また、その他の**自立支援給付**として、利用者負担の軽減や支給決定前の利用などのために、市町村から以下のような支給がなされる。

（1）高額障害福祉サービス等給付費

同一世帯内で複数の者が、障害福祉サービス・障害児（通所・入所）支援・補装具・介護保険を利用した場合、あるいは1人の者が障害福祉サービス・障害児（通所・入所）支援・補装具・介護保険などの複数のサービスを併用した場合に、1ヵ月の自己負担額の合計が「世帯の基準額」を超えたとき、市町村が超えた金額を支給する。なお、2016（平成28）年、**新しい高額障害福祉サービス等給付費**（高齢障害者の負担軽減策）が新設された。

（2）特定障害者特別給付費（補足給付）

施設入所支援などの施設サービスの利用において、障害者のうち所得の状況などの事情を斟酌して厚生労働省令で定める者（＝特定障害者）に、市町村が食費・居住費用（＝特定入所費用）を支給する。ちなみに、共同

裁量的経費の規定
市町村地域生活支援事業であれば、「予算の範囲内」で、国は50%以下、都道府県は25%以下を補助するという規定がある。

地域生活支援事業
市町村地域生活支援事業と都道府県地域生活支援事業とがある。また、それぞれについて、必須事業と任意事業とがある（図5-2-1）。なお、事業・サービスの詳細については、本章8節を参照されたい。
➡ p.159

介護保険の合算
同一世帯に、介護保険の利用者がいる場合であっても、その者が障害福祉サービスを併用していない場合には、その利用者負担額について合算の対象とはならない。

新しい高額障害福祉サービス等給付費（高齢障害者の負担軽減策）
2016年5月の障害者総合支援法改定で新設（2018〔平成30〕年4月施行）。以下の条件を満たす高齢障害者が介護保険の訪問介護・通所介護・短期入所生活介護を利用した場合の利用料が償還方式で無料化される。①原則5年間にわたって介護保険相当障害福祉サービス（居宅介護・生活介護・短期入所）の支給決定を受けている。②低所得者、または生活保護世帯。③障害支援区分2以上。④要支援者、および第二号被保険者で65歳以前に介護保険を受給していた者を除く。

図 5-2-1　障害福祉サービス・事業の体系

```
┌─────────────────────── 市町村 ───────────────────────┐
│                                                          │
│  ┌── 自立支援給付 ──────────────────────────────────┐  │
│  │                                                    │  │
│  │  ┌─── 介護給付 ───┐      ┌─── 相談支援（一部）───┐  │
│  │  │ ①居宅介護      │      │ ①地域相談支援          │  │
│  │  │ ②重度訪問介護  │      │  （地域移行支援・地域定着支援）│
│  │  │ ③同行援護      │      │ ②計画相談支援          │  │
│  │  │ ④行動援護      │      │  （サービス利用支援・継続サービ│
│  │  │ ⑤重度障害者等包括支援 │  ス利用支援）          │  │
│  │  │ ⑥短期入所      │      └────────────────────┘  │
│  │  │ ⑦生活介護      │      ┌─── 自立支援医療 ───┐  │
│  │  │ ⑧療養介護      │      │ ①更生医療           │  │
│  │  │ ⑨施設入所支援  │      │ ②育成医療           │  │
│  │  └────────────────┘      │ ③精神障害者通院医療（※1）│
│  │                          └────────────────────┘  │
│  │  ┌─── 訓練等給付 ──┐      ┌──── 補装具 ─────┐  │
│  │  │ ①自立訓練（機能訓練・生活訓練）│ └──────────────────┘  │
│  │  │ ②就労移行支援  │      ┌ その他の自立支援給付（※2）┐  │
│  │  │ ③就労継続支援（A型・B型）│ └──────────────────┘  │
│  │  │ ④共同生活援助（グループホーム）│                │  │
│  │  │ ⑤就労定着支援  │                              │  │
│  │  │ ⑥自立生活援助  │                              │  │
│  │  └────────────────┘                              │  │
│  └──────────────────────────────────────────────────┘  │
└──────────────────────────────────────────────────────┘
```

市町村

自立支援給付

介護給付
①居宅介護
②重度訪問介護
③同行援護
④行動援護
⑤重度障害者等包括支援
⑥短期入所
⑦生活介護
⑧療養介護
⑨施設入所支援

訓練等給付
①自立訓練（機能訓練・生活訓練）
②就労移行支援
③就労継続支援（A型・B型）
④共同生活援助（グループホーム）
⑤就労定着支援
⑥自立生活援助

相談支援（一部）
①地域相談支援
（地域移行支援・地域定着支援）
②計画相談支援
（サービス利用支援・継続サービス利用支援）

自立支援医療
①更生医療
②育成医療
③精神障害者通院医療（※1）

補装具

その他の自立支援給付（※2）

地域生活支援事業

市町村地域生活支援事業

（必須事業）※3
①障害者等の理解のための研修・啓発事業
②障害者や地域住民などの自発的活動に対する支援事業
③相談支援事業（一般的な相談）、虐待防止など権利擁護事業
④成年後見制度利用支援事業（経済的に利用困難な障害者に対する
　費用面での支援）
⑤成年後見人の育成等研修事業
⑥意思疎通支援者の派遣事業
⑦意思疎通支援者の養成事業
⑧日常生活用具の給付等事業
⑨移動支援事業（同行援護、行動援護、重度訪問介護などを除く）
⑩地域活動支援センター事業

（任意事業）
福祉ホーム事業、訪問入浴サービス事業、日中一時支援事業などが
あり、実施は市町村判断

都道府県

都道府県地域生活支援事業

（必須事業）
①専門性の高い相談支援事業
②専門性の高い意思疎通支援者の養成事業
③専門性の高い意思疎通支援者の派遣事業
④意思疎通支援者の派遣に係る市町村相互間の連絡調整事業
⑤その他広域的な対応が必要な事業

（任意事業）
①障害福祉サービス・相談支援の提供者又はその指導者の育成事業
②その他障害者等が自立した日常生活又は社会生活を営むために必
　要な事業

注1）自立支援医療のうち、精神障害者通院医療については、都道府県が実施主体となっている。
注2）その他の自立支援給付については、利用者負担の減免、支給決定前の緊急時の利用などのための制
　　度がある。詳細については、本文を参照されたい。
注3）市町村地域生活支援事業の必須事業は、都道府県が、市町村の地域生活支援事業の実施体制の整備
　　状況など地域の実情を勘案して、関係市町村の意見を聴いて、その市町村に代わって事業の一部を
　　行うことができる。
出典）筆者作成.

生活援助（グループホーム）利用では、月1万円の家賃補助がある。

（3）療養介護医療費（医療型個別減免のうち、障害者に対するもの）

市町村は、療養介護の支給決定を受けた障害者が、指定障害福祉サービス事業者等から療養介護医療を受けたときは、その療養介護医療に要した費用（食費を含む）について支給する。

（4）特例介護給付費、特例訓練等給付費、特例特定障害者特別給付費（ここまでは以下の①②の場合双方）、特例地域相談支援給付費（①の場合のみ）、特例計画相談支援給付費（②の場合のみ）

これらは、①申請から支給・給付決定の効力が開始する前日までに、緊急その他やむを得ない理由で指定障害福祉サービス（または「指定地域相談支援」）を受けたとき、ないしは②「基準該当障害福祉サービス」（または「基準該当計画相談支援」）を受けたときに、支給される。

（5）基準該当療養介護医療費

市町村は、療養介護の支給決定を受けた障害者が、基準該当事業所または基準該当施設から療養介護医療を受けたときは、その基準該当療養介護医療に要した費用について、これを支給する。

3. 介護給付と訓練等給付

障害者総合支援法において、個々の障害のある人びとの障害程度や勘案すべき事項（社会活動や介護者、居住などの状況）を踏まえ、個別に支給決定が行われるサービスを**障害福祉サービス**という。介護の支援を受ける場合は「**介護給付**」、訓練などの支援を受ける場合は「**訓練等給付**」に位置づけられる。前者は障害支援区分の認定の必要性や介護にかかわるサービスといった点で、介護保険におけるサービスに似た特徴があるが、後者は主として障害支援区分の認定は必要なく、障害者独自のサービス的特徴といえる。

A. 介護給付の種類

（1）居宅介護（ホームヘルプ）

対象者は、障害支援区分1以上（障害児にあってはこれに相当する心身の状態）の障害者である。

基準該当障害福祉サービスなど
指定障害福祉サービスとしての基準は満たしていないが、介護保険事業所等の基準は満たし、市町村が認めた事業所（＝基準該当事業所）などが、障害者を受け入れ、サービスを提供した場合には「基準該当障害福祉サービス」などとして、特例介護給付費などが支給される。

介護給付における障害支援区分の認定の例外
例外として、視覚障害者で、身体介護を伴わない場合、同行援護を利用するためには、障害支援区分の認定の必要はない。

居宅において、入浴・排せつ・食事などの介護（身体介護）や、調理・洗濯・掃除などの家事（家事援助）、生活などに関する相談および助言、その他の生活全般にわたる援助が行われる。

（2）重度訪問介護

対象者は、障害支援区分4以上であり、①重度の肢体不自由者で常時介護を必要とするか、もしくは②知的障害者・精神障害者で行動上著しい困難があり、常時介護を要する重度の障害者である。

居宅において、入浴・排せつ・食事などの介護、調理・洗濯・掃除などの家事、生活などに関する相談・助言、その他の生活全般にわたる援助や外出時における移動中の介護が総合的に行われる。

②の対象要件は2014（平成26）年4月より加わった。

また、入院中に同じヘルパーからいつもと同じ支援を受けられないことにより重度障害者が入院できないケースを解消する目的で、2018（平成30）年より、障害支援区分6に該当し、かつ、病院等へ入院または入所する前から重度訪問介護を利用している者を対象に、病院等に入院または入所中における重度訪問介護の利用が認められている。

（3）同行援護

対象者は、視覚障害により、外出時の移動に困難がある障害者である。

基本は外出時に、利用者に同行し、移動に必要な情報を提供する移動時の支援であるが、それだけでなく、移動の前後や移動中における排せつ・食事などの介護を含めた外出する際に必要な援助が認められている。障害支援区分の認定は必要ない。

（4）行動援護

対象者は、障害支援区分3以上で、知的障害・精神障害により行動上著しい困難があるため常時介護を必要とする障害者である。その条件は、障害支援区分の認定調査項目のうち行動関連項目（12項目）などの合計点数が10点以上（障害児にあってはこれに相当する心身の状態）である。

行動する際に生じ得る危険を回避するために必要な援助、外出時における移動中の介護、排せつおよび食事などの介護、その他行動する際に必要な援助を行う。

（5）療養介護

対象者は、病院での長期入院において医療的ケアを受けているが、同時に、常時の介護も必要とする障害者である。

主として昼間において、病院において機能訓練・療養上の管理・看護といった医療的ケアと、医学的管理の下における介護および日常生活上の世話などが行われる。また、療養介護のうち医療に係るものを療養介護医療

として提供される。

（6）生活介護

対象者は、地域や入所施設で安定した生活を営むため、常時介護などの支援が必要な障害者である。

主として昼間において、障害者支援施設等で、入浴・排せつ・食事などの介護、調理、洗濯および掃除などの家事ならびに生活などに関する相談および助言、その他の必要な日常生活上の支援、創作的活動または生産活動の機会等の提供をする。

（7）短期入所（ショートステイ）

対象者は、障害支援区分1以上で、保護者の病気等の理由により、障害者支援施設などへの短期間の入所を必要とする障害児者である。

短期間の入所中に、入浴・排せつ・食事その他の必要な保護を行う。

（8）重度障害者等包括支援

対象者は、障害支援区分が区分6（障害児にあっては区分6に相当する心身の状態）で、意思疎通に著しい困難があり、厚生労働省の定める条件を満たす者である。居宅介護、同行援護、重度訪問介護、行動援護、生活介護、短期入所、共同生活介護、自立訓練、就労移行支援・就労継続支援を包括的に提供する。

（9）施設入所支援

対象者は、施設に入所している障害者である。

主として夜間において、入浴、排せつ・食事などの介護、生活などに関する相談・助言、その他の必要な日常生活上の支援を行う。

B. 訓練等給付の種類

（1）自立訓練（機能訓練）

対象は、地域生活を営むうえで、身体機能・生活能力の維持・向上などのため、一定の支援が必要な身体障害者が想定されている。例として①入所施設・病院を退所・退院し、地域生活への移行などを図るうえで、身体的リハビリテーションの継続や身体機能の維持・回復などの支援が必要な者、②特別支援学校を卒業し、地域生活を営むうえで、身体機能の維持・回復などの支援が必要な者が挙げられている。

理学療法・作業療法等のリハビリテーション、生活等に関する相談・助言その他の必要な支援を行う。障害者支援施設やサービス事業所への通所だけでなく居宅への訪問もある。利用期限は原則1年6ヵ月間である。

生活介護対象者
①障害支援区分3（施設入所者は区分4）以上の者、②50歳以上は障害支援区分2（施設入所者は区分3）以上の者、③生活介護と施設入所支援の両方を希望し、障害支援区分4（50歳以上の者は区分3）より低く、指定特定相談支援事業者によるサービス等利用計画作成を経て市町村が認めた者。

施設入所支援対象者
①生活介護受給者で障害支援区分4以上（50歳以上は区分3以上）、②自立訓練・就労移行支援の受給者で、入所しながらの訓練実施が必要かつ効果的と認められた者、③地域における障害福祉サービスの提供体制の状況その他やむを得ない事情により通所による訓練を受けられない者、④就労継続支援B型と施設入所支援の両方の利用、または生活介護と施設入所支援の両方の利用を希望し、障害支援区分4（50歳以上の者は区分3）より低く、指定特定相談支援事業者によるサービス等利用計画作成を経て市町村が認めた者。

(2) 自立訓練（生活訓練）

　対象者は、地域生活を営むうえで、生活能力の維持・向上などのため、一定の支援が必要な知的障害者・精神障害者が想定されている。例として①入所施設・病院を退所・退院した者で、地域生活への移行を図るうえで、生活能力の維持・向上などの支援が必要な者、②特別支援学校を卒業した者、継続した通院により症状が安定している者で、地域生活を営むうえで、生活能力の維持・向上などの支援が必要な者が挙げられている。

　入浴、排せつ・食事などに関する自立した日常生活を営むために必要な訓練、生活などに関する相談・助言、その他の必要な支援を行う。障害者支援施設やサービス事業所への通所だけでなく居宅への訪問もある。利用期限は原則２年間である。

(3) 就労移行支援

　対象者は、就労を希望する65歳未満の障害者で、一般就労が可能と見込まれる障害者が想定されている。例としては、①就労を希望する者で、単独で就労することが困難であるため、就労に必要な知識および技術の習得、もしくは就労先の紹介その他の支援が必要な65歳未満の者、②あん摩マッサージ指圧師免許、はり師免許または灸師免許を取得することにより、就労を希望する者が挙げられている。

　就労に必要な知識・能力の向上のために必要な訓練、求職活動に関する支援、その適性に応じた職場の開拓、就職後における職場への定着のために必要な相談、その他必要な支援を行う。利用期限は原則２年間である。

(4) 就労継続支援Ａ型（雇用型）

　対象者は、一般就労が困難な者で、雇用契約に基づき継続的に就労することが可能な65歳未満の障害者が想定されている。例としては、①就労移行支援事業を利用したが、企業などの雇用に結びつかなかった者、②特別支援学校を卒業して就職活動を行ったが、企業などの雇用に結びつかなかった者、③企業などを離職した者など就労経験のある者で、現に雇用関係がない者が挙げられている。

　就労に必要な知識・能力の向上のために必要な訓練、その他の必要な支援を行う。利用期限は定められていない。

(5) 就労継続支援Ｂ型（非雇用型）

　対象者は、就労移行支援事業などを利用したが一般就労に結びつかない者や、一定年齢に達している者で、就労の機会などを通じ、生産活動にかかる知識・能力の向上や維持が期待される者が想定されている。例としては、①就労経験がある者で、年齢や体力の面で一般企業に雇用されることが困難となった者、②就労移行支援事業を利用した結果、Ｂ型の利用が適

当と判断された者、③上記に該当しない者であって、50歳に達している者または障害基礎年金1級受給者が挙げられている。

生産活動その他の活動の機会の提供、その他の就労に必要な知識・能力の向上のために必要な訓練、その他の必要な支援を行う。利用期限は定められていない。

(6) 共同生活援助（グループホーム）

対象者は、地域で共同生活を営むのに支障のない障害者である。

主として夜間において、共同生活を営むべき住居において相談その他の日常生活上の援助を行う。共同生活援助には、①外部サービス利用型と②介護サービス包括型とがある。外部サービス利用型は、介護の必要な障害者が入居する場合であり、介護部分については外部の居宅介護事業者と委託契約を締結し、受託居宅介護サービスを提供する。共同生活援助の職員・生活支援員の配置は不要だが、従来の相談業務や日常生活の援助のほか、介護サービスの手配を行う。利用に際して、介護サービスの提供を受けることを希望する場合は、障害支援区分の認定が必要となる。

介護サービス包括型は、外部サービスを利用しない場合であり、利用者数、障害支援区分に応じて共同生活援助の職員・生活支援員の配置がある。生活支援員は相談や食事の提供、介護全般、金銭や健康の管理、個別支援計画の作成、緊急時の対応などの日常生活全般の介護を提供する。利用に際して、入浴・排せつ・食事などの介護の提供を受けることを希望する場合には、障害支援区分の認定が必要となる。

(7) 就労定着支援

対象者は、就労に向けた支援を受けて通常の事業者に新たに雇用された障害者である。当該事業所での就労の継続を図るために必要な事業主、障害福祉サービス事業を行う者、医療機関その他の者との連携調整その他の厚生労働省令で定める便宜を供与する。最大3年間の利用が可能である。2018（平成30）年4月から施行。

(8) 自立生活援助

対象者は、施設入所支援または共同生活援助を受けていた障害者その他の厚生労働省令で定める障害者である。居宅における自立した日常生活を営むうえでの各般の問題につき、定期的な巡回訪問により、または随時通報を受け、当該障害者からの相談に応じ、必要な情報の提供および助言その他の援助を行うことをいう。1年間の利用が可能であるが、利用期間終了後について、市町村審査会における個別審査を経てその必要性を判断したうえで適当と認められる場合には更新を可能とする。2018年4月から施行。

A. 障害者福祉サービスの支給決定と支給決定プロセス

[1] 支給決定

　支給決定とは、特定の事業者や施設からサービスを受けることを決定するものではなく、障害者または障害児の保護者等から申請された障害福祉サービスの利用について公費で助成することの要否を判断するものである。この際、身体障害者以外は**障害者手帳**の所持は必須ではない。支給決定や認定、自立支援給付の実施、費用の支弁は、原則として障害者・障害児の保護者等が住む市町村等が行う（**居住地原則**）。

[2] 支給決定プロセス

　障害福祉サービスの支給決定プロセスは、給付によって異なる（**図5-4-1**）。以下では、介護給付等と訓練等給付のプロセスを説明する。

(1) 介護給付の支給決定プロセス

　介護給付については、①利用希望者から申請があった場合、② a 認定調査員による**障害支援区分認定調査**と**指定相談支援事業所**等による**サービス等利用計画**作成のためアセスメントが、日頃の状況を把握できる場所において行われる。そして、認定調査の結果と② b 主治医等の診断書等を用いた**障害支援区分認定**（③〜⑤）が実施される。その後、⑥利用者へのサービス利用の意向聴取と⑦**サービス等利用計画案**の作成を経て、⑧支給決定がなされ、受給者証が発行される。支給決定に不服がある場合は、都道府県に**不服審査請求**をすることもできる。不服がない場合は⑨サービス提供事業者等が**サービス担当者会議**で調整等を行い、サービス等利用計画（個別支援計画）が作成される。そして、⑩利用者が事業者と契約を結び、サービス利用が開始される。ただし、状況やニーズには変化があるため、⑪指定相談支援事業所は、定期的な**モニタリング**（継続サービス利用支援）とサービス等利用計画の更新、変更等を行う。

(2) 訓練等給付の支給決定プロセス

　訓練等給付（身体介助を要する共同生活援助以外）の支給決定では、申請後、訪問調査（80項目の障害支援区分認定調査、概況調査、サービス等利用計画作成のためアセスメント）が行われる。しかし、障害支援区分

図5-4-1　障害福祉サービスの支給決定プロセス

A：介護給付、身体介護を伴う共同生活援助（訓練等給付）の支給決定プロセス

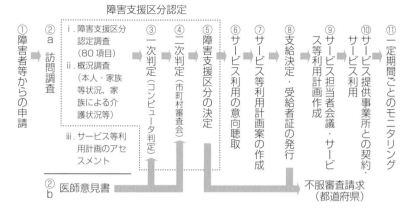

B：訓練等給付（身体介護を伴う共同生活援助を除く）の支給決定プロセス

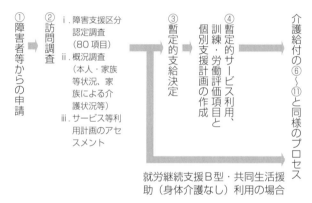

注1）同行援護の支給決定は**報酬方式の一本化に応じて変更**された。①申請の後、同行援護アセスメント調査が行われる。「身体介護を伴わない場合」、障害者支援区分認定は不要であり、アセスメント調査の後、②ⅲサービス等利用計画のアセスメント、⑥利用の意向聴取〜⑪モニタリングが実施される。ただし、身体介護の加算要件を満たすには、アセスメントの後、障害支援区分認定が必要となる。

注2）地域相談支援の場合、障害支援区分認定は不要で、医師意見書も必要ない。ただし、サービス等利用計画案だけでなく地域相談支援給付決定案の作成が必要とされ、地域相談支援給付決定が行われた後にサービス等利用計画が作成される。

注3）地域生活支援事業の場合、障害者支援区分だけでなくサービス等利用計画の作成、モニタリングも不要である。

出典）筆者作成.

同行援護アセスメントと報酬方式の変更

2018（平成30）年の報酬改定で同アセスメントにおける「身体介護を伴う・伴わない」が廃止され、「身体介護を伴わない」のアセスメント項目は、身体介護の有無により異なっていた報酬単価を一本化した報酬方式の変更に応じたものである。

「身体介護を伴う」を要する場合であって、以下の条件を満たす視覚障害者への同行援護は、加算の対象となる。

①障害支援区分3または4以上の障害者
②障害支援区分3または4以上の支援の度合いに相当する障害児
*5領域11項目の調査で
●短期入所における障害児支援区分2に相当する場合
➡障害支援区分3に相当
●障害児支援区分3に相当する場合
➡障害支援区分4に相当
③盲ろう者（同行援護の対象要件を満たし、聴覚障害6級に該当する者に「盲ろう者向け通訳・介助員養成研修」を修了した者等が同支援を提供した場合）

認定は行われない。**就労継続支援B型**と身体介助が不要な**共同生活援助**の利用希望者の場合、訪問調査の後、⑥サービス利用の意向聴取が行われる。その他の訓練等給付の利用希望者の場合、**暫定的支給決定**が行われ、利用者が実際にサービス利用をし、自分の希望に沿うかを判断する。この際、事業者は**訓練・労働評価項目**と**個別支援計画**を作成しなくてはならない。そして、⑥サービス利用の意向聴取が行われる。それ以降は介護給付

B. 障害支援区分と認定プロセス

[1] 障害支援区分

　障害支援区分とは、市町村等が支給決定手続きの透明性・公平性を保ちながら、障害の多様な特性とその他の心身状態に応じて必要とされる支援の度合を示すものである。障害者自立支援法では**障害程度区分**が用いられていた。しかし、①標準的な支援の必要度合を示す区分であることがわかりにくかった。②障害程度区分では知的・精神障害の評価が低い傾向にあり、公平性に欠けていた。このため、障害者総合支援法の施行に際して障害支援区分に変更された。有効期間は3年である。

　ただし、①多様で類型化（定義）が困難な障害の特性やその他の心身状態をコンピュータ処理し、適切な支援量を決定できるのか。②認定調査員や市町村審議会の委員次第で、似たような状態の者でも障害支援区分が変わりうる。③認定員により家族等の状態や介護状況等の環境要因の評価に差異があるといった問題が残っている。また、「障害支援区分の認定を含めた支給決定」は、「**骨格提言**」の**協議調整モデル**等とも異なっている。

[2] 障害程度区分と障害支援区分の同異点

　障害支援区分と障害程度区分との共通点は、非該当と区分1～6（軽度⇒重度）で成り立っている点であり、主な相違点は以下の通りである。

①介護認定と同じだったコンピュータ判定式が新方式に変更された。

②**認定調査項目**の数が106項目から80項目に削減された（**表5-4-1**参照）。

③身体介助関係、日常生活関係、行動障害関係の選択肢が統一された。

④体調や症状、状況等による変動がある場合、「より頻回な状況」から「できない状況」へと判断基準が変更された。

⑤認定調査の際、特記事項で「必要とされる支援の度合い」や「できたり、できない場合の頻度」等も記載できるように調査票が見直された。

⑥医師意見書の一部項目（24項目）を一次判定で活用。

[3] 認定プロセス

　障害支援区分認定は認定調査と**一次判定**、**二次判定**からなる（前掲の**図5-4-1**参照）。まず、市町村や市町村から委託された指定相談支援事業所等の職員（**認定調査員**）が認定調査（80項目）と本人・家族等の状況や家族による介護状況等に関する概況調査を行う。認定調査の結果は、医師意

見書の一部（24項目）とともにコンピュータ処理にかけられ、最も確率の高い障害支援区分が割り出される（一次判定）。そして、学識経験者等からなる市町村審議会が、一次判定の結果、80項目の認定調査の特記事項・項目内容、および医師意見書を勘案して（二次判定）、障害支援区分が決定される。

表5-4-1　障害支援区分の調査項目（80項目）一覧

1. 移動や動作等に関連する項目（12項目）			
1-1 寝返り	1-2 起き上がり	1-3 座位保持	1-4 移乗
1-5 立ち上がり	1-6 両足での立位保持	1-7 片足での立位保持	1-8 歩行
1-9 移動	1-10 衣服の着脱	1-11 じょくそう	1-12 えん下

2. 身の回りの世話や日常生活等に関する項目（16項目）			
2-1 食事	2-2 口腔清潔	2-3 入浴	2-4 排尿
2-5 排便	2-6 健康・栄養管理	2-7 薬の管理	2-8 金銭の管理
2-9 電話等の利用	2-10 日常の意思決定	2-11 危険の認識	2-12 調理
2-13 掃除	2-14 洗濯	2-15 買い物	2-16 交通手段の利用

3. 意思疎通等に関連する項目（6項目）			
3-1 視力	3-2 聴力	3-3 コミュニケーション	3-4 説明の理解
3-5 読み書き	3-6 感覚過敏・感覚鈍麻		

4. 行動障害に関連する項目（34項目）				
4-1 被害的・拒否的	4-2 作話	4-3 感情が不安定	4-4 昼夜逆転	4-5 暴言暴行
4-6 同じ話をする	4-7 大声・奇声を出す	4-8 支援の拒否	4-9 徘徊	4-10 落ち着きがない
4-11 外出して戻れない	4-12 一人で出たがる	4-13 収集癖	4-14 物や衣類を壊す	4-15 不潔行為
4-16 異食行動	4-17 ひどい物忘れ	4-18 こだわり	4-19 多動・行動停止	4-20 不安定な行動
4-21 自らを傷つける行為	4-22 他人を傷つける行為	4-23 不適切な行為	4-24 突発的な行動	4-25 過食・反すう等
4-26 そう鬱状態	4-27 反復的行動	4-28 対人面の不安緊張	4-29 意欲が乏しい	4-30 話がまとまらない
4-31 集中力が続かない	4-32 自己の過大評価	4-33 集団への不適応	4-34 多飲水・過飲水	

5. 特別な医療に関連する項目（12項目）			
5-1 点滴の管理	5-2 中心静脈栄養	5-3 透析	5-4 ストーマの処置
5-5 酸素療法	5-6 レスピレーター	5-7 気管切開の処置	5-8 疼痛の看護
5-9 経管栄養	5-10 モニター測定	5-11 じょくそうの処置	5-12 カテーテル

出典）厚生労働省「認定調査員マニュアル」2014（平成26）年をもとに筆者作成.

C. 利用者負担

　利用者負担とはサービスを利用したとき、障害者が支払う費用である。2006（平成18）年からの障害者自立支援法の施行で**応益負担**（1割負担）が課され、重度者ほど負担が重くなるという問題が生じた。これを機に全

表 5-4-2　世帯所得別利用者負担

区分		生活保護世帯	市町村民税非課税	一般（市町村民税課税世帯）				世帯の範囲	
				16万円未満	28万円未満	46万円未満	46万円超	障害者	障害児
居宅・通所サービス	【障害者】	0円	0円	9,300円	37,200円			本人と配偶者＊	住民基本台帳上の世帯＊
	【障害児】	0円	0円	4,600円		37,200円			
入所施設等サービス	【障害者】	0円	0円	37,200円					
	【障害児】	0円	0円	9,300円		37,200円			
補装具		0円	0円	37,200円			全額自己負担		

注）施設に入所する20歳未満の障害者または障害児については、利用者の保護者等が属する世帯とする。

出典）厚生労働省「利用者負担の見直しについて」（一部修正）.

その他の利用者負担減免
利用者負担の所得段階別月額負担上限だけなく以下のような減免もある。
①医療型個別減免
療養介護利用児者への医療費・食費減免
②高額障害福祉サービス等給付費
世帯単位の所得段階別月額負担上限を超えた場合、超過分の利用料を償還方式で返還
高齢障害者の負担軽減策
➡ p.141
本章2節の側注参照。
③補足給付（特定障害者特別給付費／特定入所障害児食費等給付費）
食費光熱水費の実費負担減免
グループホーム利用者への家賃助成（障害者のみ）
④生活保護移行防止措置
境界層該当者の生活保護への移行防止策として自己負担の負担上限月額や食費等実費負担額等の引き下げ

国で**障害者自立支援法違憲訴訟**が相次ぎ、政府は訴訟団と「**基本合意**」を結んだ。これにより、2010（平成22）年4月から市町村民税非課税世帯の利用料が無料化（利用者負担上限月額が0円）され、現在は世帯の所得で負担上限月額が決められる段階的費用負担（**応能負担**）となっている（**表5-4-2**）。

5. 自立支援医療

自立支援医療とは、「障害者等につき、その心身の障害の状態の軽減を図り、自立した日常生活又は社会生活を営むために必要な医療」（障害者総合支援法5条22項）であり、その医療費の一定割合を公費で負担する制度である。

2005（平成17）年10月に成立した障害者自立支援法に基づき、2006（平成18）年4月より、「自立支援医療」による障害児者に対する医療の給付が実施されている。障害者自立支援法以前における障害者医療費公費負担は、身体障害者に対しては身体障害者福祉法に基づく「更生医療」、身体障害児に対しては児童福祉法に基づく「育成医療」、精神障害者に対しては精神保健福祉法に基づく「**精神通院医療費公費負担制度**」（以下、「精神通院医療」とする）と、各個別の法律で規定されていた。その結果、障害種別の違いによって負担割合も異なっていた。また、在宅者よりも施設入所者や入院者のほうが負担上は有利になっていたため、障害者の

公費負担医療制度そのものが逆に**地域移行**の足かせにもなっていた。そこで、これらを自立支援医療制度の下に一元化し、障害種別による負担の不均衡や、在宅者と施設入所者・入院者の負担の不均衡を公平化することで、地域移行の促進を図ったと言える。

　ただし、このように障害者医療費公費負担の根拠法が一元化されたものの、これらの区別そのものが無くなったわけではない。自立支援医療の中でも、身体障害児を対象とした「育成医療」、身体障害者を対象とした「更生医療」、精神障害者を対象とした「精神通院医療」の違いはある。

　「**育成医療**」は、身体障害児の健全な育成を図るため、一定の障害のある障害児に対して行われる、生活の能力を得るために必要な医療である。申請先、実施主体とも市町村である。

　「**更生医療**」は、身体障害者の自立と社会経済活動への参加の促進を図るため、一定の障害のある身体障害者に対して行われる、その更生のために必要な医療である。申請先、実施主体とも市町村である。

　育成医療、更生医療ともに対象疾患は、確実な治療が期待できる疾患に限定されている。育成医療、更生医療の給付の内容は、①診察、②薬剤または治療材料の支給、③医学的処置、手術およびその他の治療、④居宅における療育上の管理およびその療養に伴う世話その他の看護、⑤病院または診療所への入院およびその療養に伴う世話その他の看護、⑥移送となっている。

　「**精神通院医療**」は、精神障害に対する適正な医療の普及を図るため、精神通院医療障害者に対して、当該精神障害者が病院または診療所へ入院することなく行われる精神障害への医療費の公費負担である。対象疾患は限定されており、対象者は統合失調症、躁うつ病・うつ病、てんかん、認知症等の脳機能障害、薬物関連障害等の精神疾患を有する者で、通院による精神医療を継続的に要する症状の者である。申請は都道府県で行い（市町村を経由することも可能）、実施主体は都道府県である。

［1］利用手続き

　障害者または障害児の保護者は、市町村で支給認定の申請を行う。育成医療と更生医療は市町村が、精神通院医療は都道府県が実施主体となって支給認定の判定を行う。支給認定となった場合、実施主体は、有効期間・指定自立支援医療機関を定め、それらを記載した**自立支援医療受給者証**を当該の障害者や障害児の保護者に交付する。自立支援医療に基づく診療は医療機関に自立支援医療受給者証を提出することで行われる。

［2］利用者負担

　従来、利用者は医療費の原則 1 割を自己負担することとなっていた。しかし、2012（平成 24）年 4 月より、利用者の所得などに応じて自己負担額には上限が設けられている（**表 5-5-1、表 5-5-2**）。なお、自立支援医療の上限額などを算定する際の「世帯」は、住民票上の世帯にかかわりなく、同じ医療保険に加入している家族によって範囲が決まる。

表 5-5-1　一定所得以下の世帯の自己負担上限額

区　分	自己負担上限
①生活保護の世帯	負担なし
②低所得 1 　（本人の年収が 80 万円以下の市町村民税非課税世帯）	2,500 円
③低所得 2 　（本人の年収が 80 万円より多い市町村民税非課税世帯）	5,000 円

表 5-5-2　中間所得層、一定所得以上の世帯の自己負担上限額

区　分	自己負担上限
①中間所得層 1 　（市町村民税が合計 3 万 3 千円未満の世帯）	医療保険の 自己負担限度額
②中間所得層 2 　（市町村民税が合計 3 万 3 千円以上 23 万 5 千円未満の世帯）	
③一定所得以上 　（市町村民税が 23 万 5 千円以上の世帯）	公費負担対象外
育成医療の経過措置	
①中間所得層 1 　（市町村民税が合計 3 万 3 千円未満の世帯）	5,000 円
②中間所得層 2 　（市町村民税が合計 3 万 3 千円以上 23 万 5 千円未満の世帯）	10,000 円
高額治療継続者（重度の障害者でかつ継続的に相当額の負担が発生する場合）	
①中間所得層 1 　（市町村民税が合計 3 万 3 千円未満の世帯）	5,000 円
②中間所得層 2 　（市町村民税が合計 3 万 3 千円以上 23 万 5 千円未満の世帯）	10,000 円
③一定所得以上 　（市町村民税が 23 万 5 千円以上の世帯）	20,000 円

6. 補装具

補装具とは、「障害者等の身体機能を補完し、又は代替し、かつ、長期間にわたり継続して使用されるものその他の厚生労働省令で定める基準に該当するものとして、義肢、装具、車いすその他の厚生労働大臣が定めるもの」（障害者総合支援法5条23項）である（**図5-6-1**）。

図 5-6-1　補装具の品目

①義肢	⑨電気車いす
②装具	⑩座位保持いす（児童のみ対象）
③座位保持装置	⑪起立保持具（児童のみ対象）
④盲人安全つえ	⑫歩行器
⑤義眼	⑬頭部保持具（児童のみ対象）
⑥眼鏡	⑭排便補助具（児童のみ対象）
⑦補聴器	⑮歩行補助つえ
⑧車いす	⑯重度障害者用意思伝達装置

出典）平成18年9月29日　厚生労働省告示第528号.

かつては現物支給であったが、障害者自立支援法以後は費用負担に代わり、障害者総合支援法では、補装具費（購入費・修理費）を支給する**補装具費支給制度**として規定されている。対象者は、補装具を必要とする障害者、障害児、難病患者等であり、支給を申請する時点で身体障害者手帳を所持しているか、または障害者総合支援法施行令で定める難病等で、判定等により補装具費の支給が必要な障害状況と認められる必要がある。補装具の購入または修理を希望する者は、実施主体である市町村に費用支給の申請を行う。市町村は、身体障害者更生相談所等の意見をもとに補装具費の支給を行うことが適切であるか審査し、適当であると認められた場合は利用者に対して補装具費の支給決定を行う。

償還払い方式の場合、利用者は市町村から補装具費の支給決定を受けた後、補装具業者に補装具費支給券を提示し、補装具の購入等について契約を結ぶ。補装具業者は、契約に基づき補装具の購入等のサービス提供を行う。利用者は、補装具業者から補装具の購入のサービスを受けたときは、補装具の購入に要した費用を払う。利用者は、領収書と補装具費支給券を添えて、市町村に補装具費を請求する。市町村は、利用者からの請求を正当と認めた場合は、補装具費の支給を行う。**代理受領方式**の場合には、利用者は補装具業者から補装具の購入のサービスを受けたときは、補装具の

補装具費支給の例外
2018（平成30）年4月より、「成長に伴い短期間で取り替える必要のある障害児の場合等に貸与の活用も可能」とし、補装具の貸与が条件付で認可されている。

155

購入に要した費用のうち、利用者負担額を支払う。補装具業者は、利用者負担額に係る領収書を発行するとともに、補装具費支給券の引き渡しを受ける。補装具業者は、市町村に対し、「補装具費の代理受領に係る委任状」および補装具費支給券を添えて、補装具費を請求する。市町村は、補装具業者からの請求を正当と認めた場合は、補装具費の支給を行う（**図5-6-2**）。

図5-6-2　補装具費の支給の仕組み

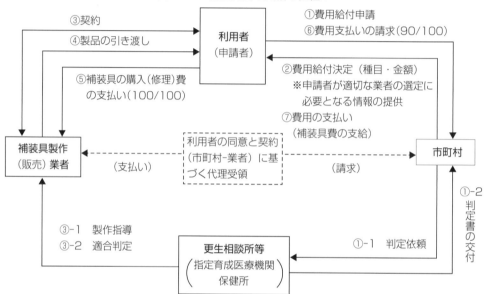

費用負担は、原則定率1割負担であるが、世帯の所得に応じ、負担上限月額が設定されている。ただし、一定所得以上の世帯に属する者は支給対象とならない。また、2012（平成24）年4月からは補装具にかかる利用者負担が高額障害福祉サービス等給付費の支給対象となった（**表5-6-1**）。

表5-6-1　利用者の費用負担

対象	負担額
生活保護（生活保護世帯に属する者）	0円
低所得（市町村民税非課税世帯）	0円
一般（市町村民税課税世帯）	37,200円

公費負担については、補装具の購入または修理に要した費用の額（基準額）から利用者負担額（原則1割）を除した額を補装具費とし、この補装具費について国50％、都道府県25％、市町村25％を負担する。

7. 相談支援

　障害者総合支援法において「**相談支援**」という用語が使われる事業には2つの種類がある。1つは、サービスの計画立案周辺の支援であり、もう1つは、役所等の担当窓口でサービス等についての相談・質問等に対応する、一般的な相談支援である。前者の相談支援には、自立支援給付としての「**計画相談支援**」と「**地域相談支援**」の2つがある。計画相談支援は、「特定相談支援事業」の名の下に、「**特定相談支援事業者**」が、地域相談支援は「一般相談支援事業」の名の下に「**一般相談支援事業者**」が行う。また、障害児通所支援サービスについては児童福祉法の下で行われるため、児童福祉法ではそれらの計画立案関連の支援として「**障害児相談支援**」が定められており、「**障害児相談支援事業者**」が行う。また、すべての相談支援事業者は「**基本相談支援**」も平行して行わなければならない（**表 5-7-1**）。

[1] 計画相談支援

　障害福祉サービスまたは地域相談支援を利用する障害者に対して、利用する障害福祉サービスなどの種類および内容を記載したサービス等利用計画案や支給決定後のサービス等利用計画を作成する「**サービス利用支援**」と、モニタリング期間ごとにサービスなどの利用状況を検証し、利用計画の見直しを行う「**継続サービス利用支援**」がある。これらの事業を行った指定特定相談支援事業者には「計画相談支援給付費」が支給される。

[2] 地域相談支援

　障害者支援施設に入所している障害者または精神科病院に入院している精神障害者、ならびに矯正施設や保護施設に入所している障害者に対して、住居の確保や地域における生活に移行するための活動に関する相談などの支援を行う「**地域移行支援**」と、居宅において単身で生活する障害者に対して、常時の連絡体制を確保し、障害の特性に起因して生じた緊急の事態などに相談、緊急訪問などの支援を行う「**地域定着支援**」がある。これらの事業を行った指定一般相談支援事業者には「地域相談支援給付費」が支給される。

表 5-7-1 「相談支援」という名称のつく事業

	対象	相談支援
サービス等利用 計画の作成など	障害者	特定相談支援事業 (障害者総合支援法　自立支援給付) 指定特定相談支援事業者が行う　※事業者指定は市町村長が行う •計画相談支援＝サービス利用支援＋継続サービス利用支援　個別給付による （•基本相談支援：事業者として必須）
地域移行・地域 定着支援など		一般相談支援事業 (障害者総合支援法　自立支援給付) 指定一般相談支援事業者が行う　※事業者指定は都道府県知事が行う •地域相談支援＝地域移行支援＋地域定着支援　個別給付による （•基本相談支援：事業者として必須）
居宅サービスの サービス等利用 計画の作成など	障害児	特定相談支援事業 (障害者総合支援法　自立支援給付) 指定特定相談支援事業者が行う　※事業者指定は市町村長が行う •計画相談支援＝サービス利用支援＋継続サービス利用支援　個別給付による （•基本相談支援：事業者として必須）
通所サービスの 障害児支援利用 計画の作成など		障害児相談支援 (児童福祉法) 指定障害児相談支援事業者が行う　※事業者指定は市町村長が行う •障害児相談支援＝障害児支援利用援助＋継続障害児利用援助　個別給付による
※障害児の入所サービス：児童相談所が専門的な判断を行うため障害児相談支援事業の対象外		
一般的な相談へ の対応	障害者 障害児 保護者 その他関係者	相談支援事業 (障害者総合支援法　市町村地域生活支援事業の必須事業) •障害者相談支援事業＝一般的な相談を受ける相談援助 　窓口は市町村（特定相談支援事業者・一般相談支援事業者へ委託可） •基幹相談支援センター等機能強化事業 •住宅入居等支援事業（＝居宅サポート事業）

［3］障害児相談支援

　障害児通所給付費等の支給および変更の申請に係る障害児に対して、利用を希望する障害児通所支援の種類および内容などを定めた計画である障害児支援利用計画案や、通所給付決定後の障害児支援利用計画を作成する「**障害児支援利用援助**」と、モニタリング期間ごとにサービスなどの利用状況を検証し、利用計画の見直しを行う「**継続障害児支援利用援助**」がある。これらの事業を行った指定障害児相談支援事業者には「障害児相談支援給付費」が支給される。

［4］基本相談支援

　障害児者、その保護者、介護を行うものからの相談に応じ、必要な情報の提供および助言を行い、あわせて市町村および指定障害福祉サービス事業者等との連絡調整等を総合的に行う。

8. 地域生活支援事業

地域生活支援事業は、地域の特性や利用者の状況に応じ、柔軟な形態により事業が効果的・効率的に実施されるものであり、市町村と都道府県によって行われるものである。市町村（指定都市、中核市、特別区を含む）が実施主体となって取り組む事業を「**市町村地域生活支援事業**」といい、都道府県が実施主体となって取り組む事業を「**都道府県地域生活支援事業**」という。ただし、両事業とも、事業の全部または一部を団体等に委託または補助することが可能であるとともに、都道府県が地域の実情を勘案して市町村に代わって、市町村地域生活支援事業の一部を実施することができる。市町村および都道府県は、障害福祉計画において、事業を実施するために必要な事項を定めるように規定されている。「市町村地域生活支援事業」は市町村ごとに事業内容が異なるため、利用手続きも各市町村によって異なる。国は、予算の範囲内において市町村および都道府県が支出する地域生活支援事業の費用の100分の50以内を補助することができる。また、都道府県は、予算の範囲内において市町村が支出する地域生活支援事業の費用の100分の25以内を補助することができる。

　障害者権利条約批准のための国内法整備の一環として、障害者総合支援法では、地域社会における共生を実現するため、社会的障壁の除去に資するよう、地域社会の側への働きかけの強化、地域における自発的な取組みの支援、成年後見制度の利用促進および意思疎通支援の強化がなされた。それに伴い、市町村が実施する地域生活支援事業の必須事業として、以下の事業が追加された。

①障害者に対する理解を深めるための研修・啓発
②障害者やその家族、地域住民等が自発的に行う活動に対する支援
③市民後見人等の人材の育成・活用を図るための研修
④意思疎通支援を行う者の養成

　また、意思疎通支援を行う者の養成や派遣のうち、特に専門性の高い意思疎通支援を行う者を養成し、または派遣する事業、意思疎通支援を行う者の派遣に係る市町村相互間の連絡調整等広域的な対応が必要な事業について、都道府県が実施する地域生活支援事業の必須事業に追加された。

A. 市町村地域生活支援事業

必須事業と市町村の判断により実施できる任意事業がある（**表5-8-1**）。

表5-8-1　市町村地域生活支援事業の内容

必須事業	理解促進研修・啓発事業	市町村が実施する地域社会の住民に対して障害者等に対する理解を深めるための研修・啓発事業（イベントや教室の開催、パンフレットの配布等）を行う。
	自発的活動支援事業	地域において、障害者やその家族、住民等によって自発的に行われる活動（ボランティア活動やピアサポート、災害対策活動等）に対して支援を行う。
	相談支援事業	障害児者やその保護者などからの相談に応じ、必要な情報の提供を行う。その他、相談支援事業の下、以下の事業も行う。
必須事業	相談支援事業	（1）基幹相談支援センター等機能強化事業 特に必要と認められる能力を有する専門的職員を基幹相談支援センター等に配置し、相談支援事業者等に対する専門的な指導・助言、情報収集・提供、人材育成の支援、地域移行に向けた取組み等を実施することで、相談支援機能の強化を図る。
		（2）住宅入居等支援事業（居住サポート事業） 賃貸一般住宅（公営住宅や民間賃貸住宅）への入居を希望しているが、入居が困難な障害者等に対して、入居に必要な調整等に係る支援を行う。家主等への相談・助言を通じて障害者等の地域生活を支援する。
	成年後見制度利用支援事業	障害福祉サービスを利用する知的障害者や精神障害者であり、補助を受けなければ成年後見制度を利用することが難しい人に対して、成年後見制度の利用を支援し権利擁護を図る。具体的には、後見人等の報酬等の経費の一部について補助を行う。
	成年後見制度法人後見支援事業	成年後見制度における後見等の業務を適正に行うことができる法人を確保できる体制を整備するとともに、市民後見人の活用も含めた法人後見の活動を支援する。
	意思疎通支援事業	聴覚、言語機能、音声機能、視覚、その他の障害のため、意思疎通を図ることに支障がある人に、手話通訳者や要約筆記者等の派遣等を行う。
	日常生活用具給付等事業	重度障害のある障害児者に対して、自立生活支援用具等の日常生活用具を給付または貸与する。
	手話奉仕員養成事業	手話で日常会話を行うのに必要な手話語彙および手話表現技術を習得した者（手話奉仕員）を養成し、意思疎通を図ることに支障がある障害者等の自立した日常生活または社会生活を営むことができるようにする。
	移動支援事業	屋外での移動が困難な障害児者に対して、外出のための支援を行う。実質的には、自立支援給付における同行援護、行動援護、重度訪問介護の対象にならない人を対象とした事業。
	地域活動支援センター機能強化事業	創作的活動または生産活動の機会の提供、社会との交流の促進等を行う施設事業。
主な任意事業		福祉ホームの運営、訪問入浴サービス、生活訓練等、日中一時支援、地域移行のための安心生活支援、障害児支援体制整備、巡回支援専門員整備、相談支援事業所等（地域援助事業者）における退院支援体制確保、スポーツ・レクリエーション教室開催等、文化芸術活動振興、点字・声の広報等発行、奉仕員養成研修、自動車運転免許取得・改造助成、成年後見制度普及啓発、障害者虐待防止対策支援、盲人ホームの運営、重度障害者在宅就労促進、更生訓練費給付、知的障害者職親委託

B. 都道府県地域生活支援事業

　必須事業とサービス・相談支援者、指導者育成事業の他、都道府県の判断により実施できる任意事業がある（**表5-8-2**）。

表5-8-2　都道府県地域生活支援事業の内容

<table>
<tr><td rowspan="2">必須事業</td><td>専門性の高い相談支援事業</td><td>特に専門性の高い障害について、相談に応じ、必要な情報の提供等を行う。
主な事業に、発達障害者支援センター運営事業、高次脳機能障害支援普及事業、障害児等療育支援事業、障害者就業・生活支援センター事業</td></tr>
<tr><td>専門性の高い意志疎通支援を行う者の養成研修事業</td><td>特に専門性の高い意思疎通支援者を養成し、派遣する体制を整備する。
手話通訳者・要約筆記者養成研修事業、盲ろう者向け通訳・介助員養成研修事業</td></tr>
<tr><td rowspan="3">必須事業</td><td>専門性の高い意思疎通支援を行う者の派遣事業</td><td>特に専門性の高い意思疎通支援を行う者を派遣する体制を整備することにより、広域的な派遣や市町村での実施が困難な派遣等を可能にする。</td></tr>
<tr><td>意思疎通支援者の派遣に係る市町村相互間の連絡調整事業</td><td>手話通訳者、要約筆記者の派遣に係る市町村相互間の連絡調整体制を整備することにより、広域的な派遣を円滑に実施し、聴覚障害者等が自立した日常生活や社会生活を行うことができるようにする。</td></tr>
<tr><td>広域的な支援事業</td><td>都道府県相談支援体制整備事業、精神障害者地域生活支援広域調整等事業など、市町村を超えて広域的な支援が必要な事業を行う。</td></tr>
<tr><td colspan="2">サービス・相談支援者、指導者育成事業</td><td>障害福祉サービスや相談支援を提供する者またはこれらの者に対して必要な指導を行う者を育成する。主なものとして、障害支援区分認定調査員等研修事業、相談支援従事者研修事業、サービス管理責任者研修事業、居宅介護従事者等養成研修事業</td></tr>
<tr><td colspan="2">主な任意事業</td><td>福祉ホーム運営事業、オストメイト（人工肛門、人工膀胱造設者）社会適応訓練事業、音声機能障害者発声訓練事業、発達障害者支援体制整備、児童発達支援センター等の機能強化等、矯正施設等を退所した障害者の地域生活への移行促進</td></tr>
</table>

9. 苦情解決と審査請求

A. 苦情解決・第三者評価・不服申立て

　障害福祉サービスを受ける利用者の**権利擁護**制度として、成年後見制度や日常生活自立支援事業の他、以下のものが挙げられる。

[1] 苦情解決制度

　利用者はサービス提供事業者より提供されるサービスに関し、苦情を申し述べることができる。

社会福祉事業の経営者（以下、事業者）には、提供する福祉サービスに関する苦情を適切に解決する努力義務が課せられており（**社会福祉法** 82条）、苦情解決責任者と苦情受付担当者を設けること、苦情解決に社会性や客観性を確保し、利用者の立場や状況に配慮した適切な対応を図るために第三者委員を設置することが求められる。また、都道府県社会福祉協議会に置かれ、社会福祉、法律または医療に関し学識経験を有する者で構成される**運営適正化委員会**でも苦情を受け付ける（83条）。

［2］福祉サービス第三者評価事業

　事業者は、福祉サービスを受ける者の立場に立って良質かつ適切な福祉サービスを提供する努力義務が課せられ、福祉サービスの質の評価などを行うなどの措置を講ずることとされている（社会福祉法78条1項）。**福祉サービス第三者評価事業**は、事業者が行うこれらの措置を援助するための事業として、個々の事業者が事業運営における問題点を把握し、サービスの質の向上に結びつけること、その結果を利用者に公表することにより適切なサービス選択に資するための情報を提供することを目的とする（「福祉サービス第三者評価事業に関する指針」）。

［3］不服申立て制度（行政不服審査法）

　市町村が行う障害福祉サービスまたは地域相談支援の個別給付にかかる処分に不服がある場合は、その障害者または障害児の保護者が、都道府県知事に対して審査請求をすることができる（障害者総合支援法97条）。対象となる行政処分は、障害支援区分認定や介護給付費・地域相談支援給付費の支給決定（要否決定および支給量等の決定）、利用者負担上限月額に関する決定などである。なお、審査請求は処分があったことを知った日の翌日から起算して3ヵ月以内にする必要がある（行政不服審査法18条）。

　審査請求の裁決に不服がある場合、または審査請求があった日から3ヵ月を経過しても裁決がないとき（行政事件訴訟法8条2項1号）は、原処分の取消しを求める行政訴訟を提起することができるが、審査請求を経ずに処分の取消訴訟を提起することはできない（**審査請求前置主義**、障害者総合支援法105条）。

B. 制度に不服がある場合の審査請求・行政訴訟の実践例
——障害者自立支援法違憲訴訟

　では、制度自体に不服がある場合、当事者はどのように救済を求めれば
よいのか。審査請求・行政訴訟の実践例でもある「障害者自立支援法違憲
訴訟」は、司法に障害者福祉制度のあり方を問うた代表的な訴訟である。

　障害者自立支援法の施行（2006〔平成 18〕年）により採用された応益
負担制度は多くの問題と矛盾をもち、障害当事者、家族などが不安や怒り
を露わにした。まず、この応益負担制度は憲法 14 条に定める法の下の平
等に反するとして障害者団体と弁護士による会議がもたれ、訴訟団を組織
し行政訴訟を提起することが確認された。しかし、日本の司法制度では法
制度自体の違憲性を問う訴訟は提起できないので、当事者になされた行政
処分に対する取消訴訟を提起する中で違憲の主張を行う必要があった。

　そこで、2008（平成 20）年 6 月 3 日、利用者負担上限月額を 0 円にせ
よとする免除申請を全国一斉に行った。同年 6 月下旬、負担軽減措置とし
ての緊急措置が実施され、利用者負担上限月額を変更する決定が出された
ので、当事者らは 60 日以内に都道府県知事へ審査請求を行った。そし
て、一斉審査請求から約 5 ヵ月を経過した 2008 年 10 月 31 日、全国 8 地
裁に 30 名の原告が、申請に対する支給決定に示された利用者負担上限額
の 0 円を超える部分を取り消すとともに、利用者負担上限月額を 0 円にす
る支給決定の義務づけを求めて一斉提訴した。原告は最終的に 71 名まで
増加した。

　この訴訟は 2009（平成 21）年の政権交代、2010（平成 22）年の「基本
合意」を経て訴訟上の和解に至ったが、その後「障がい者制度改革推進会
議」総合福祉部会へ、訴訟当事者・関係者・弁護団から多数のメンバーが
加わった。この経験は、審査請求・行政訴訟は国民の権利であることを確
認するとともに、障害当事者が制度改革に参画する契機となった意義深い
ものとなった。

**応益負担制度の問題点
（障害者の不安と怒り）**
応益負担制度は、サービ
ス利用なくして生きてい
けない重度障害者に 1 割
負担を課金し、また障害
当事者の「はたらく場」
にも、工賃をはるかに上
回る負担を課すものであ
った。その結果、授産施
設への通所をとりやめる
などの自発的利用抑制
や、障害者自立支援法へ
の不安を遺書に明記した
心中事件も多発するな
ど、全国の障害当事者の
応益負担制度に対する不
安と怒りは頂点に達し
た。

**障がい者制度改革推進会
議**
障害者自立支援法違憲訴
訟弁護団編『障害者自立
支援法違憲訴訟——立ち上
がった当事者たち』生活
書院. 2011. を参照した。

10. 障害者総合支援法と他法との適用関係

障害者総合支援法に優先
される法律
障害者総合支援法施行令
2条で、健康保険法、介
護保険法、労働者災害補
償保険法など37の法律
が規定されている。

A. 障害者総合支援法と他法との調整規定

　障害者総合支援法7条では他の法令との調整が規定されている。この条
文の主旨は、他法で自立支援給付に相当する給付がある場合、他法を優先
し他法からの受給分は障害者総合支援法では支給しないということであ
る。ここでは重要な以下の2点の適用関係を説明する。

特定疾病
介護保険法施行令2条の
16疾病。2006（平成18）
年、がん末期（医師が回
復の見込みがないと判断
したもの）、関節リウマ
チ、多系統萎縮症の追
加、見直しが行われた。

B. 障害者総合支援法と介護保険法の適用関係

　介護保険法の対象は65歳以上の者（**第1号被保険者**）と40歳〜64歳
で医療保険に加入している者（**第2号被保険者**）である。第1号被保険者
が**要介護・要支援状態**（要介護状態等）になった場合、また第2号被保険

図5-10-1　総合支援法と介護保険法の適用関係（上乗せと横出しについて）

【厚労省が定める介護保険
相当障害福祉サービス(＊1)】

・居宅介護（ホームヘルプ）
・重度訪問介護（ホームヘルプ）
・生活介護（デイサービス）
・自立訓練（機能訓練・生活訓練）
・短期入所（ショートステイ）

【市町村が定める介護保険
相当障害福祉サービス】

・日常生活に必要な移動支援
・介護保険に共通する日常生活
　用具など

【障害福祉固有のサービス】

・同行援護　　　・行動援護
・就労継続支援
・障害者支援施設
・補装具（オーダーメイド）
　など

原則、介護保険サービス(＊2)、介護予防・日
常生活支援総合事業(＊3)が優先
◇介護保健等では、障害福祉で利用していた
　支援量を満たせない場合
　　障害福祉サービスで補完
　　　　（上乗せ）
◇介護保険事業所では障害に対応できない／
　介護保険の事業所がない場合など
　　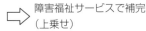障害福祉サービスで対応

介護保険に移行しても、継続利用できる
（横出し）

（＊1）優先原則とはかかわらないが，児童発達
　　　 支援と放課後等デイサービスも介護保険
　　　 相当障害福祉サービスである。
（＊2）厚労省が定める障害福祉相当介護保険
　　　 サービス
　　　　・訪問介護　・適所介護　・地域密着型適
　　　　　所介護　・短期入所生活介護　・小規模
　　　　　多機能型居宅介護
（＊3）ボランティアのみによる支援事業は除く。

者が介護保険法の**特定疾病**によって要介護状態等となった場合、原則として介護保険の介護給付・予防給付・市区町村特別給付が障害者総合支援法の自立支援給付に優先して支給される（**介護保険優先原則**）。

ただし、厚生労働省は2007（平成19）年初出の通知「障害者総合支援法に基づく自立支援給付と介護保険制度との適用関係等について」において、一律に介護保険サービスを優先すべきではないという考え方と**自立支援給付を支給できる5つのケース**を示している（図5-10-1）。

① 障害福祉に固有のサービス（**行動援護、同行援護、自立訓練／生活訓練、就労移行支援、就労継続支援**等）である場合（**横出し**）。

② 在宅の障害者で介護保険の給付では障害福祉の認定で必要とされるサービス量を確保することが困難な場合、不足分を支給（**上乗せ**）。

③ 利用可能な介護保険事業所や施設が近くにない、または定員に空きがない場合、事情が解消するまでの支給。

④ 要介護認定では非該当だが支援が必要な場合。ただし、介護給付のサービス利用には障害支援区分認定が必要。

⑤ 車いす等の福祉用具について、医師や身体障害者更生相談所等が個別対応（オーダーメイド）を要すると判断した場合、補装具費として支給。

共生型サービス（2018〔平成30〕年4月施行）の導入にあたって、厚生労働省は**介護保険相当障害福祉サービス**を示した。ただし、介護保険に相当する障害福祉サービスの最終的な決定は市町村が行うため、優先されるサービスは同省が定めたものに限られるわけではない。また、上乗せの基準や介護保険に移行しない障害者への対応、**介護保険給付と総合支援法地域生活支援事業の優先関係**なども市町村の判断によるため、**高齢障害者**の支援に係る自治体間格差が生じ、訴訟問題に発展しているケースもある。さらに、介護保険制度への移行にあたっては、障害福祉では無料だった非課税世帯の障害者に対する利用者負担の発生や事業所の移動等による支援の質の低下・環境変化への不適合等の問題が各地で起こっている。

厚生労働省は、要介護申請に応じない障害者への優先原則を説明、事情の聞き取り等を行い、移行を勧奨するように求めている。また、一部の高齢障害者の負担軽減（**新しい高額障害福祉サービス等給付費**）および共生型サービスの創設によって、この問題の是正を試みている。しかし、これらの施策に対しては、一定の意義は認められるが、優先原則を固定化・強化しかねないとの批判もある。

介護保険優先原則の問題
障害者自立支援法訴訟団と国との「基本合意文書」および障がい者制度改革推進会議総合福祉部会の「骨格提言」においてもこの原則は問題視され、選択制の導入等が提言されている。

適用関係通知の名称変更
2007年「障害者自立支援法に基づく自立支援給付と介護保険制度との適用関係等について」が、2013（平成25）年3月の一部改正で「障害者総合支援法に基づく……」と名称変更された。

共生型サービス
2017（平成29）年7月の障害者総合支援法改正で新設。介護保険事業所の指定基準を満たさない障害福祉事業所、および障害福祉事業所の指定基準を満たさない介護保険事業所であっても、訪問・通所・短期入所等に係る介護保険サービスまたは障害福祉サービスを提供できるようにする仕組みのこと。主たる狙いは高齢障害者の介護保険への移行促進にある。「我が事・丸ごと」地域共生社会の「丸ごと」化の1つ。

介護保険法と障害者総合支援法地域生活支援事業のサービス
地域生活支援事業は自立支援給付ではないので障害者総合支援法7条の対象外。双方に共通するサービスには、訪問入浴、日常生活用具（一部）、日常生活に必要な移動支援等がある。これに対し、地域生活支援事業の固有のサービスにはコミュニケーション支援、社会参加のための移動支援等がある。

高齢障害者
65歳以上の障害者のこと。身体障害者の約70％を占めている。

介護保険優先原則に係る
訴訟
岡山の浅田訴訟、千葉の
天海訴訟などがある。

新しい高額障害福祉サー
ビス等給付費（高齢障害
者の負担軽減策）
➡ p.141
本章 2 節の側注参照。

C. 障害者総合支援法と生活保護法、介護保険法の適用関係

　生活保護の受給者が要介護状態等になった場合、年齢と特定疾患の有無、医療保険の加入条件等により生活保護法、障害者総合支援法と介護保険法の適用関係が変わってくる（**図 5-10-2**）。

図 5-10-2　生活保護法と他法の適用関係

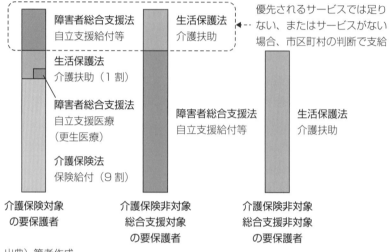

出典）筆者作成．

生活保護受給世帯の国民
健康保険加入について
国民健康保険法 6 条 9 項
で生活保護受給世帯の者
は被保険者になれないと
規定されている。このた
め、40 歳～ 64 歳で生活
保護受給世帯の者は、そ
の他の社会保険等の被保
険者・被扶養者でない限
り、介護保険の第 2 号被
保険者にはならない。

補足性の原理
生活保護法 4 条（保護の
補足性）2 項で民法に定
める扶養義務者の扶養お
よび他の法律に定める扶
助は、すべてこの法律に
よる保護に優先して行わ
れると規定されている。

介護扶助
生活保護法 15 条の 2 に
規定される生活保護の扶
助の 1 つであり、介護の
給付を行う。介護保険制
度の導入に伴い、2000
（平成 12）年に創設さ
れた。

（1）介護保険法の対象となる場合

　65 歳以上の生活保護受給者は全員第 1 号被保険者となるが、40 歳～ 64 歳の場合、医療保険（国民健康保険以外）に加入している被保険者・被扶養者のみが第 2 号被保険者になる。これらの者が要介護状態等で介護保険の受給要件を満たした場合、**補足性の原理**に基づき介護保険給付が優先して支給され、1 割の自己負担分を生活保護の**介護扶助**が補う。

（2）介護保険法の適用はないが障害者総合支援法の対象となる場合

　介護保険の対象外で障害を持つ生活保護受給者もいる。この場合、まず障害者手帳の取得や診断書等により障害者総合支援法の給付利用を検討し、利用可能な場合、障害福祉サービスの支給を優先する。

（3）介護保険法・障害者総合支援法の対象外である場合

　介護保険法の対象外で、かつ、一部の難病患者等のように身体障害者手帳も取得できず、障害福祉サービスを利用できない者もいる。この場合、**生活保護法の要介護認定**を行い、介護費用の全額（10 割）が介護扶助として支給される。

コラム 浅田訴訟（障害者の65歳問題）

　浅田訴訟は、2018（平成30）年12月13日広島高裁岡山支部で判決が下り地裁に続き原告浅田さんの全面勝訴となりました。岡山市は、上告を断念し判決が確定しています。浅田訴訟の意義を考える時、私は浅田さんが生きた時代背景を見ておく必要があると思います。さらっとおさらいです。1960年代から障害者の生活と権利を守る運動団体が各地で作られ、障害者の権利意識の向上とともに制度改善運動が広がりました。1981年の国際障害者年当時の障害者に対する福祉制度は今とは全く違う状況にあり、ヘルパーは公的ヘルパーしかおらず高齢者が中心だったので障害者はほとんど使えませんでした。「社会参加と平等」という理念は、それまでの制度の不備を改善し暮らし向きを良くするため障害当事者・関係者を奮い立たせました。制度改善を求め厚生省（当時）等との懇談を重ね、要求実現のために運動を展開したのです。その後の障害者プラン等にも影響を与え徐々にですが在宅福祉サービスの充実が図られ、ヘルパー利用も普及していったのです。1990年代の社会福祉基礎構造改革では、これまでの措置制度から利用契約制度への転換、市場原理の導入が議論され、公的責任回避の動きや生きるための制度が売物にされることへの懸念が強まります。それらの申し子として2000（平成12）年に登場したのが介護保険制度です。仕組みとしては介護保険に似た支援費制度がその3年後に始まりましたが、仕組みの問題はさておき、この制度登場により障害者の暮らし向きは大きく変わります。利用者の選択による福祉サービスの提供と利用者に対する個別給付によるヘルパー派遣が実現し、移動支援を利用する障害者が街に溢れたのです。ですがこの制度も3年後には障害者自立支援法に代わります。障害者自立支援法には介護保険と同じく「受益者負担」が持ち込まれました。「生きるための制度が益なのか」と多くの障害者が反発し、障害者自立支援法違憲訴訟が各地で起こり、2010（平成22）年1月7日政府と基本合意が成立し和解。合意文書の中に「三　新法制定に当たっての論点④介護保険優先原則（障害者自立支援法7条）を廃止し、障害の特性を配慮した選択制度の導入を図ること。」が盛り込まれました。さて、浅田さんですが、提訴する動機の中で「違憲訴訟団71人の仲間が頑張って勝ち取ったことを無駄にしたくありません。」と語っています。彼は、ヘルパーも使えない時代から障害者運動を推進する岡山障連協の一員として生活と権

利を守るため奮闘してきましたので、「みんなのために闘う」ことを決意したのです。そして全面勝訴により、岡山市の理不尽さを暴き介護保険優先原則の問題を世に知らしめたのです。判決は、「障害者総合支援法と介護保険法では目的が異なる」「一律な介護保険優先ではない」「国は基本合意文書で法7条の優先原則廃止を約束している」「経済的な理由は、個別の事情にあたり介護保険優先をしない理由にあたる」ことを示したうえで、岡山市の処分には裁量権の逸脱があったとしました。浅田さんが生きた時代背景にある大切なことが認められた、まさに「尊厳を守る」判決だったのです。しかし、声をあげる一部の者を除き介護保険への強制移行は現実には変わっていません。何故なのでしょうか。1つには、国庫負担基準の問題があります。介護保険対象者の市町村配分額が、減額される問題です。介護保険移行が前提のため、介護保険給付分について減額するというのが国の言い分です。たとえば、65歳を過ぎて障害福祉サービスの居宅介護を受けた場合、同等のサービスが介護保険の訪問介護で受けられることを理由に市町村への配分は全くありません。重度訪問介護は約7割カットです。3割分が介護保険にはない移動支援分という理由だそうです。これにより、市町村としては国からの収入が減るという理由で介護保険優先を徹底するというインセンティブが働くのです。2つには、市町村の事務の進め方と「介護保険優先原則」という言葉の罠の問題です。「介護保険給付費等に係る支給決定事務等について（事務取扱要領）」で市町村事務の進め方が規定されています。その中に介護保険との適用関係通知の文面が組み込まれています。要領の中にはこんな記載があります。「介護保険給付又は地域支援事業が優先されることが、あたかも介護保険のみの利用に制限されるという誤解を障害福祉サービス利用者に与えることのないよう、（中略）利用者及び関係者へ適切に案内を行うこと。」つまり、本来やらなければいけない事務を市町村が怠っているのではないかという事です。要領を熟読すると、少なくとも浅田さんの問題は起こらなかったのではないかと思ってしまいます。奇しくも、このコラム執筆中に65歳問題で係争中の天海訴訟地裁判決がありましたが、浅田判決とは真逆の内容で原告敗訴となりました。天海さんは控訴する予定です。この判決が問題なのは、大まかに言って「行政に協力しない者の障害福祉サービス打ち切りは適法」とし、法令や適用関係通知を踏まえた判断がなされなかったことにあります。障害者の65歳問題解決にはまだまだ時間がかかるようです。

（全国肢体障害者団体連絡協議会　会長　渡邊 覚）

第6章 障害者の福祉と労働

障害者権利条約が第61回国連総会（2007年）で採択されてから、日本でも障害者の雇用・就労のあり方が問い直されてきた。条約の批准に向けて、障害者差別解消法が制定され、障害者雇用促進法も改正されることになったものの、法定雇用率が達成されていない現状や、福祉分野の就労支援施設における工賃の低さなど、さまざまな課題が残されている。

そこで本章では、障害者の雇用・就労の実態を把握するとともに、一般雇用を促進するための法律や支援、およびそこでの課題を理解する。そして、より多様な雇用・就労を実現するためのあり方について、これまでの議論をふまえつつ考える。

1

第1節では、私たちにとっての働く意味を再確認したうえで、障害者の雇用・就労の実態を読み解く。一般雇用されている障害者や福祉分野で就労している人の、そこで得られる収入を比較すると、障害の有無だけでなく、障害種別や就労の場によっても大きな差があることに気づく。

2

第2節では、障害者の一般雇用を促進するための法律や、就労支援施設等からの商品購入を拡大するための法律について学ぶ。また、ハローワークや障害者職業センター等の機関や障害者の就労を支える専門職、障害者総合支援法に基づく就労支援の課題について学習する。

3

第3節では、障害者の一般雇用や就労支援における残された課題について学ぶ。私たちは障害者雇用の意義を見つめなおすとともに、重度障害のある人にとっても働きやすい環境づくりや、障害者就労支援施設において十分な収入を確保するための形を考えていく必要がある。

1. 障害者の就労実態とニーズ

A. 働くことの意味

　私たちにとって、働くことはさまざまな意味を持つ。第1に、生活するために必要な収入を得ることである。私たちが生活を営むには、食費や光熱費、家賃などいろいろな面でお金がかかる。結婚し、子どもを産み育てるにもお金が必要である。収入に余裕があれば、趣味や余暇を楽しむこともできる。第2に、働くことが生きがいや自己実現につながる。仕事を通して自分を成長させることができ、また、人の役に立ち社会的な役割を果たすことができる。直接的・間接的な人とのつながりを、広げたり深めたりすることもできる。第3に、仕事で得た収入から税金を納めることによって、国全体や地域社会を支えるという役割もある。

　働くことのこうした意味は、障害のある人にとってもない人にとっても普遍的なはずであり、働くことを通してこれらを満たしたいという願いを実現できるよう、障害の有無によらず就労が等しく保障されるべきだろう。

B. 障害者の就労実態

［1］データからみる障害者の就労実態

　「生活のしづらさなどに関する調査」（2016〔平成28〕年、厚生労働省）によれば、在宅で生活している18～64歳の障害者手帳所持者は、197万7,000人と推計されている。同調査の回答者のうち、65歳未満の障害者手帳所持者で就業している人（正職員・正職員以外・自営業）の割合は、身体障害者で37.3％、知的障害者で21.0％、精神障害者で30.9％であった。一方、「労働力調査」（2019〔令和元〕年、総務省）によれば、18～64歳人口に占める就業者の割合は年度平均で81.1％であった。調査の時期に違いはあるものの、これらのデータから障害のある人とない人では就業率に大きな差があることが推測できる。

　日本では、**障害者雇用促進法**によって、障害者を雇用しなければならない割合（**法定雇用率**）が定められており、現在では民間企業で2.3％、国・地方公共団体で2.6％となっている。しかし「障害者雇用状況の集計結果」（2019〔令和元〕年、厚生労働省）によれば、実際に障害者が雇用

障害者雇用促進法
正式名称は「障害者の雇用の促進等に関する法律」。

法定雇用率の引き上げ
法定雇用率は定期的に見直され、2021（令和3）年3月1日からそれぞれ0.1％ずつ引き上げられた。

されている割合（**実雇用率**）は民間企業で 2.11％であった。また、民間企業で法定雇用率を達成している割合は、48.0％と半数を下回っている状況である。

　一方「**社会福祉施設等調査**」（2018〔平成 30〕年、厚生労働省）によれば、**就労継続支援 A 型事業**（雇用型）の利用者は 8 万 7,205 人、**就労継続支援 B 型事業**（非雇用型）の利用者は 30 万 5,423 人であった。多くの障害者がこれらの事業所を利用していることがわかる。

［2］障害者の収入状況

　次に障害者の就労に伴う収入についてみると、民間企業や公的機関で雇用されている人の平均賃金（月額）は、身体障害者で 21 万 5,000 円、知的障害者で 11 万 7,000 円、精神障害者で 12 万 5,000 円であった（2018〔平成 30〕年度「障害者雇用実態調査」厚生労働省）。一方で**就労継続支援 A 型事業所**における平均工賃（月額）は 7 万 6,887 円、**就労継続支援 B 型事業所**における平均工賃（月額）は 1 万 6,118 円であった（「平成 30 年度工賃（賃金）の実績について」厚生労働省）。一般雇用されている人の中でも障害種別によって賃金に差がみられ、また、一般雇用されている障害者と就労継続支援事業所で働く障害者とで、収入に大きな差があることがわかる。

2. 労働保障の制度

A. 障害者雇用促進法

　日本では、民間企業や公的機関等での障害者雇用を進めるため、**障害者雇用促進法**が施行されている。この法律により、民間企業や公的機関等は雇用する従業員のうち所定の割合で障害者を雇用することが義務づけられている。**法定雇用率**は一定期間ごとに見直され、2021（令和 3）年 3 月から、民間企業で 2.3％、国・地方公共団体等で 2.6％、都道府県等の教育委員会で 2.5％となっている。

　この障害者雇用率制度のもとでは、重度の身体障害者および知的障害者を雇用した場合は 1 人を 2 人分に数え（**ダブルカウント**）、1 週間の労働時間が 20 時間以上 30 時間未満の短時間労働者（3 障害共通）については、

公的機関における実雇用率
国の機関 2.31％、都道府県の機関 2.61％、市町村の機関 2.41％、都道府県等の教育委員会 1.89％。

ダブルカウントと重度概念
精神障害者については、雇用率の算定上、重度概念が存在しない。よって、精神障害者の場合は 30 時間以上の労働を行ってもダブルカウントされることはない。

171

1 人を 0.5 人分に数えることとなっている。法定雇用率を達成していない事業主（常用労働者 100 人超）からは不足人数に応じて**障害者雇用納付金**が徴収されるとともに、法定雇用率を超えて雇用する事業主には超過人数に応じて**障害者雇用調整金**が支給される。

2013（平成 25）年には**障害者雇用促進法**が改正され、それまでは身体障害者と知的障害者しか雇用義務の対象に含まれていなかったが、2018 年 4 月からは精神障害者保健福祉手帳を持つ精神障害者も含まれることとなった。またこの改正により、2016（平成 28）年 4 月から**障害を理由とした差別**が禁止されるとともに、**合理的配慮**の提供が義務づけられることとなった。民間企業や公的機関等すべての事業主に対し、募集・採用、賃金、配置、昇進、教育訓練などにおいて、障害者であることを理由に障害者を排除することや、障害者に対してのみ不利な条件とすることなどの差別的取扱いが禁止された。また、障害者と障害者でない者との均等な機会・待遇を確保したり、障害者の能力の有効な発揮の支障となっている事情を改善したりするための合理的配慮が、事業主にとって過重な負担とならない範囲で義務づけられることとなった。

B. 障害者優先調達推進法

障害者優先調達推進法
正式名称は「国等による障害者就労施設等からの物品等の調達の推進等に関する法律」。

さらに、2013（平成 25）年 4 月からは「**障害者優先調達推進法**」が施行されている。この法律は、国や地方公共団体、独立行政法人などの公的機関が物品やサービス等を調達する際、障害者就労施設等へ優先的に発注することを勧め、そこで就労する障害者等の経済的な自立を促進しようとするものである。公的機関は、**就労移行支援事業所**や**就労継続支援事業所（A 型・B 型）**、**生活介護事業所**、**地域活動支援センター**等から、優先的に物品・サービスを購入する努力義務が課されている。

C. ハローワーク等における支援

一般雇用を希望する障害者に対する支援は、多様な形で提供されている。

ハローワークでは、就職を希望する障害者の求職登録を行い、専門の職員・相談員が個々の障害特性や職業適性、希望する職種等に基づき、きめ細かな職業相談を行っている。また、職業紹介や就職後の職場定着、雇用継続のための支援も提供されている。こうした障害者に対する支援に加えて、事業主に対しても、障害者を雇用するための指導や相談、雇用管理上の配慮についての助言等の支援も提供されている。

「令和元年度障害者の職業紹介状況等」（厚生労働省）によれば、ハローワークにおける障害者の有効求職者数は30万518人、就職件数は10万3,163件であり、求職している障害者のうち実際に就職できたのは34.3%であった。有効求職者の就職率を障害種別ごとにみると、身体障害者が25.8%、知的障害者が43.6%、精神障害者が37.3%であり、知的障害者が最も高いものの半数には届かない状況である。

D. 障害者職業センター等における支援

　独立行政法人高齢・障害・求職者雇用支援機構が運営する障害者職業センターには、①**障害者職業総合センター**、②**広域障害者職業センター**、③**地域障害者職業センター**の3種類がある。なかでも、地域障害者職業センターは各都道府県に1ヵ所設置されており、ハローワークや福祉・医療・教育などの関連機関と連携しながら、障害者や事業主に対する総合的な支援を提供している。障害者に対しては、職業評価や職業相談をもとに、職業リハビリテーション計画が作られる。また、センター内では作業訓練が実施され、労働意欲や作業能力、コミュニケーション能力の向上などを目指し、職業準備支援が行われる。事業主に対しては、障害特性などの情報提供、雇用管理や職場適応を図るための助言や相談も提供している。

　また**障害者就業・生活支援センター**では、安定した職業生活の実現を目指し、就業面での支援と生活面での支援が一体的に提供されている。そこでは、就業に関する相談支援や雇用管理に関する助言、日常生活や社会生活に関する助言、関係機関との連絡調整などが行われる。

　障害者の就業生活を支える専門職の1つとして、**職場適応援助者（ジョブコーチ）**が挙げられる。ジョブコーチは、障害者やその家族、事業主や職場の従業員に対して、作業の方法や職場環境、職場の人とのコミュニケーション等の面で障害者が職場に適応するために必要な支援を行う。ジョブコーチには、①地域障害者職業センターに配置される**配置型ジョブコーチ**、②障害者の就労支援を行う社会福祉法人等に雇用される**訪問型ジョブコーチ**、③障害者を雇用する企業に雇用される**企業在籍型ジョブコーチ**がある。ジョブコーチによる支援では、障害者の職場適応とともに、職場の上司や同僚による支援（**ナチュラルサポート**）にスムーズに移行していくことを目指す。

障害者職業総合センター
全国で1ヵ所（千葉県）設置されており、職業リハビリテーションの基盤整備と質的向上を図るための研究や支援技法の開発、専門的な人材の育成等を行っている。

広域障害者職業センター
全国に2ヵ所（埼玉県・岡山県）設置されており、関係機関と連携しながら、職業的な重度障害者に対する職業評価・職業指導・職業訓練を体系的に実施している。

E. 障害者総合支援法に基づく就労支援とその課題

　障害者総合支援法のもとで行われる障害者への就労支援として、①就労移行支援事業、②就労継続支援A型事業、③就労継続支援B型事業などがある。しかし厚生労働省によれば、2017（平成29）年にこれらの就労支援事業から一般雇用へ移行した障害者はわずか4.3％であった。就労移行支援事業からの移行は27.0％だったものの、大半の障害者が就労支援事業にとどまっていることがわかる。

　これに加えて、就労継続支援B型事業所における工賃の低さも大きな課題である。2007（平成19）～2011（平成23）年に実施された**工賃倍増5か年計画**では、行政機関や産業界、福祉施設などが協力し、工賃を引き上げる取組みが行われた。2012（平成24）年からは新たに「**工賃向上計画**」を策定し取組みを強化することとなった。その結果、就労継続支援B型事業所の平均工賃（月額）は、2006（平成18）年度には1万2,222円（入所・通所授産施設および小規模通所授産施設を含む）だったのが、2018（平成30）年度には1万6,118円へ向上したものの、わずかな伸びがみられたにすぎない[1]。

F. 学校卒業後の進路保障

　雇用や就労の前段階として、学校教育において障害のある子どもに対する支援が行われている。**特別支援学校**では、一人ひとりに応じた学習上・生活上の指導を行うとともに、卒業後の職業的な自立を促進するための職業教育や進路指導なども行われている。そこでは将来の就職に向けて、一般雇用に関する理解の促進や労働関係機関と教育、福祉、医療等関係機関との連携が図られてきた。近年では中小企業における取組みが低迷していること、障害者の雇入れや継続雇用に不安を感じていることが課題とされ、①就労支援セミナーの実施等による企業理解の促進や職場実習の推進、②企業が障害者を継続して雇用するための支援の実施、③ネットワークの構築・強化に重点が置かれることとなった[2]。

　しかし一方で特別支援学校の卒業後の進路をみると、2018（平成30）年3月の高等部の卒業生では、社会福祉施設等への入所・通所が61.1％、就職者は31.2％であった[3]。特別支援学校で職業教育や進路指導に力を入れており、国も教育分野から雇用分野へ移行できるための体制を強化しているが、実際の雇用に結びつきにくいのが現状と言える。一方で、学校卒業後の進路として就職ばかりが強調されるとすれば、進学など他の選択肢

が限定されてしまうことも懸念される。

　進学者の割合は2％にとどまっており、中でも知的障害者のうちの進学者はわずか0.4％となっている。こうした現状に対して、障害者総合支援法に基づく自立訓練（生活訓練）事業を活用した「福祉型大学」「学びの作業所」と呼ばれる試行的な取組みが進められている[4]。こうした取組みを通して知的障害者に合った学びの機会を提供することにより、知的障害者の学ぶ権利の保障や進学格差の是正につながることが期待される。

3. 障害者の雇用・就労支援における課題

A. 障害者雇用率制度の厳正な実施

　2018（平成30）年、国の行政機関において、障害者雇用率制度の対象となる障害者の不適切計上が発覚し、多くの行政機関で**法定雇用率**を達成していない状況が明らかになった。この問題を受け「国の行政機関における障害者雇用に係る事案に関する検証委員会」が設置され、不適切計上について実態を把握するとともに、原因を究明するための調査が行われた。その報告書では、不適切な行為の原因として、国の行政機関における障害者雇用の実態に対する関心の低さや、対象障害者の計上方法についての正しい理解の欠如、法の理念に対する意識の低さなどが指摘された[5]。それを踏まえ「公的部門における障害者雇用に関する基本方針」が定められ、再発防止のための対策やチェック機能の強化、法定雇用率の速やかな達成に向けた取組み、国・地方公共団体における障害者の活躍の場の拡大などが掲げられた[6]。

　障害者雇用促進法では、「すべて事業主は、障害者の雇用に関し、社会連帯の理念に基づき、障害者である労働者が有為な職業人として自立しようとする努力に対して協力する責務を有するものであって、その有する能力を正当に評価し、適当な雇用の場を与えるとともに適正な雇用管理を行うことによりその雇用の安定を図るように努めなければならない」とされ、国および地方公共団体も事業主としてこの責務を有するものとされている。国等の行政機関は、障害者雇用の必要性や意義を再認識し、民間企業の模範となるよう障害者雇用の推進に取り組むことが必要であろう。

　障害者雇用促進法の2019（令和元）年改正では、国や地方公共団体に

おける対象障害者の不適切計上の再発防止に加え、精神障害者や重度障害者を含めた障害者雇用の計画的な推進、短時間であれば就労可能な障害者等の雇用機会の確保、中小企業における障害者雇用の促進が課題とされ、国や地方公共団体における「障害者活躍推進計画」の作成・公表や、週20時間未満の障害者を雇用する事業主に対する特例給付金、優良な中小企業（300人以下）の認定制度が盛り込まれることとなった[7]。長時間働くことが難しい障害者にとっても、多様な働き方が実現されることが望まれる。

B. 就業時の介助や通勤支援も含めたサービス範囲の拡大

2019（令和元）年の参議院選挙で、ともに重度障害をもつ舩後靖彦氏と木村英子氏が当選し国会議員となった。それにより本会議場のバリアフリー化や介助者の同席、パソコンの持ち込みなど合理的配慮が図られることとなった。しかし一方で、**重度訪問介護**が就業・就学の際には利用できないことや、外出などのための支援（**行動援護・同行援護・移動支援**）が就業・就学では適用外となることも、障害福祉サービスの課題として改めて注目を集めた。障害福祉サービスにおいては、通勤・営業活動等の経済活動に係る外出、通年かつ長期にわたる外出および社会通念上適当でない外出は対象外とされているのである。

舩後・木村両議員については、議員活動や通勤時の支援を参議院が負担することとなったが、一般的には就業・通勤の際に介助サービスを受けることができず、就職を断念せざるを得ない障害者も数多くいると思われる。労働政策審議会（障害者雇用分科会）では、**障害者雇用納付金制度**に基づく就業時・通勤時の介助のための助成金について検討されている[8]。働きたい障害者が働ける社会をつくるためには、職場における合理的配慮に加え、就業時の介助や通勤支援も含めた制度改革が求められる。

C. 就労継続支援 B 型事業における工賃の底上げ

障害福祉サービスにおける就労支援としては、**就労移行支援事業、就労継続支援 A 型事業、就労継続支援 B 型事業**などが実施されている。これまでのところ、とりわけ雇用契約を結ばずに就労する就労継続支援 B 型事業における工賃が極めて低いことが、長年の課題となっている。先に述べたように、工賃向上計画等による取組みが行われてきたが、平均工賃はわずかしか上がっておらず、平均工賃未満の事業所も多いのが現状であ

る[1]。「社会福祉施設等調査」（厚生労働省）によれば、就労継続支援B型事業の利用者数は2012（平成24）年度で15万9,656人だったのに対し、2018（平成30）年度では30万5,423人と大幅に増加している。このことから、多くの障害者が低い工賃で就労している現状が推察される。工賃がなかなか向上しない背景としては、利用者のニーズが多様化しており支援の必要性が増加していることや、外部の民間企業等から受託している作業の単価が安いことがあると考えられる[9]。

障害者優先調達推進法が施行され数年が経過し、国および地方公共団体等による障害者就労支援施設等からの調達実績は、2013（平成25）年度で約123億円だったのが2016（平成28）年度には約171億円に増加している[10]。今後この法律の成果が工賃に反映されるのか注視していくとともに、工賃を上げるための支援や制度について、さらに検討していくことも求められる。また、雇用や就労による収入と障害基礎年金等の所得保障をあわせ、金銭面での生活の質の向上を図っていくことも必要と言えるだろう。

注）

ネット検索によるデータの取得日は、いずれも2020年10月1日.
(1) 厚生労働省ウェブサイト「障害者の就労支援対策の状況」.
(2) 文部科学省ウェブサイト「『障害者の雇用を支える連携体制の構築・強化』の改正について」.
(3) 文部科学省ウェブサイト「特別支援教育について 13. 卒業者の進路」.
(4) 伊藤修毅「自立訓練（生活訓練）事業の教育的機能に関する一考察」『立命館産業社会論集』51-1, 2015, pp.177-192.
(5) 厚生労働省ウェブサイト「国の行政機関における障害者雇用に係る事案に関する検証委員会報告書」.
(6) 厚生労働省ウェブサイト「公務部門における障害者雇用に関する基本方針」.
(7) 厚生労働省ウェブサイト「改正障害者雇用促進法の概要」.
(8) 厚生労働省ウェブサイト「第96回労働政策審議会障害者雇用分科会　資料」.
(9) 「障害者就労継続支援B型事業所における工賃向上の阻害要因と対策に関する研究―5事業所のインタビュー調査からみた現状と課題」『中国・四国社会福祉研究』7, 2020, pp.15-26.
(10) 厚生労働省ウェブサイト「国等による障害者就労施設等からの物品等の調達の推進等に関する法律について　調達実績」.

コラム　政府の条約違反を提訴！　しかし現状は改善されてきたか

　福祉職員の労働組合として、日本障害者協議会と共同し、「日本の障害者雇用施策は条約違反だ」と ILO（国際労働機関）に提訴をしたのは 2007（平成 19）年であった。それから 10 年以上が経過し、日本の障害者雇用は改善されてきたのだろうか。

　日本の障害者の**法定雇用率**は、2019（令和元）年度の国の統計では、民間 2.2％、国・地方公共団体が 2.5％であるが、実際の雇用率は民間 2.11％、国 2.31％、地方公共団体 2.61％となっている。

　提訴をした当時の雇用率は 1.55％（民間）で、数字だけを見れば改善されているように見えるが、一方で賃金や雇用についてはどうだろうか。厚生労働省の障害者雇用実態調査によれば、身体障害者 25 万4,000 円、知的障害者 11 万 8,000 円、精神障害者 12 万 9,000 円（2008〔平成 20〕年度）に対し、身体障害者 21 万 5,000 円、知的障害者 11万 7,000 円、精神障害者 12 万 5,000 円（2018〔平成 30〕年度）と 10年間で雇用率とは逆に減少している。

　そればかりか、2017（平成 29）年に、各地の就労継続支援 A 型事業所で大量の解雇事件が立て続けに起き、また 2018 年には官公庁で障害者雇用の水増しをしていた事実が発覚した。障害者の雇用確保のために先頭に立つべき公的機関が長年にわたって法違反を続けてきたことは衝撃的であり、障害者雇用に対する日本の姿勢が表れていると言えば言い過ぎだろうか。

　ILO には障害者雇用に関し、「**障害者の職業リハビリテーション及び雇用に関する条約**（159 号：1992 年日本政府批准）」をはじめ 2 つの勧告「身体障害者の職業更生に関する勧告（99 号）」「職業リハビリテーション及び雇用（障害者）に関する勧告（168 号）」がある。この 159 号条約には、「すべての種類の障害者が雇用され、かつ社会において統合されるようするため（中略）この問題に関する新たな国際基準を採択する」と、条約の目的が記されている。前述した日本の障害者雇用の現状が、ILO 条約・勧告が示している国際基準とかけ離れたものであることは明らかだろう。さらにこの条約の理念は、障害者権利条約のなかで発展し、現在の国際基準となっている。国際的な見地に立つことで、日本の施策の課題が見えてくるわけだが、条約批准国である政府には、国際水準に沿った法整備について更なる努力を求めたい。

（全国福祉保育労働組合　清水俊朗）

第7章 障害者の所得保障

　私たちは、市場を通じて、多くの必要な商品（ときとして不必要なものまで）を購入して、生活を成り立たせている。そのためには、いうまでもないが、所得が必要である。所得は、雇用・就業によって得るか、社会保障制度のうち所得保障制度（生活保護を含む）によって得るかしかない。しかし、それができない、あるいは低水準である場合には、家族・親戚などに依存するよりほかはない。それもできない場合には、生活や生命を維持するためにホームレスになるか、犯罪者になるなどしかない。これらは、「家族依存」とともに、障害者にとってはすでに社会問題化している。

　本章のテーマは、障害者の所得保障である。だが、ほとんどの障害者世帯は低所得である。それは、障害当事者は一般就労が困難であり、またそれが実現しても労働市場の最下層に位置づけられて低所得であり、加えて家族にまで介護を要求するために家族もまた低所得にならざるを得ないからである。さらに障害を原因として特別な経済的負担がかかる場合も多い。そのために、本章では、さまざまな所得保障や経済的負担軽減のための制度を学ぶ。しかし、障害者世帯が低所得である理由は、これらの所得保障制度の低水準性などの問題によることも大きい。

1

　第1節では、まず無年金障害者に着目して、その低所得性について考える。次に、年金受給者であっても生活保護受給率が高まっている実態を捉えて、日本の年金制度を中心とした所得保障制度の問題点について学習する。

2

　第2節では、障害者の所得保障を目指す制度として、障害基礎年金などの公的年金制度、特別児童扶養手当などの社会手当制度、生活保護制度などを取り扱う。これらの制度の内容を理解することは当然として、同時にこれらの制度が対象者を排除する仕組みを持っている、ないしは支給水準が著しく低いなど、多くの欠陥を持つことも事実であるため、批判的に学ぶことも重要である。

1. 障害者の低所得性と所得保障の課題

A. 不安定就労・低所得な障害者

無年金障害者
無年金障害者の会『第2回　無年金障害者実態調査報告書』2005.

　障害者の実態については**第2章**において紹介されているが、ここでは、不安定就労・低所得な障害者の実態がより顕著に現れている**無年金障害者**の実態を示す。**表7-1-1**は「無年金障害者の会」が2005（平成17）年に実施した「第2回無年金障害者実態調査」の分析結果の一部である。

　「1ヵ月の収入」は、「無収入」が35.6％と最も多いが、「5万円未満」も29.5％になっており、無年金障害者の約3分の1が障害基礎年金2級相当額程度の収入であることがわかる。一方、「就労状況」は、「働いていない」が52.8％と突出している。しかし、就業していても「パート・アルバイト」と「臨時・日雇い」が約1割であり、「常用雇用者」と「自営業者」などをあわせた割合とほぼ同じである。

　これらをクロス集計した**表7-1-1**によると、「常用雇用者」の1ヵ月の

表7-1-1　無年金障害者の「就労状況」と「1ヵ月の収入」のクロス集計

上段：実数 下段：横%		合計	1ヵ月の収入							
			無収入	1万円未満	1万〜3万円未満	3万〜5万円未満	5万〜10万円未満	10万〜15万円未満	15万〜20万円未満	20万円以上
全体		163 100.0	58 35.6	19 11.7	21 12.9	8 4.9	23 14.1	14 8.6	10 6.1	10 6.1
就業状況	常用雇用者	11 100.0					1 9.1	3 27.3	3 27.3	4 36.4
	自営業者（雇用者なし）	4 100.0			2 50.0		1 25.0	1 25.0		
	自営業者（雇用者あり）	2 100.0								2 100.0
	会社役員など	3 100.0					2 66.7		1 33.3	
	パート・アルバイト	13 100.0			3 23.1		9 69.2		1 7.7	
	臨時・日雇い	1 100.0								1 100.0
	その他	35 100.0	3 8.6	7 20.0	10 28.6	6 17.1	2 5.7	5 14.3	1 2.9	1 2.9
	働いていない	86 100.0	54 62.8	10 11.6	5 5.8	2 2.3	7 8.1	4 4.7	3 3.5	1 1.2

出典）無年金障害者の会『第2回無年金障害者実態調査報告書』2005, p.19.

収入は 10 万円以上が相対的に多いのに対して、「パート・アルバイト」では 13 名中 12 名が 10 万円未満である。これは、賃金・労働条件の両面から、無年金障害者の就労を通した**経済的自立**が困難であることを示していると言える。

B. 所得保障の課題

　日本の所得保障の枠組を**セーフティネット**として見た場合、救貧政策としての公的扶助、防貧政策としての所得保障・医療保障、生活関連施策としての労働・住宅政策など 3 つの輪から定義される[(1)]。しかし、日本のセーフティネットは機能不全を起こしている。

　障害者の所得保障も例外ではない。ここでは、田中聡一郎、百瀬優らの研究成果を引用しながら、その実態を示す[(2)]。**図 7-1-1** によると、1980（昭和 55）年度の旧法に基づく拠出制障害年金の受給者と障害福祉年金受給者の**生活保護**との併給率は 9％を超えており、高い割合を示している。その後、1986（昭和 61）年度の**障害基礎年金**と生活保護の併給率はやや高い割合であるが、1990 年代半ばまで併給率は低下している。

　しかし、1990 年代後半からは、**障害年金**と生活保護との併給率、併給者数ともに徐々に上昇し、併給率は 5％を超えている。この要因として、

年金額の支給抑制に伴う障害者の生活保護への落層拡大の危険性

2004（平成 16）年の「国民年金法等の一部を改正する法律」で、マクロ経済スライドが導入された。これは、賃金・物価の上昇によって公的年金額が増となる場合、「公的年金全体の被保険者の減少率＋平均余命の伸びを勘案した一定率」（スライド調整率）を減算することで、この伸びを抑制する仕組みである。2015（平成 27）年、2019（令和元）年、2020（令和 2）年に実施された。加えて、2021（令和 3）年 4 月より、年金額の改定ルールの見直しが行われ、賃金変動が物価変動を下回る場合に、年金額を賃金変動に合わせて減額する方式が徹底される（根拠法：「公的年金制度の持続可能性の向上を図るための国民年金法等の一部を改正する法律」、2016〔平成 28〕年）。こうした公的年金の支出抑制の強化によって、障害者の生活保護への落層の問題が深刻化しかねないので、注意が必要である。

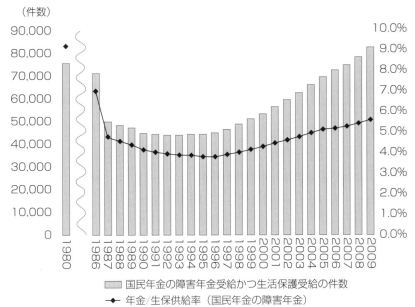

図 7-1-1　障害年金と生活保護の併給率

（件数）

凡例：
　国民年金の障害年金受給かつ生活保護受給の件数
　◆ 年金/生保供給率（国民年金の障害年金）

出典）社会保険庁（厚生労働省）『事業年報』および厚生労働省「被保護者全国一斉調査」をもとに作成.

181

「障害年金が防貧機能を低下させ、障害者の生活保護への落層を防げなくなっている」ことが指摘されている(2)。

　これは、障害者の所得保障においても、生活保護の救貧機能、社会保険の防貧機能はともに低下しており、セーフティネットは「**すき間問題**」を引き起こしやすい構造になっていることを示していると言える。

2. 所得保障、経済的負担軽減の制度

　障害を持つこと、あるいは障害を持つ子どもを養育することで、就職困難や失業などが生じ、所得の喪失・減少が起こる場合が多い。また、障害を持つことで生じる特別な経済的負担もある。つまり、障害を持つことが、貧困などの生活困窮や生命の危機を生み出す状況にあるといえよう。そのために、社会保険や社会手当、生活保護、各種の経済的負担軽減のための制度などがある。前節で明らかにしたように、その負担は十分に解消できていないのが事実であるが、ここではそれらの制度の概要について述べる。

A. 障害基礎年金・障害厚生年金と特別障害給付金など

[1] 障害基礎年金（根拠法：国民年金法）

　障害基礎年金は、国民年金から支給される年金である。ただし、初診日の年齢によって、支給要件が異なる2種類の年金に分けられる。① 20歳以上65歳未満の傷病による障害基礎年金、② 20歳前の傷病による障害基礎年金である。①は国民年金への加入を前提として、社会保険としての性格を持ち、②は国民年金加入前で、社会保険の例外として認めたことによる。しかし、障害の等級と、年金給付額などは同じである。

(1) 2種類の障害基礎年金の受給要件

① 20歳以上65歳未満の傷病による障害基礎年金

ⅰ）またはⅱ）のいずれかの保険料の納付要件を満たすこと

ⅰ）初診日のある月の前々月までの年金加入期間の3分の2以上の期間に、保険料が納付（免除・猶予を含む）されていること

ⅱ）初診日のある月の前々月までの1年間に保険料の未納がないこと

② 20歳前の傷病による障害基礎年金

　保険料の納付要件はない。国民年金の加入前であるため、保険料の納付

所得保障の問題
厚生労働省は、65歳未満の障害者の約9割は障害福祉サービスの利用料が無料であると言及する。だが、これは大半の障害者が低所得ゆえに、住民税非課税世帯となるという課題と、障害年金などの所得保障制度の欠陥を示している。この欠陥（金額水準の低さ、受給要件の厳格さ、捕捉性の低さなど）に社会的孤立が伴うとき、ホームレス、触法障害者、女性の場合には、過重な性産業での就労などへと不本意ながら結びつく。

すき間問題
生活困難に対して各種の社会保障が機能せず、国民を貧困に陥らせること。

社会保険としての性格
社会保険は、保険料の拠出を前提とするため、支給要件に納付実績を問う。よって、この要件を満たせなければ、無年金障害者を生み出す。

20歳前傷病による障害基礎年金の所得制限
たとえば、2人世帯の場合、所得額が約400万円を超えると年金額の2分の1相当額を支給停止とし、約500万円を超えると全額支給停止となる。

実績が問えないからである。よって、社会保険というよりも社会手当とし
ての性格を持ち、他の社会手当と同様に、所得制限がある。

（2）障害等級と年金額

障害基礎年金の等級は、その障害の重さに応じたもので、1級と2級が
あり、1級は2級よりも障害の程度が重い。2級は、老齢基礎年金の満額
と同額であり、1級は2級の1.25倍となっている。また、子がいる場合に
は、加算がある。給付額は2020（令和2）年度で以下の通りである。

> 1級：97万7,125円（月額8万1,427円）＋子の加算
> 2級：78万1,700円（月額6万5,141円）＋子の加算

［2］障害厚生年金（根拠法：厚生年金保険法）

障害厚生年金は、厚生年金から支給される年金である。

（1）受給要件

厚生年金の加入期間中に初診日がある障害があり、あわせて障害基礎年
金の支給要件を満たしていること。

（2）障害等級と年金額

障害等級は、障害基礎年金と異なり、1級から3級まである。またさら
に軽度な障害に対しても、**障害手当金**という一時金がある。1級は、2級
（報酬比例の年金額）の1.25倍である。また、配偶者加算は、1級と2級
のみに認められ、3級や障害手当金にはない。

> 1級：（報酬比例の年金額）×1.25 ＋配偶者の加算
> 2級：（報酬比例の年金額）＋配偶者の加算
> 3級：（報酬比例の年金額）　※最低保障額あり
> 障害手当金［一時金］：（報酬比例の年金額）×2

（3）障害基礎年金との併給・単給関係（図7-2-1）

厚生年金加入者は、基礎年金制度として国民年金にも加入しているため、
その障害の程度が障害基礎年金の1級、あるいは2級に該当する場合には、
障害厚生年金は、障害基礎年金に上乗せして支給される。3級に該当する
場合には、障害厚生年金のみが支給される。

障害厚生年金の1級、2級に配偶者加算はあるが、子の加算については、
障害基礎年金で対応するため、障害厚生年金には存在しない。

なお、2020（令和2）年5月の「**年金制度の機能強化のための国民年金
法等の一部を改正する法律（年金制度改正法）**」における児童扶養手当法
の改正により、2021（令和3）年3月から、①障害年金受給中のひとり親
世帯、②両親が障害年金受給者であって、いずれかが障害基礎年金1級相
当の世帯の場合、児童扶養手当と子の加算の差額分が支給される（基準等

子の加算
1人目、2人目は、1人
につき年額22万4,900円
（月額約1万842円）、3
人目以降、1人につき、
年額7万5,000円（月額
約6,250円）である。な
お、ここでいう「子」と
は、18歳の誕生日のあ
る年度の末日を経過して
いない子、または20歳
未満で障害等級1級もし
くは2級の障害を持つ子
を指す。

報酬比例の年金額
厚生年金の被保険者期間
の長短、期間中の賃金
（標準報酬月額）などに
よって算出され、個人差
がある。ただし、被保険
者期間が、300月（25年）
未満の場合は、300月と
みなして計算する。

配偶者の加給年金額
65歳未満の配偶者がい
る場合に支給され、その
額は年額22万4,900円
（月額約1万8,742円）
である。

**障害厚生年金の最低保障
額**
年額58万6,300円（月額
約4万8,858円）

年金制度改正法
本法は、超高齢社会にお
ける経済基盤の充実・
「全世代型」への転換を
目的として、主に以下の
改正が行われた（2021
〔令和3〕年3月から段
階的に施行）。
①短時間労働者を被用者
保険の適用対象にする事
業所の規模を段階的に引
き下げ。
②在職中の前期老齢年金
受給者（60歳から64
歳）に係る支給停止基準
額の引き上げ（月額28
万円→47万円）。
③老齢年金受給開始時期
の選択肢拡大（60歳〜
70歳→60歳〜75歳）。
④児童扶養手当と障害年
金の併給調整の見直し等。

図 7-2-1　障害基礎年金と障害厚生年金の併給関係 （1 級，2 級，3 級）

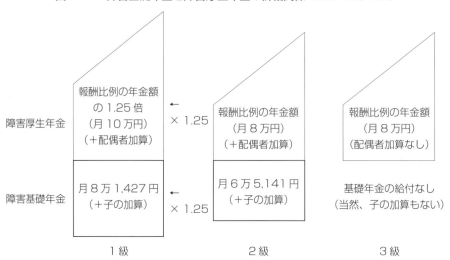

注：(1) 障害基礎年金の年金額は，2020（令和 2）年度の実績による.
　　(2) 障害厚生年金における報酬比例の年金額は 96 万円（月額 8 万円）と仮定した.
　　(3)（2）の仮定のもとでの障害手当金（一時金）は，報酬比例年金額 117 万円の 2
　　　　年分で，234 万円となる.
出典）筆者作成.

国民年金任意加入者の強制加入化
国民年金の任意加入者は、20 歳以上の学生と、いわゆる専業主婦などである。強制加入となったのは、専業主婦などが 1986（昭和 61）年 4 月、学生が 1991（平成 3）年 4 月である。

特別障害給付金の所得制限
20 歳前傷病による障害基礎年金と同様に、国民年金（ただし、国庫負担分）を財源として支給される。納付実績がないことから、社会手当としての性格を持ち、所得制限がある。また、その方法は、一定所得以上で、半額停止と全額停止という 2 段階方式をとる。

残された無年金障害者
国民年金の加入義務はあったが前述の年金加入期間「3 分の 2 以上」の要件を満たせない者、国籍条項の撤廃（1982〔昭和 57〕年 1 月）前に障害を持った在日外国人、任意

は政令で確定）。

[3] 特別障害給付金

　（根拠法：特定障害者に対する特別障害給付金の支給に関する法律）

　1961（昭和 36）年、国民年金法の全面施行により、国民皆年金が実現した。しかし、現実には、国民年金制度上、強制加入とはされず、任意加入とされた人びとがいた。この間に、国民年金に未加入の状態で障害を持ったことで、障害基礎年金などを受給できない人びとが生じた。そこで、そのような**無年金障害者**に、国民年金制度の発展過程において生じた特別な事情を考慮して、特別障害給付金が支給される。

(1) 支給の対象者（＝「特定障害者」）

ⅰ）1991（平成 3）年 3 月以前に国民年金の任意加入対象であった学生

ⅱ）1986（昭和 61）年 3 月以前に国民年金任意加入対象者であった、厚
　　生年金等加入者などの配偶者

　ⅰ）、ⅱ）のいずれかに該当し、国民年金に未加入の期間中に生じた傷病が原因で、障害基礎年金の 1 級、2 級の状態にある者

(2) 特別障害給付金の障害等級と支給額（2020〔令和 2〕年度）

　障害基礎年金と同様に、1 級と 2 級とがあり、1 級は 2 級の 1.25 倍となっている。また、20 歳前傷病による障害基礎年金と同様の理由と方式で、

所得制限がある。

> 障害基礎年金 1 級に該当する者：月額 5 万 2,450 円
> 障害基礎年金 2 級に該当する者：月額 4 万 1,960 円

[4] 障害年金生活者支援給付金

（根拠法：年金生活者支援給付金の支給に関する法律）

　2012（平成 24）年 11 月に、**社会保障と税の一体改革**の一環として、障害基礎年金受給者（低所得などの一定要件がある）に、年金制度の枠外で給付金を支給する法律が成立した。2015（平成 27）年 10 月の消費税率引き上げ（8％から 10％へ）にあわせて施行予定だったが、増税の延期により 2019（令和元）年 10 月に施行された。当初の受給額は、障害基礎年金 2 級受給者が 5,000 円／月、同 1 級受給者が 6,250 円／月（2 級の 1.25 倍）であった。2020（令和 2）年 4 月からは、0.5％の物価スライドにより、2 級受給者が 5,030 円／月、1 級受給者が 6,288 円／月となった。この制度には、低所得の年金受給障害者を対象としつつも、無年金障害者を除外するという問題がある。

B. 障害児者に関する社会手当（根拠法：特別児童扶養手当等の支給に関する法律、略称「**特別児童扶養手当法**」）

　障害児者に関する社会手当は、1964（昭和 39）年に制定された「特別児童扶養手当法」（現行法令名）を根拠法として、20 歳未満の障害児に対して給付される「特別児童扶養手当」、「障害児福祉手当」、20 歳以上の障害者に対して給付される「特別障害者手当」、「経過的福祉手当」の計 4 種類がある。支給要件や支給額などの詳細については、**表 7-2-1** を参照されたい。ただし、これから扱う障害に関するすべての社会手当で、本人、または扶養義務者等の所得による支給制限がある。

[1] 特別児童扶養手当

　特別児童扶養手当は、障害基礎年金 1 級、あるいは 2 級と同程度の障害を持つ児童を養育する親、または養育者を対象として給付される。ただし、入所施設に入所している場合には支給停止となることから、在宅の障害児に限定される。また、20 歳に達したときに同程度の障害がある場合には、手続きは必要だが、障害基礎年金の受給が可能である。この場合、障害基礎年金の受給要件は在宅に限らないので、在宅という要件は失われる。

加入せずに海外滞在中に障害を持った在外邦人がいる。また、障害が軽度であるとされて不支給と認定された者も無年金障害者である。昨今では、難病患者に加え、指定難病には認定されていない線維筋痛症や慢性疲労症候群の患者、そして 1 型糖尿病患者などに対する、障害年金の支給停止や不支給決定が問題になっており、行政訴訟も提訴されている。本章コラム（p.191）も参照されたい。

社会保険と社会手当
両者の最大の相違は、社会保険が保険料という拠出を前提とするのに対して、社会手当は拠出を前提としないことにある。よって、社会保険は、保険料の納付実績をみて、要件を満たさない場合には、給付がなされず、排除してしまう。無年金障害者がそれである。一方、社会手当は、納付実績は問わないことから条件さえ満たせば、誰もが給付の対象になる。しかし、日本の社会手当は、低水準での所得制限があるとともに、給付額が低いという問題がある。

表 7-2-1　障害児者に関する社会手当

	特別児童扶養手当	障害児福祉手当	特別障害者手当	経過的福祉手当
目的	精神又は身体に障害を有する児童について手当を支給することにより、これらの児童の福祉の増進を図る。	重度障害児に対して、その障害のため必要となる精神的、物質的な特別の負担の軽減の一助として手当を支給し、重度障害児の福祉の向上を図る。	特別障害者に対して、重度の障害のため必要となる精神的、物質的な特別の負担の軽減の一助として手当を支給し、特別障害者の福祉の向上を図る。	経過措置による福祉手当の支給を行うことで、その経済的・精神的負担の軽減の一助とする。
支給対象者	20歳未満で精神又は身体に障害（障害基礎年金の1級、2級と同程度）を有する児童を、家庭で監護、養育している父または母、あるいは養育者	精神又は身体に重度の障害を有するため、日常生活において常時の介護を必要とする状態にある20歳未満の者（＝「重度障害児」）で、在宅の者	精神又は身体に著しく重度の障害を有するため、日常生活において常時特別の介護を必要とする状態にある20歳以上の者（＝「特別障害者」）で、在宅の者	1986（昭和61）年3月31日時点（翌日、福祉手当制度を廃止）において20歳以上で、従来の福祉手当の受給者であった者のうち、特別障害者手当の支給要件に該当せず、かつ障害基礎年金も支給されない者
支給金額	1級　月額5万2,500円 2級　月額3万4,970円	月額1万4,880円	月額2万7,350円	月額1万4,880円
備考	※所得制限がある。 ※入所施設利用の場合は不支給となることから、実質的には在宅を要件とする。	※所得制限がある。 ※特別児童扶養手当との併給ができる。	※所得制限がある。 ※障害基礎年金との併給ができる。	※所得制限がある。 ※当然ながら、特別障害者手当や障害基礎年金と併給されることはない。

注）支給金額は、2020（令和2）年度実績である。
出典）厚生労働省ウェブサイトより筆者作成.

[2] 障害児福祉手当と特別障害者手当

　障害児福祉手当と特別障害者手当は、前者は障害児、後者は障害者を対象とする点では異なるが、ともに日常生活において常時介護を必要とする状態にあるほどの重度者である**「重度障害児」**と**「特別障害者」**を対象として、在宅という要件を満たす場合に給付される。常時介護を要する障害児者が在宅での生活を続けるのであれば、本人、家族の精神的、経済的負担を要するという前提のもと、その特別な負担の軽減を図る一助となることを目的としている。障害児福祉手当は特別児童扶養手当と、特別障害者手当は障害基礎年金と、それぞれ併給が可能である。

[3] 経過的福祉手当

　経過的福祉手当は、従前の福祉手当が1986（昭和61）年3月31日に廃止されたときに20歳以上で、特別障害者手当または障害基礎年金の支給を受けることができなかった者に支給される。すなわち、障害基礎年金等の要件を従来の福祉手当制度より厳しくした結果、制度の枠外に置かれた

者への救済措置であり、給付額は、障害児福祉手当と同額である。

C. 労働者災害補償保険制度による障害（補償）給付と傷病（補償）年金 （根拠法：労働者災害補償保険法）

労働者が職務を行ううえで職業病に罹患する、過労が原因で精神疾患になる、あるいは通勤中の事故で傷病を負うなどの場合がある。労働者にはいかなる責任もないことを前提に、事業主が保険料の全額を拠出して、業務上、あるいは通勤上の労働災害に備える制度として、労働者災害補償保険制度がある。そこから、医療保障や所得保障、介護保障などを目的に、さまざまな保険給付がなされる。

ここでは、所得保障を目的として、労災による傷病は治癒したが、障害が残った場合に支給される障害（補償）給付と、療養開始後1年6ヵ月を経てもなお治癒しない場合に支給される傷病（補償）年金を扱う。

［1］ 障害（補償）給付

労災による傷病が治癒した後、障害が残ったときに支給される保険給付である。障害等級は、1級から14級まである。1級から7級までの相対的に重い障害に対しては、年金として支給し、8級から14級までの障害に対しては、一時金として1回のみ支給する。

> ①障害（補償）年金：障害等級1級から7級までの障害
> ②障害（補償）一時金：障害等級8級から14級までの障害
> 　どちらも、給付基礎日額（＝被災する直近3ヵ月の1日当たりの平均賃金額〔賞与等は除く〕）を基礎として、右の日数分を支給する。

ただし、この他に、以下のような支給も併給される場合がある。
- 「障害特別支給金」：一時金として支給され、各級ごとに異なる。たとえば、1級：342万円、5級：225万円、10級：39万円、14級：8万円など。
- 「障害特別年金」（1級から7級）・「障害特別一時金」（8級から14級）：賞与が支給されていた場合に給付され、その給付額は、算定基礎日額（＝被災前1年間の賞与額を365で除した、1日当たりの平均賞与額）をもとに計算した日数分（障害〔補償〕給付と同じ日数）である。

［2］ 傷病（補償）年金

労働者が労災による傷病により療養したが、療養開始後1年6ヵ月経過した日または同日後になっても治癒せず、その症状が傷病等級1級から3

（補償）の意味
障害（補償）年金を例にすると、労働災害の原因が業務災害による場合には、障害補償年金と呼ばれ、「補償」が付与される。一方、通勤災害による場合には、障害年金と呼ばれ、「補償」が付かない。

労働者災害補償保険における「治癒」
治癒とは、完全に健康時まで回復することだけではなく、一般的な医療行為を行っても、症状の回復・改善が期待できない状態も含む。よって、症状が固定した状態を指す。

障害（補償）年金
給付基礎日額の以下の日数分を年金として支給する。1級：313日分、2級：277日分、3級：245日分、4級：213日分、5級：184日分、6級：156日分、7級：131日分

障害（補償）一時金
給付基礎日額の以下の日数分を一時金として支給する。8級：503日分、9級：391日分、10級：302日分、11級：223日分、12級：156日分、13級：101日分、14級：56日分

傷病（補償）年金
給付基礎日額の以下の日数分を年金として支給する。1級：313日分、2級：277日分、3級：245日分。

級に該当する場合に、療養開始日1年6ヵ月経過後から支給される保険給付である。給付額は、前頁の側注の通りであるが、障害（補償）年金の1級から3級と同額となっている。

生活保護とその課題
生活保護の受給世帯のうち、障害者・傷病者世帯が約3分の1を占める。また、障害者のうち約1割の者が、生活保護を受給している。障害者の経済的生活にとっての生活保護の重要性を示すものである。だが、同時に、障害者世帯の低所得性、生活困窮をも示す。また、障害者にとっては、扶養義務の存在が、生活保護受給の足かせとなり、経済的自立を阻害し、家族依存を継続させる。障害者や障害者団体が、扶養義務の強化に反対するのはそのためである。

保護施設
➡ p.289
キーワード集参照。

扶養義務
補足性の原理の扶養の優先は民法上の規定に基づくが、これを超えた運用によって受給抑制が図られている。

税制上の障害者と特別障害者
身体障害者では、手帳所持者が障害者、うち1級、2級の手帳所持者が特別障害者となる。知的障害者では、児童相談所や知的障害者更生相談所などから知的障害者と判定された者が障害者、そのうち「重度」と判定された者が特別障害者となる。精神障害者では、手帳所持者は障害者、うち1級の手帳所持者が特別障害者となる。また、「常に精神上の障害により事理を弁識する能力を欠く状態にある人」は特別障害者となる。他にも該当者がいる。

相続税の障害者控除額
障害者控除の額は、その障害者が満85歳になるまでの年数1年につき10万円で計算した額である。特別障害者控除の額は1年につき20万円で計算した額となる。

D. 生活保護（根拠法：生活保護法）

生活保護は、憲法25条の理念に基づき、国が生活困窮に陥ったすべての国民に、健康で文化的な最低限度の生活を保障するとともに、その自立を助長することを目的とする。よって、障害者にとっての生活保護は、障害者加算などの障害者に固有の制度を持ち、地域における自立生活を保障するうえで、重要な役割を果たしている（図7-2-2）。また、現時点で地域生活が困難と判断された人びとと、授産が必要とされた人びととなどに対しては、**保護施設**がある。しかし、障害者にとっては「扶養義務」などの課題も指摘できる。

E. 税制による負担軽減措置

障害者の経済的生活への配慮として、税の軽減措置がある。

(1) 所得税や住民税の措置（根拠法：所得税法、地方税法）

①障害者控除（所得税27万円、住民税26万円）

②特別障害者の場合の障害者控除（所得税40万円、住民税30万円）

③配偶者・被扶養親族が特別障害者で同居を常況とする場合の障害者控除（所得税75万円、住民税53万円）

(2) 相続税の措置（根拠法：相続税法）

相続人が85歳未満で障害者のときは、相続税の額から一定額を差し引

図7-2-2　障害者などに固有の制度（2017〔平成29〕年度基準額）

①障害者加算
　ⅰ）重度者（たとえば、障害基礎年金1級）の場合、在宅（1級地：2万6,310円～3級地：2万2,630円）、入所・入院（2万1,890円）
　ⅱ）中度者（たとえば、障害基礎年金2級）の場合、在宅（1級地：1万7,530円～3級地：1万5,090円）、入所・入院（1万4,590円）
②重度障害者加算：特別障害者手当対象者に加算（1万4,580円）
③他人介護料：一般基準（6万9,960円）と特別基準があり、特別基準にはさらに福祉事務所長承認（10万4,950円）と大臣承認（級地とは別基準で、13万9,500円～18万5,000円）とがある。
④住宅扶助特別基準1.3倍額の適用（住宅扶助基準額が約1.3倍になる）
⑤住宅改造：生活福祉資金との併用で、全国一律250万円
⑥高額福祉機器：生活福祉資金との併用で、全国一律170万円

く障害者控除と特別障害者控除とがあり、控除額が異なる。他に、特別障害者扶養信託契約に係る贈与税の非課税措置があり、対象者は中軽度者まで拡充した。

(3) 事業税の措置（根拠法：地方税法）

重度の視覚障害者があん摩、はり、きゅう、柔道整復その他の医業に類する事業を行う場合、事業税は非課税とする。

(4) その他の軽減措置

地方税法には、障害者などで所得金額が125万円以下の者の住民税を非課税とする措置、自動車税・自動車取得税の減免措置がある。消費税法でも、義肢、盲人安全つえ、特殊寝台などの譲渡などの非課税措置、社会福祉事業等として行われる資産の譲渡等の非課税措置などがある。

F. 各種の負担軽減措置

障害者の文化的な地域生活を保障するため、負担軽減施策がある。

①交通権、交通アクセシビリティの保障という観点から、JR や航空機、その他の公共交通機関の旅客運賃割引、有料道路の通行料金の割引、駐車禁止規制の適用除外

②情報アクセシビリティ、知る権利の保障の観点から、NHK 放送受信料の免除、郵便料金の減免、NTT 無料番号案内、加入電話設置のための負担金の分割払制度（無利子）、福祉用電話機器の工事費や利用料金の割引

③住宅保障の観点から、公営住宅の優先入居、都市機構賃貸住宅（通称UR）の優遇制度

④教育権、生活権の文化的側面の保障の観点から、国立の博物館、美術館、劇場の入場料の減免

他に、経済的自立や地域生活を目指して、市町村社会福祉協議会が貸付けを行う**生活福祉資金貸付制度**がある。主要な負担軽減措置の詳細については、**表7-2-2**を参照されたい。

表 7-2-2　障害者に関する各種の負担軽減施策

		内　　容	
JRの旅客運賃割引	第1種身体・知的障害者に介護者が同行する場合（区間制限なし）	本人と介護者1人 50%割引（乗車券、定期乗車券、回数乗車券、普通急行券など）	
	12歳未満の第2種身体・知的障害者に介護者が同行する場合（区間制限なし）	介護者のみ 50%割引（定期乗車券のみ）※本人の小児定期券に割引なし	
	第1種身体・知的障害者、第2種身体・知的障害者が単独で片道101km以上（他社線との連絡含む）乗車する場合	本人 50%割引（普通乗車券のみ）	
航空旅客運賃割引	第1種身体障害者（満12歳以上）、第1種知的障害者が介護者と共に利用する場合	本人と介護者1人 割引運賃額は、事業者又は路線によって異なる	
	第1種・第2種の身体障害者（満12歳以上）、第1種・第2種の知的障害者が単独で利用する場合	本人 割引運賃額は、事業者又は路線によって異なる	
その他の公共交通機関の旅客運賃割引	各公共交通機関で、割引を実施。また、自治体運営のバス等では独自に割引等を行っている場合もある。	各交通機関によって、割引率を設定	
有料道路の通行料金の割引	身体障害者が自ら自動車を運転する場合、または重度の身体・知的障害者が乗車し、その移動のために介護者が自動車を運転する場合	50%割引	
NHK放送受信料の免除	身体障害者、知的障害者又は精神障害者を構成員に有し、かつ、構成員すべてが市町村民税非課税の世帯	全額免除	
	視覚障害者又は聴覚障害者が世帯主 重度の身体障害者、重度の知的障害者又は重度の精神障害者が世帯主	半額免除	
生活福祉資金の貸付け（経済的自立と生活意欲の助長促進を図る）	＜1＞生業を営むために必要な経費 ＜2＞技能習得に必要な経費及びその期間中に生計を維持するために必要な経費 ＜3＞住宅の増改築、補修等に必要な経費 ＜4＞福祉用具等の購入に必要な経費 ＜5＞障害者用自動車の購入に必要な経費	＜1＞460万円以内 ＜2＞580万円以内 ＜3＞250万円以内 ＜4＞170万円以内 ＜5＞250万円以内	

出典）内閣府ウェブサイト（図表78 障害者に関する割引・減免制度及び福祉措置一覧）より一部抜粋・作成.

注）
(1)　大友信勝「社会福祉からみるセーフティネットの課題」日本社会福祉学会『社会福祉学』51（2），2010.
(2)　田中聡一郎・百瀬優「日本の生活保護・障害年金と障害者」庄司洋子・菅沼隆・河東田博・河野哲也編『自立と福祉―制度・臨床への学際的アプローチ』現代書館，2013.

コラム　無年金障害者問題とは

　日本の社会保障の基軸である国民皆年金体制のもと、現に日常生活に支障のある障害者、とりわけ稼働能力の減退・喪失のある障害者は**障害年金**が受給できていると思われている。しかし、実際には、加入要件、障害状態要件、保険料納付要件という公的年金の受給要件があまりにも厳格であるため、無年金障害者が多く存在している。厚生労働大臣の私的な提案として2002（平成14）年に示された坂口試案では、無年金障害者の総数は約12万人と推計されている。

　たとえば、加入要件では初診日の証明が重要であるが、カルテが保存されていない場合や災害などによってカルテが紛失された場合には、無年金障害者になる可能性が高い。また、障害状態要件では、国が定めた画一的な障害認定基準が評価基準になるが、これは平均的な生活環境における一般的な日常生活能力を考慮した想像上のものである。そのため、症状が流動的・非定型的である難病などの場合には無年金障害者になる可能性が高い。特に保険料納付要件は厳格であり、保険料の納付期間と免除期間の合計が加入期間の3分の2以上であるか、初診日以前の1年間に保険料の滞納がないかという要件を1ヵ月間でも満たさなかった場合には無年金障害者になる。

　このような国民皆年金体制の「すき間問題」への対応は、行政訴訟へと結実していった。それが**在日韓国・朝鮮人無年金障害者訴訟**と**学生無年金障害者訴訟**である。在日韓国・朝鮮人無年金障害者とは、1982（昭和57）年に国民年金法から国籍要件が撤廃される前に障害が発生した在日外国人のことである。学生無年金障害者とは、1991（平成3）年に学生が国民年金に強制加入になる前に、任意加入せずにその期間中に障害の発生した20歳以上の学生のことである。

　そして、学生無年金障害者訴訟（身体）、東京地裁判決における違憲判決を受け、無年金障害者に対する救済策の立法化が模索された。いわゆる「特別障害給付金法」が議員立法によって制定され、その結果国民年金への加入が任意であった時期に初診がある学生と専業主婦の無年金障害者に対する救済が行われた。同法の附則には、在日外国人と在外邦人の無年金障害者を適用対象にすることが明記されている。

　しかし、昨今の雇用の流動化・非正規化は、若年層を中心にした無年金障害者を増大させ、問題を一層多様化・複雑化させている。

（無年金障害者の会　幹事　磯野博）

坂口力
1934〜

コラム 障害年金の地域間格差と障害認定問題

　2012（平成24）年の法改正により、各種共済組合が厚生年金保険に一元化され、障害年金でも障害厚生年金を受給することになった。それまで国家公務員共済年金制度の場合、本人の申告で初診日が認定されていたが、一元化によって、診断書による初診日の認定が必要となった。また、障害年金における障害認定は、障害の程度を障害等級表に当てはめて評価する方法に統一された。日常生活能力の基準の曖昧さから運用上の課題は残されているが、制度の違いによる官民格差の解消が図られたのである。

　こうした中、2014（平成26）年8月、一部報道により、障害基礎年金の不支給率に約6倍の都道府県間格差があることが明らかにされた。このばらつきについて、厚生労働省は「精神・知的障害に係る障害年金の認定の地域差に関する専門家検討会」を設置。この検討に基づき、2016（平成28）年9月から、精神・知的・発達障害等級認定に関する「新ガイドライン」と診断書作成医による記載内容を画一化する「診断書記載要領」を導入した。併せて障害基礎年金の認定は、障害厚生年金と同様に日本年金機構で一括して行うこととした。

　これらの目的は、以下の2つであると考える。ひとつは、障害年金の認定を低位平準化することである。このために、「新ガイドライン」は、障害年金受給者の一部を降級・非該当とすることを促すような構造となっている。もうひとつは、特に精神障害者・知的障害者の障害年金受給に歯止めを掛けることである。1994（平成6）年から2006（平成18）年までの間、障害年金の受給者は約40万人増加しているが、その4分の3強は精神障害と知的障害であったからである。この背景に、社会保障費の支出抑制という狙いがあったのは明らかであろう。

　2020（令和2）年9月、厚生労働省は社会保障審議会　年金事業部会に「障害年金業務統計」を提出した。ここでは、「新ガイドライン」と「診断書記載要領」の効果も分析している。2012年度と2019（令和元）年度を比較すると、新規申請（精神・知的障害者）の不支給割合の格差は狭まっているように見える。しかし、不支給理由などは詳細に示されていないため、慎重に検証していく必要がある。

（無年金障害者の会　幹事　磯野博）

第8章 障害者の社会生活参加

一般の大人がそうであるように障害者においても、日中の活動の場、家庭生活を営む居住の場だけではなく、3つ目の文化・スポーツ、趣味などの余暇を過ごす社会生活への参加保障が課題となってきている。

余暇は「余っている暇」とされて、その保障は後回しにされてきたが、人間の基本的な生活が日中活動・暮らし・社会生活という、この3つの世界で成り立つと明らかにされてきている。特にこの3つ目の世界の障害者への保障は、障害者を包み込むインクルーシブな社会の成熟度が試される。本章では、障害者の社会生活参加の意義を確認しつつ、その実態と課題について学習する。

1

第1節では、障害者権利条約に照らして障害者の社会生活参加の意義を明らかにし、その実態と基本的な課題を学習する。残念ながらその実態は、基本的人権にかかわる制度上の参加制限に主たる特徴がある。

2

第2節では、障害者を包み込む社会、特に市民の理解や意識についての到達点を学習する。ここにおいても差別や偏見、さらに理解不足としての実態を述べざるを得ない。

3

第3節では、障害者を包み込む社会、特に建築などの物的環境について到達点を学習する。バリアフリーが法制定などによって面的広がりを作り出してきているが、さらにユニバーサルなものにしていく課題が提起されている。

1. 障害者の社会参加実態とニーズ

A. 国連・障害者権利条約における社会参加の理念

障害者権利条約
日本政府の公定訳では
「障害者の権利に関する
条約」とされている。

国連・障害者権利条約発効
国連・障害者権利条約
は、批准すると憲法に次
ぐ位置、すなわち憲法以
外の法制度の上位に位置
づけられて発効する。

権利条約19条
政府公定訳による。「包
容」とはインクルーシブ
の訳である。

　日本においては、2014（平成26）年2月から**国連・障害者権利条約**が発効した。障害者の社会参加についても、改めて権利条約の内容から実態等を見ていく必要がある。

　権利条約19条「自立した生活及び地域社会への包容」は、「締約国は、全ての障害者が他の者と平等の選択の機会をもって地域社会で生活する平等の権利を有することを認めるものとし、障害者が、この権利を完全に享受し、並びに地域社会に完全に包容され、及び参加することを容易にするための効果的かつ適当な措置をとる。」と基本的な理念を提起している。すなわち社会参加の理念は、たとえば余暇も余った時間があればではなく、当然の権利として保障されるべきであり、そのために、①参加の入り口を障害を理由に閉ざさないこと、②平等に参加するための積極的な措置が取られていること、③個々別々の合理的な配慮がされていること、となる。

B. 障害者の社会参加実態

障害児者・家族のくらしと健康の調査
2013年12月発行：障害
者家族の暮らし健康実態
調査実行委員会（NPO
法人大阪障害者センター
気付）。

　大阪の障害者団体が、2013（平成25）年に発表した「**障害児者・家族のくらしと健康の調査**」（主として知的障害者・家族の実態）によれば、以下のような暮らしの実態が浮かび上がる。

　主たる介護者の96.3%が障害児者の母親であり、高齢化した親が高齢化した障害者を介護している様子がうかがえることからも、介護問題が極めて深刻になっている。そのうえに、家計の貧困問題も深刻になっている。世帯所得も低所得が多数を占め、仕事を持っていない無業者層が多数を占めている。多くの障害者が、18歳を超えて高等部を卒業し作業所に通って働くが、最低賃金法は適用されず、年間所得で1万円未満の人が24.6%もいる。また、近所づきあいについても、介護者自身が、つきあいの最低範囲までは参加しているが、それ以外は参加できておらず、孤立化していると言える。さらに相談相手も幅が狭く、二重三重に孤立化している。

　余暇どころではない、という暮らしの実態であるが、権利条約は、この人たちにも、この人たちこそ、余暇を権利として保障すべきと提起してい

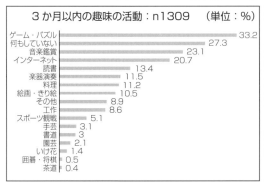
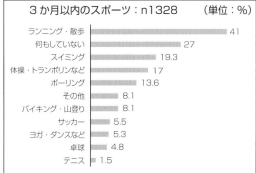

図 8-1-1　3 か月以内の趣味の活動、スポーツへの参加状況

る。しかし、前記調査の「3 か月以内の趣味の活動、スポーツへの参加状況」（**図 8-1-1**）によれば、親・当事者の買物や、余暇・スポーツ等の活動参加は、3 割弱が「何もしていない」と答えるなど、極めて制約的である。まだまだ、一般国民の暮らしとは大きくかけ離れていると言える。

　なお東日本大震災でも、大規模災害時の障害者の実態は、緊急避難の支援のみならず避難所生活等も含め、極めて困難な状況であった。障害者の暮らしを安全・安心できるものにしていくうえでは深刻な課題も残る。

C. 障害者の社会参加における制度上の課題

［1］各種資格における参加制限

　各種資格や免許の法制度には、その取得の参加者を制限する「**欠格条項**」があり、この「欠格条項」で病気や障害を理由に資格、免許を与えない、と制限されている。この「欠格条項」を撤廃しようと、聴覚障害がある人の薬剤師資格取得が拒否された問題を契機として、障害者団体等の**欠格条項撤廃運動**が広がり、2001（平成 13）年 6 月になってやっと「**障害者等に係る欠格事由の適正化等を図るための医師法等の一部を改正する法律**」が成立する。聴覚障害者の薬剤師参加がこれによって認められたのである。

　この経過で政府も、1999（平成 11）年、63 の資格免許制度を見直し、障害名、病名を挙げて「免許を与えない」とする条文の削除を行った。しかし、欠格条項が全廃されたのは、栄養士、調理師等の 6 つだけであった。その後、2019（令和元）年「成年被後見人等の権利の制限に係る措置の適正化等を図るための関係法律の整備に関する法律」（6 月 7 日成立・6 月14 日公布）が成立し、ほとんどの資格等が個別審査規定となり、法的には、資格制限は撤廃された。

欠格条項
公的な資格・免許・許認可を受けるにあたって、事前に排除されるべき条件を規定するもの。なお公営住宅法施行令の入所条件では重度の障害者が1 人で入所申込みできないなど、施行令や条例などで公的資源への参加・利用を制限するものもある。

欠格条項撤廃運動
国内の法令・諸制度における障害者欠格条項をなくすことを最終的な目的とした「障害者欠格条項をなくす会」がある。

障害者等に係る欠格事由の適正化等を図るための医師法等の一部を改正する法律
医師法等の欠格事由等に従来存在した障害者等に対する差別を解消することを目的とする法律である。2001 年 6 月 29 日公布、2001 年 7 月 16 日施行。

［2］ 政治への参加制限

参政権は、憲法によって保障された基本的な権利である。しかし障害者の場合、①情報が得られない、②投票場に行けない・入れない、③投票できない、④プライバシーが守られないなど、参政権が十分に保障されているとは言えない状況がある。投票所のバリアフリー化や投票サポート体制である点字投票、郵便投票等の環境整備とともに、選挙放送や公報等の手話・字幕スーパー・点字化など十分な情報提供とともに、選挙活動等についても配慮ある対応が行われる必要がある。

なお従来から問題が指摘されてきた被後見人の選挙権剥奪については、被成年後見人となった障害者が国を被告に起こした選挙権回復訴訟で、2013（平成 25）年 3 月に東京地裁が違憲判決を下す。そして成年後見人が付くと選挙権を自動的に失うとした公職選挙法が改正された（2013 年 5月）。

［3］ 司法への参加制限

障害者が犯罪等に巻き込まれることも近年後を絶たない。知的障害者の**冤罪事件**として有名な**宇都宮事件**（2004〔平成 16〕年）では、知的障害者の意思表示上の困難性として、迎合的になりやすい、誘導にのりやすい、NO と言い通せない、理由の説明や時間場所の特定が困難である等、その障害の特性が十分配慮された取調べや判決が行われているのかと、多くの問題点が指摘されている。また、**堺事件**（2009〔平成 21〕年）でも同様の問題が指摘されている。冤罪は、それ自体看過できないことであるが、とりわけ知的障害や精神障害、発達障害の人たちの事件関与がある場合の捜査・取調べ・公判等の司法手続きにおける彼らへの配慮は皆無に等しい。2012（平成 24）年の障害者基本法改正で、配慮を求める条項が盛り込まれたが、同法の具体化への今後の期待は大きい。

なお 2012 年 7 月に大阪市で起きた 42 歳の**発達障害**の男性が自分の世話をしてきた 46 歳の姉を殺害した事件の 1 審判決では、求刑 16 年を上回る懲役 20 年が言い渡された。2 審では、「1 審は障害の影響を正当に評価しておらず、不当に重い」と指摘して、1 審判決を破棄し懲役 14 年とした。この 2 審判決では、1 審が加刑の理由に「社会に返しても対応できる場がない」ことを挙げていたことを批判している。しかし全く異常な判断があったことは見逃せない。

［4］ 情報アクセシビリティ

情報アクセスの課題は、視覚・聴覚障害者をはじめとして、肢体障害者

東京地裁違憲判決
東京地裁判決では「我が国の国民には、様々なハンディキャップを負う者が多数存在するが、そのような国民も本来、我が国の主権者として自己統治を行う主体であることはいうまでもないことであって、そのような国民から選挙権を奪うのは、まさに自己統治を行うべき民主主義国家におけるプレイヤーとして不適格であるとして主権者たる地位を事実上剥奪することにほかならない。」とした。

冤罪
無実であるのに犯罪者として扱われてしまうことを言う。

宇都宮事件
重度知的障害の男性をめぐる強盗事件として起訴された宇都宮誤認逮捕・起訴訴訟は 2008（平成20）年 2 月 28 日、宇都宮地裁が県警、宇都宮地検の違法性を認定した。

堺事件
2009 年 12 月に大阪府貝塚市の住宅に侵入しライターですだれに火を付けたとして逮捕、大阪地検堺支部は現住建造物等放火罪などで起訴。しかし犯人の男性には知的障害があり、事件の状況を詳しく理解できていないのに、取調べを担当した当時の地検堺支部の検事が回答を誘導して自白調書を確認する様子が DVD に記録されていたことがわかり、自白の信用性を立証できないとして起訴を取り消し、男性は釈放された。

や知的障害者にとっても切実である。

現在、「情報通信アクセス協議会」等が設置され、「高齢者・障害者に配慮した電気通信アクセシビリティガイドライン」のもとに、各種情報機器等の機能、条件、仕様などで、ユニバーサルデザインの普及が進み始めている。しかし障害の特性に合わせた機器開発は特殊なものという位置づけになっているなど、その拡充が求められる。

聴覚障害者の団体等では、すべての聴覚障害者に情報アクセス・コミュニケーションの権利を保障するために「情報・コミュニケーション法」の制定を求めている。権利条約が「手話は言語」と位置づけたことからすれば、いくつかの自治体では「手話言語条例」も制定されているが、十分な手話の共有化が進んでいるとは言えない実態がある。

なお2012（平成24）年の障害者基本法改正などで新たに提起された意思疎通支援は、聴覚・視覚障害者にとどまらず、言語障害がある身体障害者や知的障害者等にとっても自己決定を行っていくうえで大切な支援となる。特に、成年後見の立場やサービス利用計画等の作成にあたって、必要性が指摘され、「発達障害連盟等そのあり方についての調査報告」による提案などを契機に、2017（平成29）年4月から厚生労働省は、各障害サービス事業所に対し「意思決定支援ガイドライン」を提示し対応を求めているが、引き続き支援内容の検討も課題といえる。

その他に、精神障害者の「社会的入院」での問題がある。

2. 市民の障害理解と差別・偏見の実態とニーズ

A. 差別禁止と偏見

「障害者差別解消法」が成立し、2016（平成28）年4月から施行された。この法律では、「差別的取り扱いの禁止」「合理的配慮不提供の禁止」が規定され、差別解消に関する施策の基本的な方向、行政機関等および事業者が講ずべき措置に関する基本的な事項等が定められた。

同法施行後、NHKが全国の自治体に調査した結果（2017〔平成29〕年4月）、「障害者などから寄せられた相談は1年間で、およそ2800件に上り、自治体が事業者などに指導や助言をしたケースが78件ある」とされており、今後の対応が急がれ、自治体で進められている「障害者差別禁止条

情報通信アクセス協議会
電気通信設備を、障害者・高齢者を含むすべての人びとが円滑に利用可能なものとする（アクセシビリティを確保する）ことを通じて、わが国の電気通信の均衡ある発展のために活動する組織である。

電気通信設備・サービスのアクセシビリティ確保・向上のためのガイドライン
情報通信アクセス協議会：2004（平成16）年5月26日。

ユニバーサルデザイン
➡ p.200
本章3節B. 参照。

手話言語条例
この条例は手話への理解促進および手話の普及に関して、基本理念を定め、自治体の責務ならびに住民および事業者の役割を明らかにしたもの。まだ未整備の自治体もある。

発達障害連盟等そのあり方についての調査報告
平成27年度障害者総合福祉推進事業「意思決定支援のガイドライン作成に関する研究報告書」（2016〔平成28〕年3月、公益社団法人日本発達障害連盟）。この報告書で一定の意思決定支援のガイドラインが提案された。
➡ p.21 第1章2節B.
〔5〕欄外キーワード「意思決定支援」参照。

精神障害者の社会的入院
➡ p.47
第2章2節C.〔1〕参照。

障害者差別解消法
正式名称は「障害を理由とする差別の解消の推進に関する法律」。
➡ p.128
第4章3節B. 参照。

障害者差別禁止条例
千葉県・北海道等、地方自治体で条例作りが進められている。公益財団法人日本障害者リハビリテーション協会・情報センターのウェブサイトに紹介がある。

障害者に関する世論調査
（平成24年7月調査）
内閣府大臣官房政府広報室。

共生社会
「これまで必ずしも十分に社会参加できるような環境になかった障害者等が、積極的に参加・貢献していくことができる社会である。それは、誰もが相互に人格と個性を尊重し支え合い、人々の多様な在り方を相互に認め合える全員参加型の社会である。このような社会を目指すことは、我が国において最も積極的に取り組むべき重要な課題である。」（文部科学省ウェブサイト「共生社会の形成に向けて」）

障害者週間
日本国民の間に広く障害者の福祉についての関心と理解を深めるとともに、障害者が社会、経済、文化その他あらゆる分野の活動に積極的に参加する意欲を高めることを目的とした週間。
「知的障害者の地域生活にとって暮らしの場に何が必要か─選択できるくらしの場を！」2008（平成20）年11月（この子を主人公に！実行委員会）より。

累犯障害者
『累犯障害者』は、山本譲司氏によるノンフィクション作品。2006（平成18）年に新潮社より発行。また、「厚生労働科学研究　研究費補助金障害保健福祉総合研究事業─虞犯・触法等の障害者の地域生活支援に関する研究」（田島良昭等）を参照。

例」等との関係も検討の課題であろう。

　これらの対応にあたっては、基本的な権利侵害としての「差別」の禁止と、「偏見」（個別の見方や不理解から来る固執的考え方）の解消とは分けて考えるべきである。インクルーシブ社会の実現に向かって広範な取組みを意識的に広げていくことが大切である。

B. 世論の障害理解の実態

　市民や企業などでも、障害の理解が不十分で、差別や偏見が生じている実態もある。ある散髪チェーン店では「車いすの入場を拒否する」という店があったり、ある私鉄では、一定の駅舎のバリアフリーが実現した反面で、無人駅が増加し、障害者の乗下車の際、他駅から駅員を送るためかなりの待ち時間が必要とされる、等々である。設備の整備も必要だが、人権感覚を定着させ、社会そのものが「**インクルーシブ社会**」に足りうるかが問われている。

　「**障害者に関する世論調査**」によれば、「**共生社会**」の周知度（「知っている」と答えた人の割合が40.9％、「言葉だけは聞いたことがある」と答えた人の割合が24.2％、「知らない」と答えた人の割合が35.0％）、「**障害者週間**」の周知度（「知っている」とする人の割合が28.6％、うち「月日も含めて知っている」3.1％、「月日までは知らないが、『障害者週間』があることは知っている」25.5％、「知らない」と答えた人の割合が71.4％）は低い。障害者理解の浸透はまだ遅れている。だからこそ、障害者の母親からも「暮らしの場には何が必要か」との問いに関して、「地域に理解してもらい、受け入れてもらうこと」という声（個々の暮らしを支えていくことの困難の意見の中に「地域の理解力」を求めている）が多く寄せられている（調査結果のうち53％）。

　なお、差別や偏見を助長するものとして、障害者と犯罪の関連性を訝る声もある。いわゆる**累犯障害者**や**触法精神障害者**について、知的障害者が犯罪を繰り返しやすい、精神障害者等が触法を犯しやすい、などが報道で安易に流布される傾向がある。その背景等を慎重に精査し、その誤解を解くための情報提供が必要であり、また、地域における社会的支援の不足がこうした偏見を助長する温床となっている面も見逃せない。

　また、2016（平成28）年に起こった「やまゆり園45人殺傷事件」は、世間に大きな衝撃を与えたが、その背景に旧優生保護法下での強制不妊手術などでもあった根深い優生思想があることを忘れてはならない。

　以下、特に深刻な事例を紹介し、今後の課題を提起する。

C. 典型的な偏見事例と課題

[1] 施設コンフリクト問題

　「地価が下がる」「子どもが襲われる」等の理由でグループホームや施設の設置に反対する「**施設コンフリクト**」は、残念ながらまだ数多く存在する。施設の設置が暗礁に乗り上げたり、通所路と別のコースで登所することを地域から強要されたりすることもある。しかし、行政が間に入り、丁寧に福祉サービスの意義や実績を説明する、開所後の地域交流で偏見を取り除いていくなどで解決していくケースも多く生まれている。

　さまざまな偏見への対処、その解消も、共生社会実現への避けて通れない大きなプロセスとも言える。

[2] 障害者の住居賃貸上の諸問題

　居住・移転の自由は憲法で保障された権利である。確かに**公営住宅の優先入居制度**はあるが、「精神障害があるだけで契約を拒否された、後でわかって退去を告げられた」「身体障害の方に火事を出されると困る、火事の際逃げ遅れると困る等の理由から契約を拒否された」「近隣の住民から騒音（大声や足ぶみ音等）の苦情が寄せられている」等々の現実がある。

　千葉県では、「障害のある人の不動産取引に係る検討会」を設置し、「障害のある人への不動産賃貸に係る問題の解決に向けて」（2011〔平成23〕年3月）を発行している。情報提供やトラブル対策等の入居支援ネットワーク構築支援を積極的に行う自治体も出てきている。私人間のトラブルであっても、積極的に問題を解決していくために公が果たすべき役割は大きい。

[3] 今後への提言

　これらの事例にみられるように、早くから問題が指摘されながら、未だ多くの課題が残されたままとなっている。

　障害者差別解消法が制定され、いよいよ公的機関を中心に差別解消への方策が推進される。自治体では「障害者差別禁止条例」等の制定も進んできている。福祉・医療・教育・就労・交通・商業取引・情報の提供など幅広い分野から現状を再把握し、解決に向けた取組みが要請されている。

　市民の障害理解もまだまだ不十分である。個別・個人の問題とすることなく、差別や偏見の事実を十分把握し、その解消に向けた啓発活動の強化や解消調整の仕組み作りを進めていくことも要請されている。このように、権利条約の趣旨、条文内容に照らして制度や社会的支援の仕組みを見直していくことや国民自身の障害者理解を広げていく必要がある。

施設コンフリクト
一般的な概念定義では、社会福祉施設を新しく建てようとするときに、住民や地域社会が強い反対運動を起こし、そのため建設計画が頓挫してしまったり、施設を建てる代わりに大きな譲歩を余儀なくされたりするという、施設と地域間での紛争を指す。

公営住宅の優先入居制度
公営住宅の入居の抽選等において、障害児者がいる世帯について優先させる制度。ただし単身による障害者の入居は優先されない。

3. バリアフリー環境の整備

A. バリアフリー

バリアフリー（barrier free）とは、障害者が社会生活を営むうえで**障壁**（バリア）となるものを除去するという意味で、もともとは建築用語として建築内の段差解消など物理的障壁の除去という意味で使用されていたが、社会の変化に伴って発展を遂げてきた。現在では、障害者を含め、すべての人の社会参加を困難にしている物理的、社会的、制度的、心理的なすべての障壁の除去という意味で用いられている。

B. ユニバーサルデザイン

メイス
Mace, Ronald
1941 ～ 1998

ユニバーサルデザイン（universal design）の概念を、世界で最初に提唱したのは**メイス**である。メイスは建築家であり、工業デザイナーだった。ノースカロライナ州で設計事務所を営むかたわら、ノースカロライナ州立大学のユニバーサルデザインセンターを拠点としてユニバーサルデザイン推進の中心的役割を担った最も先駆的な実践者だと言われている。メイスはユニバーサルデザインを「能力あるいは障害のレベルにかかわらず、ほとんどの人びとが利用できるような環境の要素に関連しており、これはすべての要素と空間が、すべての人びとにとってアクセシブルで利用可能であるべきことを意味する」と定義し、**ユニバーサルデザイン7原則**を編集した（**表8-3-1**）。

表8-3-1　ユニバーサルデザインの7原則

原則1. 誰にでも使用でき、入手できること
原則2. 柔軟に使えること
原則3. 使い方が容易にわかること
原則4. 使い手に必要な情報が容易にわかること
原則5. 間違えても重大な結果にならないこと
原則6. 少ない労力で効率的に、楽に使えること
原則7. アプローチし、使用するのに適切な広さがあること

C. バリアフリー新法の成立のプロセス

1994（平成 6）年に、「**ハートビル法**」が制定された。この法律の目的は、本格的な高齢社会の到来を迎えて、高齢者や身体障害者等の自立と積極的な社会参加を促すため、不特定かつ多数が利用する建築物において、高齢者や身体障害者等が円滑に利用できるような整備を促進し、良質な建築物のストックの形成を図ることであった。

2000（平成 12）年には、「**交通バリアフリー法**」が制定された。この法律では、公共交通事業者や地方自治体を対象にバリアフリーの基準を定め、車内、各種乗降施設、駅前広場、道路などのバリアフリー化について、定められている。

2006（平成 18）年には、高齢者や障害者などの自立した日常生活や社会生活を確保するために、ハートビル法と交通バリアフリー法が統廃合され、**バリアフリー新法**が制定された。バリアフリー新法が制定されたことにより、従来、ハートビル法や交通バリアフリー法において、法の対象となっていた建築物、公共交通機関、道路に加え、路外駐車場、都市公園にもバリアフリー化が促進された。

なお、バリアフリー新法では、バリアフリー化の義務を負う対象者として、1994 年に定められたハートビル法の建築主等や 2000 年に成立した交通バリアフリー法の公共交通事業者等に加え、道路管理者、路外駐車場管理者等、公園管理者等を規定している。これに基づき、各施設等について、新設および改良等を行う際には、バリアフリー基準に適合させる義務づけを行っている。

以上のように 1990 年代半ばから 2000 年代半ばにかけて急速な少子高齢化に対応するために国内では、これらの法律を整備することで、ハード面を中心にバリアフリー政策が進められてきた。しかし、2010 年代から日本のバリアフリー政策は新たな展開を見せることになる。具体的には 2010 年代に障害者権利条約の批准に伴って国内では障害者差別解消法が制定され、さらに、東京オリンピック・パラリンピックの開催も決定した。この一連の流れを受けて、2017（平成 29）年に「ユニバーサルデザイン 2020 行動計画」が関係閣僚会議によって決定され、「共生社会の実現のためのユニバーサルデザインの街づくり」や「**心のバリアフリー**」推進のための具体的施策がとりまとめられた。そこで従来のバリアフリー法の見直しが検討され、2018（平成 30）年 11 月にバリアフリー法の改正が行われた。改正のポイントとして主にソフト面の対策の強化が図られたことがある。さらに同年 12 月には、「**ユニバーサル社会実現推進法**」が成立した。

ハートビル法
正式名称は「高齢者、身体障害者等が円滑に利用できる特定建築物の建築の促進に関する法律」。

交通バリアフリー法
正式名称は「高齢者、身体障害者等の公共交通機関を利用した移動の円滑化の促進に関する法律」。

バリアフリー新法
正式名称は「高齢者、障害者等の移動等の円滑化の促進に関する法律」。

心のバリアフリー
「心のバリアフリー」とは、さまざまな心身の特性や考え方を持つすべての人びとが、相互に理解を深めようとコミュニケーションをとり、支え合うことを指す。心のバリアフリーを体現するポイントとして、「ユニバーサルデザイン 2020 行動計画」では、以下の 3 点を定めている。①障害のある人への社会的障壁を取り除くのは社会の責務であるという「障害の社会モデル」を理解すること。②障害のある人（およびその家族）への差別（不当な差別的取扱いおよび合理的配慮の不提供）を行わないよう徹底すること。③自分とは異なる条件を持つ多様な他者とコミュニケーションを取る力を養い、すべての人が抱える困難や痛みを想像し共感する力を培うこと。

ユニバーサル社会実現推進法
正式名称は、「ユニバーサル社会の実現に向けた諸施策の総合的かつ一体的な推進に関する法律」であり、すべての国民が、障害の有無、年齢等にかかわらず、等しく基本的人権を享有するかけがえのない個人として尊重されるものであるとの理念にのっとり、障害

者、高齢者等の自立した
日常生活および社会生活
が確保されることの重要
性に鑑み、ユニバーサル
社会の実現に向けた諸施
策を総合的かつ一体的に
推進することを目的とし
ている。

放送法
放送を公共の福祉に適合
するように規律し、その
健全な発達を図るための
法律。1950（昭和25）
年に制定。

D. 日本の行政の情報バリアフリー整備の取組み―字幕を中心に

　視覚障害者や聴覚障害者が放送を通じて情報を得、社会参加をしていく
うえで、視聴覚障害者向け放送の普及を進めていくことは重要な課題とな
っている。ここでは情報バリアフリー整備の取組みについて、字幕放送を
中心に取り上げる。

　1997（平成9）年、**放送法**の改正の際に、同法4条に、テレビ放送事業
者は、字幕番組・解説番組をできる限り多く設けるようにしなければなら
ないこととする放送努力義務が規定された。放送法改正を受けて、同年に
は、2007（平成19）年までの10年間に、新たに放送する字幕付与可能な
放送番組のすべてに字幕を付与することを目標とする「字幕放送普及行政
の指針」を策定し、進捗状況が公表されるようになった。次いで、2007
年から2017年度まで「**視聴覚障害者向け放送普及行政の指針**」を策定し、
字幕付与可能な放送番組の定義を拡大し、新たに解説放送の普及目標を加
えた。

　字幕番組等の制作にはコストを要することから、「**字幕・解説番組等制
作費の一部助成**」制度が、1993（平成5）年に創設された。本助成制度は、
「身体障害者の利便の増進に資する通信・放送身体障害者利用円滑化事業
の推進に関する法律」に基づき、視聴覚障害者がテレビ放送から情報を得
るために不可欠な字幕番組、解説番組、手話番組等を制作する者に対し、
独立行政法人情報通信研究機構が制作費の2分の1を上限として助成金を
提供するものである。

　次に、「**障害者基本計画**」の策定について触れる。同基本計画は、障害
者施策の総合的かつ計画的な推進を図るため、障害者基本法に基づく「障
害者基本計画」を国として策定したものである。2002（平成14）年の障
害者基本法に基づいて策定された「障害者基本計画（第2次）」は、2003
（平成15）年度から2012（平成24）年度までの10年間に講ずべき障害
者施策の基本方針について定めている。この障害者基本計画は2012年度
に終了することから、2013（平成25）年度以降の新たな「第3次障害者
基本計画」の策定に向け、2012年7月から障害者政策委員会（事務局：
内閣府）が立ち上がった。同年12月に、障害者政策委員会は、「新『障害
者基本計画』に関する障害者政策委員会の意見」を公表し、字幕放送、解
説放送、手話放送の普及目標の達成に向けた取組みを強化する必要性を取
り上げた。そして、第3次障害者基本計画において、障害者が円滑に情報
を取得・利用し、意思表示やコミュニケーションを行うことができるよう
に、情報通信における情報アクセシビリティの向上、情報提供の充実、コ

ミュニケーション支援の充実等、情報の利用におけるアクセシビリティの向上を推進することを基本的考え方とし、情報アクセシビリティについて明記した文言が反映された。

E. 高等教育のバリアフリー・ユニバーサルデザイン

日本学生支援機構の2019（令和元）年度調査結果によれば、日本国内には、3万7,647人の障害をもつ学生が高等教育機関で学んでいることがわかっている。

2006年に採択された国連の「障害者権利条約」では、24条において「障害者が、差別なしに、かつ、他の者との平等を基礎として、一般的な高等教育、職業訓練、成人教育及び生涯学習を享受することができることを確保する。このため、締約国は、**合理的配慮**が障害者に提供されることを確保する」と規定されている。すなわち、合理的配慮とは、「障害者が他の者との平等を基礎として全ての人権及び基本的自由を享有し、又は行使することを確保するための必要かつ適当な変更及び調整であって、特定の場合において必要とされるものであり、かつ、均衡を失した又は過度の負担を課さないもの」（障害者権利条約：日本政府公定訳）を言う。日本では「**障害者差別解消法**」が2016（平成28）年から施行されたが、国公立大学では障害をもつ学生に合理的配慮を提供することが法的義務、私立大学においては努力義務とされていた。したがって、大学によって障害者支援が進んでいたり、いなかったりと支援のあり方に差がみられる。「改正障害者差別解消法」の成立（2021年）によって、民間事業者の合理的配慮の提供が義務化されたので、バリアフリー化が進んでいくことが期待される。

F. これからの環境整備

社会には多様な人びとが存在する。障害者はもちろんのこと、高齢者、子ども、外国人、妊産婦、男性、女性といったように、私たちの周囲を見渡すと、実に多様な人びとが存在することに気がつくだろう。身近な日常生活から、人びとの多様性を理解し、それをベースにしたまちづくり、社会・環境整備や情報社会の構築がユニバーサルデザインの目指すものといえる。

引用参考文献

●髙橋儀平「日本におけるバリアフリー化の現状とバリアフリー法の改正」独立行政法人　国民生活センター編『ウェブ版　国民生活』第82号，2019.

　　自動車運転の欠格条項―てんかんの場合を中心に

てんかんがあることで一律に自動車運転を制限されることはない。適切な治療をうけることで、安全な運転操作に支障となる症状が現れなければ、自動車運転は可能である。

筆者は、日本てんかん協会の全国各支部および本部の役員を、約40年に渡り務める中で、この事実の重みを噛みしめてきた。

「法律とは国の姿そのものであり、法律に障害のある人を差別する条項が含まれることはあってはならない」。このことは、国際障害者年（1981年）に国連で決議された国際障害者年行動計画によって明示された。

日本政府が障害者に対する差別的法律の見直しに着手したのはその12年後、1993（平成5）年に策定された「障害者対策に関する新長期計画」においてである。政府は、その検討を経て1999（平成11）年に出された方針に基づき、2002（平成14）年までに63の法律を見直し、多くの職業が絶対的欠格（ある病名・障害名がつくと免許・資格が取れない）から、相対的欠格（一定の状態を満たさない場合には適性を欠く）に移行した。

てんかんの場合には、航空法による航空機の操縦以外は、自動車の運転免許を含めて相対的欠格となった。そのことにより、かなり多くのてんかんのある方々に、就労の道が開けた。しかしながら、状態が回復していない特定の6疾患により事故を起こしてしまった場合の厳罰化が、2014（平成26）年の道路交通法改正でなされてしまった。

厚生労働省では、一定の病気等に関する法改正について下記の広報を行っているが、意図はどこまで伝わっているのだろうか。

①これまで適正に運転免許を取得できた方の取扱いは変わらないこと
②現在運転免許を適正に取得している方であれば症状に変化がない限り運転免許の取消し等はなされないこと
③万一運転免許が取消しとなった場合の職務再設計や配置転換等で困った場合はハローワーク・地域障害者職業センターが相談に乗ること（事業主等に周知するためのチラシ骨子、抜粋）

さまざまな病気や障害に悩む方々の権利と義務を語るためには、外的環境、社会、法制度の変化を見つめながら、正しい知識の普及啓発など、現実に行われている事象を見極めていくことが重要である。

（公益社団法人日本てんかん協会　神奈川県支部代表　青柳智夫）

法改正についての広報資料
下記の資料を参照。
日本てんかん学会編『てんかん白書―てんかん医療・研究のアクションプラン』南江堂，2016.
公益社団法人　日本てんかん協会ウェブサイト「事業主向けチラシ『道路交通法が改正されました』（厚生労働省作成）」.
（2020年10月18日取得）

第9章 障害児の福祉サービス

　大人を主たる対象とする社会福祉士の職場であるが、障害者にとって子ども期がどのようであったかは重要な要素となる。障害児も1人の個であり、基本的人権の保障など大人にあるものは当然、障害児にも適用されなければならない。その上に障害児は、他の子どもと同様に、発達しつつある、未来の主人公であり、子ども期固有な最善の利益が保障される権利を有している。

　したがって障害児の制度は、年齢に関わりなくある障害者権利条約、障害者総合支援法に加えて、子どもの権利条約、児童福祉法が基礎となっている。本章では、これら障害児の法体系に即して諸制度の意義、現状、課題を学習する。

1

　第1節では、障害児の固有な権利、すなわち子ども期という年齢や発達の状況に即した支援の意義について学習する。障害児支援の基本的な視点となる。

2

　第2節では、障害児支援が拠って立つべき国際的な到達点、子どもの権利条約、障害者権利条約の意義について学習する。

3

　第3節では、子ども期に特に重要な障害の早期発見、それにつながる早期の対応に関する制度の意義と実態、課題について学習する。

4

　第4節では、障害児の福祉サービスについて、法体系ごとに整理して、制度の意義と実態、課題について学習する。大人と同様のものもあるが障害児固有な体系になっており留意する必要がある。なお、参考までに学校教育の制度も紹介する。

乳幼児期から学齢期を経て18歳に至る障害児（以下、障害児）への福祉施策を中心とした支援を「**障害児支援**」と呼ぶ。**障害者基本法**16条「教育」や17条「療育」などを基調としながら、直接的には児童福祉法、障害者総合支援法、学校教育法等に基づいて施策が講じられている。

1. 子ども期の特徴と障害児支援

　生まれてからの6年間は、身体や運動、ことばやコミュニケーションの力、日常生活の力などを獲得していく、人間としてかけがえのない大切な時期である。障害児の場合の多くが、この時期に障害の診断、あるいはその疑いについての指摘を受ける。また、乳幼児期に続く学齢期（おおむね後期中等教育を終える18歳まで）は、一生の中でも成長・発達が著しい時期であり、学校教育という集団生活の場の比重が大きくなる。子ども期にはこうした他のライフステージとは異なる特徴があるために、障害児支援には、以下のような成人の障害者福祉施策にはない独自の視点が求められる。

　その第1は、母子保健や保育など、すべての子どもの健康と発達を保障する土台の施策との関わりである。土台の制度がもろくなってしまうと、障害がある場合のケアはますます機能しなくなってしまう。たとえば、周産期の医療が維持できない地域では、出生時の重い障害への対応が困難を抱えざるを得ないし、市町村による乳幼児健診のありようは、障害の発見や早期の対応を大きく左右する。また、子どもの発達を保障するための保育条件を整えなければ、障害児保育は発展しない。

特別児童扶養手当
➡ p.185
第7章2節B.[1]参照。

　第2に、家族への支援、すなわち親やきょうだいへの支援を視野に入れる必要がある。障害児の子育ては物心両面で負担が大きい。**特別児童扶養手当**などの経済的支援、一時預かりの制度とともに、将来の見通しや子育て不安などでストレスを感じやすい親への精神面でのケア、きょうだい児への支援などが必要である。

　第3に、子どもの年齢にふさわしい生活や遊び、学習を保障することである。乳幼児期の保育所や幼稚園では、生活のリズムを整えたり、子ども同士や大人とのコミュニケーションの基礎を築いたりすることを目標に、思いっきり身体を動かし、楽しく遊ぶ。学校では発達と障害に応じた学習と生活を経験し、仲間を作り、放課後や休日に趣味のために活動の場を広げるなど、子どもらしい生活を保障する視点を大事にしたい。

2. 2つの権利条約と障害児支援

第1節で述べたような子ども期を対象とした障害児支援は、子どもの権利条約、障害者権利条約という2つの国際人権条約の理念に沿って進められなければならない。

A. 子どもの権利条約

子どもの権利条約は原則部分に障害による差別の禁止（2条）を盛り込み、また障害児の権利も謳っている（23条）。同条約には、子どもも1人の人間として尊重されなければならないという普遍的人権としての理解と、子ども期が人間にとって特別な意味のある時代であるという認識が貫かれている。発達しつつある存在として守られることと、成人と同等の権利を保障することを統一して実現しようとしたものと言える。

社会の責任において子どもにとって何が一番よいことかを検討し、優先してものごとにあたること（3条 児童の最善の利益）を基本に、健康に暮らすことや学ぶこと、遊ぶことなど、子どもの全生活に関わる諸権利が書き込まれており、そのすべてが障害のある子どもにもあてはまるという考え方をとる。23条（障害児）では、子どもとして成長発達するためにこそ、特別なケアへの権利が保障されなければならないと謳っている。

子どもの権利条約
1989年11月、国連総会採択。
1994（平成6）年11月、日本政府批准。日本政府の公定訳では「児童の権利に関する条約」とされている。

B. 障害者権利条約

障害者権利条約は、障害のある人が尊厳を守られ、障害のない人との平等を基礎として人間らしい生活を送る権利があることを確認し、政府が講じるべき施策について述べた国際人権条約である。同条約は、すべてのライフステージを視野に入れているので、原則的には全条項が子どもにも適用されるという見地に立っているが、前文r項でまず、障害のない子どもとの平等を実現するためにこの条約があることを押さえ、子どもの権利条約にふれている。

3条（一般原則）のh項において「障害のある児童の発達しつつある能力の尊重及び障害のある児童がその同一性を保持する権利の尊重」を掲げ、7条に「障害のある児童」の条項を設けている。

障害者権利条約
2006年12月、国連総会採択。
2014（平成26）年1月、日本政府批准。日本政府の公定訳では「障害者の権利に関する条約」とされている。

3. 障害の早期発見と早期対応

　子どもの障害が明らかになる時期は、障害の種類や程度によって異なる。出生とほぼ同時期に医療機関において明らかになる場合もあれば、保育所・幼稚園などの集団生活や子育ての中で気づき、医療機関等において診断される場合もある。この時期、母子保健法のもとに行われる**乳幼児健診（乳幼児健康診査）**は障害の早期発見につながる重要な施策である。

A. 母子保健法と乳幼児健診

　母子保健法は、母子健康手帳の交付をはじめとする母親の保健指導と、出生後から就学までの子どもの保健に関する法律である。同法において市町村が実施する乳幼児健診には、①1歳6か月児健診、②3歳児健診、③その他必要な時期の健診がある。

　健診項目は、身体発育の状況、栄養状態、運動障害、歯・口腔の疾病、耳や鼻の疾病の有無、精神発達の状況や言語障害の有無など多岐にわたっており、医師などが専門的に診る。これによって、子どもの発達上の課題や多動など育てにくさの背景にある障害の可能性を明らかにすることができる。なお、健診対象月齢は、市町村ごとに幅がある。

　健診によって、特別な子育て支援や検査などが必要と判断された子どもに対して実施されるのが、**乳幼児精密健康診査**である。より精密な健診が必要とされた子どもに対して、医療機関等の専門機関を受診するように指導される。

　このように、母子保健分野は障害の疑いがあることを含んだ子どもの障害の早期発見の機能を備えているがゆえに、すべての子どもが受診できるような工夫が必要である。また近年は子どもの障害ばかりでなく、虐待リスクの早期発見、子育て支援などの機能を備えることが求められている。

乳幼児精密健康診査
内容は、「乳幼児に対する健康診査の実施について」（1998年4月8日、児発第285号、厚生省児童家庭局長通知）に付された「乳幼児健康診査実施要綱」を参照。

B. 乳幼児健診の現状と課題

　乳幼児健診の改善課題に即して現状を紹介する。

　課題の第1は、健診受診率の向上である。市町村は、居住する乳幼児のすべてを対象として乳幼児健診を実施する。2018（平成30）年度の厚生労働省調査によれば、各健診の受診率は1歳6か月児健診96.5％、3歳児健

診95.9%、任意の乳児健診（前述③その他必要な時期の健診）は88.0%である。受診率9割台という数値は、高いようにみえる。しかし、本来、100％にしなければならない。市町村レベルでみると、8割台の市町村もある。「未受診」の1割の子どもの中に、障害や虐待のリスクが潜んでいることもあり、受診率を上げることは子どもの生命と発達に深く関わっている。

第2は、乳幼児健診の内容や方法の改善である。健診の月齢や内容、方法の詳細は市町村に委ねられている。健診に行くための親の負担軽減を理由に、健診を医療機関に委託する自治体もある。しかし、診療科によっては地域の開業医では対応できないこともあり、乳幼児期特有の疾病や障害の発見、その後のフォローの重要性を考えると、保健センターによる集団健診の意義は大きい。

第3は、障害、あるいはその疑いの発見から早期療育等への橋渡しである。乳幼児精密健康診査を受けたあと、定期的に通って、親が子育ての見通しを持つことができるような支援の場の設置は自治体に義務づけられていない。そのために、障害があると言われたけれど、何ヵ月も家で過ごしたという経験を持つ親子もいまだ多い。

4. 障害児の福祉サービス

児童福祉法の障害児支援関係条項は、2010（平成22）年12月に改正され、2012（平成24）年4月から施行されている。改正のポイントは以下の通りである。

①同法4条の2（障害児の定義）に、身体障害、知的障害に加え、**発達障害**が位置づけられた（法文上は「精神に障害のある児童」であり、**発達障害者支援法**に規定する発達障害を含む）。

②障害種別で構成されていた障害児施設（入所施設、通園施設）の障害種別をなくし一元化。

③障害種別の障害児通園施設を児童発達支援センターに改組し、実施主体を都道府県から市町村に変更。

④家庭生活を送る障害児への支援を「**障害児通所支援**」としてまとめ、そこに放課後等デイサービス、保育所等訪問支援を加え、さらに障害児通所支援を受けるための手続きとして「**障害児相談支援**」を新設。

⑤障害児入所施設に18歳を過ぎても在園する入所者の見直し（18歳以上

の障害者は**障害者総合支援法**で対応)。

　障害児の発達を保障し、家族も含めた支援を行うためには、物的・人的両面において多様な施策が講じられる必要がある。国はこれを「重層的な支援体制の構築」と呼び、**図9-4-1**のように整備の方向性を描いている。

　2016（平成28）年6月3日に公布された「障害者の日常生活及び社会生活を総合的に支援するための法律及び児童福祉法の一部を改正する法律」において、重度の障害等によって児童発達支援等に通所困難な児童に対する「居宅型児童発達支援」、サービス提供体制の計画的な推進を図るための「障害児福祉計画」、医療的ケア児への支援の促進を新設した。また、保育所等訪問支援の対象を乳児院や児童養護施設へと拡大した。

　ここでは、障害児の福祉サービスの中心を担う児童福祉法と障害者総合

図9-4-1　障害児の地域支援体制の整備の方向性のイメージ

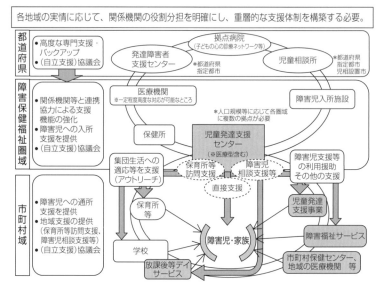

出典）障害児支援の在り方に関する検討会「今後の障害児支援の在り方について（報告書）」2014, p.37.

表9-4-1　障害児が利用できる福祉サービス

	事業名	根拠法
障害児通所系	児童発達支援 医療型児童発達支援 放課後等デイサービス 保育所等訪問支援	児童福祉法
障害児入所系	福祉型障害児入所施設 医療型障害児入所施設	
相談支援系	障害児相談支援 計画相談支援	
訪問系	居宅介護（ホームヘルプ） 同行援護 行動援護 重度障害者等包括支援	障害者総合支援法
日中活動系	短期入所（ショートステイ）	

支援法によって提供されるものについて述べる。それらの福祉サービスを
まとめたものが、**表9-4-1**である。各事業の概要と課題を述べる。

A. 障害児福祉計画

　新設された**障害児福祉計画**は、第5期障害福祉計画と同時に策定された
もので、2018（平成30）年度から2020（令和2）年度末までを第1期と
していた。具体的には、障害児の地域生活を支援するためのサービス基盤
整備等に係る2020年度末の数値目標を設定するとともに障害児通所支援
および障害児入所支援ならびに障害児相談支援を提供するための体制の確
保が計画的に図られるようにすることを目的として策定された。

　第1期障害児福祉計画の成果目標として基本指針に定められていたのは
次の3点である。1点目は「重層的な地域支援体制の構築を目指すための
児童発達支援センターの設置及び保育所等訪問支援の充実」である。2020
年度末までに、**児童発達支援センター**を各市町村に少なくとも1ヵ所以上
設置すること、また、すべての市町村において、保育所等訪問支援を利用
できる体制を構築することを基本としている。2点目は「主に重症心身障
害児を支援する児童発達支援事業所及び放課後等デイサービス事業所の確
保」である。2020年度末までに、主に重症心身障害児を支援する**児童発
達支援事業**所および**放課後等デイサービス**事業所を各市町村に少なくとも
1ヵ所以上確保することを基本としている。以上の2点については、市町
村単位での設置が困難な場合には、圏域での設置であっても差し支えない
としている。3点目は「医療的ケア児支援のための関係機関の協議の場の
設置」である。これは2018年度末までに、各都道府県、各圏域および各
市町村において、保健、医療、障害福祉、保育、教育等の関係機関等が連
携を図るための協議の場を設けることを基本としている。この厚生労働大
臣が定めた基本指針に即して、市町村は障害児通所支援等の提供体制の確
保にかかる目標、必要な見込み量、見込み量確保のための方策等を定め、
都道府県は基本方針に即して市町村障害児計画を達成できるよう、各市町
村を通ずる広域的な見地から計画を定めることとされている。2021（令和
3）年6月に**医療的ケア児支援法**が成立し、地方公共団体に支援に係る施
策を実施する責務が入った。

医療的ケア児支援法
正式名称は「医療的ケア
児及びその家族に対する
支援に関する法律」。
➡ p.114
第4章2節E. 参照。

B. 障害児の相談支援事業について

　障害児相談支援は、2012（平成24）年の児童福祉法改正により創設さ

れた新しい事業である。障害者総合支援法における特定相談支援に相当する相談支援事業で、児童福祉法に規定される「**障害児通所支援**」を利用するすべての子どもに対して「**障害児支援利用計画**」を作成する。ただし、実際には申請者である保護者に対して作成をしている。

　障害のある子どもの支援は、成長や発達の側面と、日常生活や社会生活の側面という2つの側面から支援が行われる。成長や発達における支援は児童福祉法における障害児通所支援にあたり、日常生活や社会生活における支援は障害者総合支援法に規定される障害福祉サービスとなる。法律の規定上、障害児通所支援は障害児相談支援で、障害福祉サービスは**特定相談支援**で対応するよう整理されている。なお、障害児通所支援と同時に障害福祉サービスを利用する場合は障害児相談支援を優先することになっている。しかし、子どもにとって発達と生活は切り離して考えることはできない。そのため、障害児相談支援は成長や発達の側面だけに偏ることなく、生活面も考えた支援を考えていく必要がある。

C. 在宅の障害児のための福祉サービス

[1] 児童福祉法による福祉サービス

(1) 児童発達支援・医療型児童発達支援

　児童発達支援とは、障害児に対して提供される、「日常生活における基本的な動作の指導、知識技能の付与、集団生活への適応訓練」などの支援である（6条の2第2項）。利用年齢の制限はないが、主として乳幼児の通園を想定している。

　通園の形態は、施設や子どもの状態によって異なる。すなわち、一般の保育所・幼稚園と同様に、毎日通園を基本としている場合、保育所・幼稚園に通いながら週数日通園している場合（並行通園）などである。児童発達支援を提供する施設は、設備や職員配置の基準によって、児童発達支援センターと児童発達支援事業に分かれる。

　医療型児童発達支援とは、肢体不自由の障害のある子どもに対して、上記児童発達支援に加えて治療を行う支援である（6条の2第3項）。この種の支援を提供する施設が医療型児童発達支援センターである。医療型児童発達支援センターには、医師や看護師、理学療法士等が配置されている。なお、児童福祉法上は「肢体不自由」という運動障害に限定しているが、診療機能を備えた障害児施設として、障害の種類を問わずに医療を必要とする障害児を受け入れている。

　図9-4-1にみるように、児童発達支援センターと医療型児童発達支援セ

児童発達支援センターと児童発達支援事業の指定基準の違いの例
● 人員基準
児童発達支援センター：嘱託医1人、児童4人に対し保育士・児童指導員1人以上、児童発達支援管理責任者1人
児童発達支援事業：児童10人までは保育士・児童指導員2人以上、児童発達支援管理責任者1人
● 設備基準
児童発達支援センター：医務室、相談室、調理室、便所、屋外遊戯場などの他、支援の提供に必要な設備および備品
児童発達支援事業：指導訓練室、支援の提供に必要な設備および備品

ンターには、通所してくる子どもの支援のみならず、具備した専門性を活かして、地域の学校や保育所・幼稚園等における障害のある子どもを支援する機能が求められている。こうした機能を果たすためには、市町村や障害保健福祉圏域ごとの計画的な施設整備が要請される。

2019（令和元）年10月から**幼児教育の無償化**が始まった。当初は障害のある子どもについて触れられていなかったが、児童発達支援事業も無償化の対象となった。しかし、無償化の対象が3歳以上に限定されているため、0歳児から受け入れている児童発達支援事業所や保育所では、子どもの年齢によって保護者負担額に差が生じることになった。

（2）放課後等デイサービス

放課後等デイサービスとは、就学している障害児が「授業の終了後又は休業日」に、「生活能力の向上のために必要な訓練、社会との交流の促進」等の支援を受ける通所支援である（6条の2第4項）。放課後等デイサービスは、放課後や学校が長期休業中の子どもの居場所として、また就労している保護者のニーズからも歓迎され、近年、事業所数が急増し、営利企業の参入も増加している。そのため、施設や指導内容などに格差が生じている。このような格差をなくすため「放課後等デイサービスガイドライン」の活用による質の確保や、同じ地域内にある他施設との研修を通して指導内容を一定に保つ必要がある。他に、職員待遇も含めた条件整備も課題である。

（3）保育所等訪問支援

保育所等訪問支援とは、「児童が集団生活を営む施設」に通う障害児に対して、訪問して「集団生活への適応のための専門的な支援」を提供するものである（6条の2第5項）。保育所や幼稚園で集団生活を送る障害児への支援を主眼に置いているが、訪問先は限定されていない。児童発達支援センター等の専門施設の職員が、当該障害児の保育等に関する指導を行うとともに、保育所等の職員への助言も行う。この支援を受けるためには、保護者による申請が必要で、障害児相談支援による利用計画に組み込まれ、あらかじめ受給者証を取得しなければならない。

［2］障害者総合支援法による福祉サービス

表9-4-1に示した福祉サービスのうち、居宅介護（ホームヘルプ）、同行援護、行動援護、重度障害者等包括支援、短期入所（ショートステイ）は、障害者総合支援法内の事業であるが、18歳未満の子どもも利用することができる（一部年齢等の制限あり）。これら福祉サービスを受けるためには、障害者相談支援による利用計画の作成と、それに基づく受給者証

の交付を受ける必要がある。

[3] 障害児相談支援

上記 [1] (1)〜(3) の支援を障害児通所支援と言う。障害児通所支援を利用するためには、あらかじめ「障害児支援利用計画案」を作成し、これに基づいて市町村において「通所給付」の決定を受け、利用を決定するという一連の手続きが必要である。このような福祉サービスの利用手続きを支援するのが障害児相談支援事業である（6条の2第6〜8項）。基本的な手続きは、障害者相談支援事業と同じだが、子どもの場合、障害支援区分の認定は行われない。発達期にある場合、障害の状態が変化するからである。

この時期は、こうした福祉サービス利用の計画のみならず、障害が確定する前の相談や子育て全般にわたる相談など、間口を広げた相談の場を利用できることが重要である。

D. 入所施設

障害児が入所して保護や指導を受ける施設を**障害児入所施設**と言う。障害児入所施設も障害種別の体系をとっていないが、医療機能を付した施設を**医療型障害児入所施設**と言う（7条2項）。自閉症児や重度知的障害児、肢体不自由児、重症心身障害児を主な対象としている施設がこれにあたる。

障害児入所施設への入所については都道府県に権限があり、また保護者の養育状況等を勘案して措置による入所を決定できる。

2020（令和2）年2月10日に厚生労働省の障害児入所施設の在り方に関する検討会より「障害児入所施設の機能強化をめざして—障害児入所施設の在り方に関する検討会報告書」が発表された。ここでは、障害児入所施設改革に関する基本的視点と方向性として「ウェルビーイングの保障」「最大限の発達の保障」「専門性の保障」「質の保障」「包括的支援の保障」の5項目が示された。また、ケア単位の小規模化、地域小規模障害児入所施設（障害児グループホーム）（仮）の導入、関係機関との連携を担うソーシャルワーカーの配置促進、18歳以上の入所者への対応などが提言された。

E. 学校教育（特別支援教育）

わが国では、すべての子どもが満7歳を迎える年の4月に就学する。障害がある場合は、障害による生活や学習上の困難に配慮した特別な教育

障害児が入所する施設
障害児入所施設の他、要保護児童のための児童福祉施設である児童養護施設、児童心理治療施設、児童自立支援施設等にも障害児が入所しており、その人数は増加傾向にある。2009（平成21）年7月の厚生労働省報告によれば、入所児中、「障害あり」の割合は順に23.4%、70.7%、35.4%であった。

重症心身障害児
法律上は、重度の知的障害および重度の肢体不自由が重複している児童を指す（児童福祉法7条2項）が、医学上の診断名ではない。成人期にある人を含めて、「重症心身障害児者」と表記されることも多く、児・者一貫した支援が必要である。そのため、施設は医療型障害児入所施設と療養介護（障害者総合支援法）を併設した運営が求められる。

特別支援教育
学校教育法第8章（72条〜82条）参照。

214

（特別支援教育）を受けることができる。視覚障害、聴覚障害、知的障害、肢体不自由、病弱などの重い障害のある子どものための**特別支援学校**（小学部、中学部、高等部）、小学校・中学校においては、**特別支援学級**、通常学級に在籍しつつ決まった時間のみ特別な指導を受ける**通級による指導**などの形態がある。これらで学んでいる子どもは、義務教育児童生徒総数の5.0％（文部科学省、2019〔令和元〕年）である（**図9-4-2**）。

特別支援教育ではまた、通常学級で学習している発達障害等の子どもに対する教育のための校内体制整備を推進している。

通常学級における生活上・学習上の支援を必要とする児童生徒の割合は6.5％（文部科学省、2012〔平成24〕年）である（**図9-4-2**）。いずれの場も増加傾向にある。

図9-4-2　文部科学省による特別支援教育の概念図（義務教育段階）

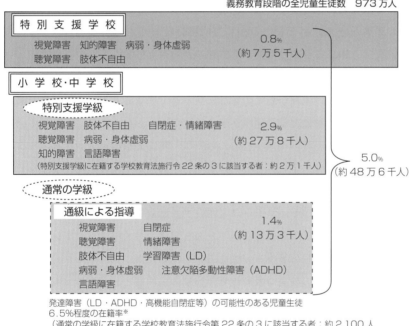

義務教育段階の全児童生徒数　973万人

特 別 支 援 学 校
視覚障害　知的障害　病弱・身体虚弱
聴覚障害　肢体不自由
0.8％（約7万5千人）

小 学 校・中 学 校
特別支援学級
視覚障害　肢体不自由　自閉症・情緒障害
聴覚障害　病弱・身体虚弱
知的障害　言語障害
（特別支援学級に在籍する学校教育法施行令22条の3に該当する者：約2万1千人）
2.9％（約27万8千人）

通常の学級
通級による指導
視覚障害　自閉症
聴覚障害　情緒障害
肢体不自由　学習障害（LD）
病弱・身体虚弱　注意欠陥多動性障害（ADHD）
言語障害
1.4％（約13万3千人）

5.0％（約48万6千人）

発達障害（LD・ADHD・高機能自閉症等）の可能性のある児童生徒6.5％程度の在籍率※
（通常の学級に在籍する学校教育法施行令第22条の3に該当する者：約2,100人〔うち通級：約300人〕）

※この数値は、平成24年に文部科学省が行った調査において、学級担当を含む複数の教員により判断された回答に基づくものであり、医師の診断によるものではない。
（※を除く数値は令和元年5月1日現在）

出典）文部科学省特別支援教育ウェブサイトより，一部改変．

引用参考文献

● 近藤直子・全国発達支援通園事業連絡協議会編『ていねいな子育てと保育─児童発達支援事業の療育』クリエイツかもがわ，2013.
● 中村尚子『障害のある子どものくらしと権利』全国障害者問題研究会出版部，2013.
● 障害乳幼児の療育に応益負担を持ち込ませない会編『8人のママからのメッセージ─子どもと私と療育と』全国障害者問題研究会出版部，2013.

　求められる教育と福祉の連携

医療・保育・教育機関等連携加算
医療的ケア児者に対する支援の充実の1つとして創設され、医療・保育・教育機関等と必要な協議等を行った上で、サービス等利用計画を作成した場合に、新たな加算として評価される。

家庭・教育・福祉の連携「トライアングル」プロジェクト報告
教育と福祉との連携に係る主な課題として、学校と放課後等デイサービス事業所において、お互いの活動内容や課題、担当者の連絡先などが共有されていないため、円滑なコミュニケーションが図れておらず連携できていないことなどを挙げている。

2018（平成30）年度障害福祉サービス等報酬改定において**医療・保育・教育機関等連携加算**が創設された。この加算が創設された背景としては、教育と福祉の連携がうまく機能していなかったことが報告されている（**家庭・教育・福祉の連携「トライアングル」プロジェクト報告**）。障害のある子どもは学校と児童発達支援事業所、放課後等デイサービス事業所など（以下、障害児通所支援事業所等）、多くの機関と関わっていることが多い。各学校において個別の教育支援計画を、障害児通所支援事業所等において個別支援計画を作成しているが、その作成に当たっての情報交換は十分ではなく、双方の活動内容や支援内容が把握されないままとなっているケースもあり、課題である。また、保護者からは、乳幼児期、学齢期から社会参加に至るまでの各段階で、必要となる相談窓口が分散しており、保護者は、どこに、どのような相談機関があるのかがわかりにくく、必要な支援を十分に受けられないことも課題となっていた。効果的な教育や支援の実現、また乳幼児期から社会参加に至るまで一貫した支援を実現させるためにも教育と福祉の連携が求められている。

　小中学校や特別支援学校においては、**特別支援教育コーディネーター**（以下、コーディネーター）が指名され関係機関と連絡・調整し、協同的に対応するための役割が期待されているが、担任との兼務などがあり業務量が多く、コーディネーターとしての業務に時間的にも内容的にも十分に取り組めないことなど課題も多く挙げられている。今後、教育と福祉の連携を促進していくためには、コーディネーターの勤務のあり方の検討や教育現場に福祉の専門職として配置、派遣されているスクールソーシャルワーカーとの連携にも取り組んでいく必要がある。

　障害のある子どもの家庭では、子どもの障害による養育の難しさから虐待のリスクが高まることや子どものケアのために保護者の就労が難しくなり貧困のリスクが高まることなどもある。学校では日々の子どもたちとの関わりから、家庭の問題やニーズを発見できるが、すべての問題に学校だけで対応していくことは困難である。福祉との連携がうまく機能していなければ、これらのニーズへの対応が適切になされないままに見逃されてしまう可能性もあり、教育と福祉の連携がますます求められる。

（愛知教育大学　福祉コース　岩山絵理）

第10章　障害福祉の整備計画と障害者運動

　国民のための国民の権利としての障害福祉の具現化には、法制度に国・地方公共団体の責務を明確にすることや、あるいは障害者計画の策定義務を明記することが求められる。今日、まだまだ十分ではないが、それらは一定の到達点にある。しかしそこに至るには、国連や戦後日本の政策的変遷、そして国民運動の相互連関がある。本章では、社会福祉施策と国民運動の歴史を振り返りつつ、国・地方公共団体の責務と障害者計画における具体的内容について学ぶ。

1

　戦後社会福祉が国民の権利として位置づくには国連障害者年が大きな役割を果たしたが、それだけではない。障害者施策の歴史的変遷とともに障害当事者や関係諸団体による国民運動が果たしてきた役割について理解を深める。

2

　各種障害関係法に明記されている、障害者施策に対する国・地方公共団体の責務について理解を深めるとともに、それらの責務が全うされるために国民が行動すべきことについて考える。

3

　障害者施策が、国民とりわけ障害当事者のニーズに応じたものであり、さらに充実したものになるには、計画が策定されなければならない。各種福祉計画の内容について理解を深める。

4

　協議会は、障害当事者、家族、医療、障害福祉の専門家やその他関係者による合議の場であり、相互連携や支援のあり方を協議、評価する。その協議会の意義について理解を深める。

1. 障害者・関係団体の法参加、整備計画参加

A. 国連・障害者権利条約と日本の到達点

完全参加と平等の理念のもとで国連において採択された「**国連障害者年（1981年）**」は、その後「**国連障害者の十年**」の採択に続いていった。日本政府においては、国連障害者年の採択は**国際障害者年推進本部**設置のきっかけとなり、さらにそれを起点に「国際障害者年長期行動計画（1981年11月）」「障害者対策に関する長期計画（1982年3月）」が策定された。

国連では、その他にも「障害者に関する世界行動計画（1982年国連総会採択）」「障害者の機会均等に関する標準規則（1993年国連総会採択）」などの決議がなされていった。そして、「障害者の権利に関する条約」の採択につながっていった。

障害者権利条約は、「私たち抜きに私たちのことを決めるな」をスローガンに、2000年より審議を重ね2006年の国連総会にて採択された。

障害者権利条約の前文には、「人類社会の全ての構成員の固有の尊厳及び価値並びに平等のかつ奪い得ない権利」が「世界における自由、正義及び平和の基礎」であるとし、差別からの解放と権利および自由について保障されることが謳われている。さらに重要なのが、障害者の多様性を認めつつ、障害者の個人の自律および自立と自らの意思決定に関わることの重要性について言及しているところであろう。

障害者権利条約を批准した国に求められる**パラレルレポート**は、現在**日本障害フォーラム**によって検討、作成されており、今後それをもとにした国連との対話が予定されている。

障害を持つ本人やその家族、関係者が意思決定や意見を述べる機会が国内外で仕組みとしてできつつあるが、それらは国連と日本政府の関係において成されてきたものではない。歴史的経過のなかで障害種別の当事者団体、たとえば「きょうされん」による障害者作業所作りを通した、障害を持つ本人とその家族の生存権、発達権の保障を目指した運動などが、全国各地で地道に行われてきたからに他ならない。そしてそれらの根底には、障害を持つ当事者やその家族の自己実現への想いがある。

国際障害者年
国連第31回総会（1976年）で採択。その前段として1975年に「障害者権利宣言」が採択されていた。

国連障害者の十年
1983年から1992年を「障害者の十年」と定め「障害者に関する世界行動計画」が策定された。

国際障害者年推進本部
1980（昭和55）年3月に閣議決定によって設置された。

障害者権利条約
日本政府の公定訳では「障害者の権利に関する条約」とされている。

パラレルレポート
障害者権利条約は、同条約を批准した国に対し、条約に基づき国内の取組み状況について報告書を提出することと、国連から審査を受けることとしている。さらに、報告書については政府が発行するものだけではなく国内民間団体によるものも求めている。この国内の民間団体による報告書をパラレルレポートという。

日本障害フォーラム
JDF: Japan Disability Forum
「障害のある人の権利を推進すること」を目的に、約13の障害関係団体で構成された組織。2004年結成。

B. 障害福祉サービス利用における国、事業者の責務と障害者の運営参加

[1] 公的責任における生存権と措置制度

1947（昭和22）年、日本国憲法が施行され、25条において健康で文化的な最低限度の生活を営むことがすべての国民の権利として位置づけられた。しかし、その後種々の福祉制度（1947年の児童福祉法や、1949〔昭和24〕年の身体障害者福祉法等）が創設されていくのであるが、社会福祉政策は憲法に謳われた国民の権利を最大限に擁護する責務を全うしていたわけではなかった。

日本国憲法施行以前、終戦を迎えた日本は、戦地からの引揚軍人の雇用問題（つまり失業者対策）、家を失った人びとの対策、あるいは戦争孤児の対策として、1946（昭和21）年に旧生活保護法、1947年に児童福祉法を制定した。このように、戦前も含め戦後しばらく日本の公的扶助に関する政策は、国民の権利擁護に根差した福祉政策を目指したものというより、社会の秩序の保持と安定を画策した社会事業の意味合いが色濃いものであった。

戦後日本の社会福祉政策、国民のいわゆる生存権に対する国家責任の明確化については、GHQの影響が大きい。GHQは、公的責任、無差別平等、必要充足の三原則を占領国日本の公的扶助の基本とした。それにより日本国憲法あるいはそれに基づくあらゆる福祉法の原則として位置づくことになった。GHQの占領政策やそれに影響を受けた日本国憲法、その後の福祉法によって日本の社会福祉は国による公的責任が明確に打ち出されたのであった。

ところが、戦前からの日本の公的扶助政策は民間が行う博愛事業に依存していたため、GHQの影響を受けた戦後の社会福祉政策も、公的なものではなく民間を中心とした事業を展開するしかなかった。ただ、日本国憲法89条で「公の支配に属さない慈善、教育もしくは博愛の事業に対し」公金（つまり税金）の支出を禁止しており、民間による社会福祉事業の展開はこれと矛盾する形となっていた。この矛盾に対し、日本の社会福祉政策は「**措置費制度**」を確立していったのであった。「措置費制度」は地方自治体を通じて、民間社会福祉事業者に対し運営に必要な費用を支給するというもので、公的責任の形態がおおよそこの「措置費制度」に象徴されてきたのである。つまり、国が費用を持ち民間社会福祉事業を買い取り、費用支給その他関連する権限を地方自治体に委譲するという仕組みで公的責任の形をとってきた。1951（昭和26）年の社会福祉事業法によって社会福祉法人が制度化され、措置費支給の対象が明確に規定されるのである

戦後の社会福祉政策の原則
戦後日本の社会福祉政策の原則はGHQによる公的扶助の原則として示された。1946年2月に発令された占領軍による公的扶助政策「SCAPIN（連合軍最高司令官令）775（社会救済）」が根拠。一般的には公的扶助四原則と呼ばれているが、正確には三原則である。

戦後の社会福祉に関する公的責任の確立
社会保障・社会福祉に関する公的責任は、1950（昭和25）年の社会保障制度審議会による勧告でも示された。

措置費制度
戦後の社会福祉政策において中心的な制度であった。1947年の児童福祉法など当時の各福祉法、自治法、1951年の社会福祉事業法など、根拠法は複数にまたがる。措置費の運用については措置権者＝地方自治体の首長に任されていた。

が、「公の支配に属さない」民間事業が社会福祉における公的責任を担う形が作られたのであった。以降、ながらく日本の社会福祉政策は、「措置費制度」のもと民間が行う事業に対し公的責任を担わせ、またその運用の権限についても地方自治体に任せてきた。さらに措置費の額については、充分なものとはいえず、絶えず国民や事業者から国・行政に対し適正な額の要求が出されていたのであった。

[2] 社会福祉法人の誕生

社会福祉法人は、1951（昭和26）年の社会福祉事業法によって位置づけられた。憲法89条の「公私分離」の原則において公金の民間への支出を原則禁止されたことは前述の通りであるが、民間に頼らざるを得ない当時の社会福祉政策は、民間の事業者を法的に認可し措置費制度に基づいて公的な社会福祉事業を実施できるようにした。社会福祉法人に対する経営の基準として①公の責任の転嫁の禁止、②民間社会福祉事業の自主性の尊重、③民間社会福祉事業の独立性の維持、などあくまで民間の独立性を規定した。反面、社会福祉法人は、措置費を事業委託費として受け取り、措置費制度に基づき執行していくなど、各福祉法における基準によって公の統制を厳しく受けることとなった。以降、社会福祉法人は民間組織でありながらも、基準や制度に則り適切に事業を運営することが求められるようになった。

2000（平成12）年以降は、**社会福祉基礎構造改革**のなかで社会福祉法人制度の改革も行われた。2000年5月には、社会福祉事業法は社会福祉法へと名称変更された。同時に、公的責任としての措置制度は一部で残るものの、社会福祉制度は、根本的には措置制度から事業者と福祉サービス利用者が直接契約のもとでサービスが展開される、いわゆる「契約制度」へと移行されることとなった。これに伴い、社会福祉法人に求められる役割も大きな変更を余儀なくされた。障害施策では、2005（平成17）年の支援費制度、2006（平成18）年の障害者自立支援法（2013〔平成25〕年に障害者総合支援法）によって、サービス利用者とサービス提供事業者が直接契約し、利用者がサービスを受けることによって発生した費用の自己負担分を、行政が事業者ではなく利用者に支給する仕組みとなった。つまり行政の責任は、主にサービス利用者に対する費用負担の部分のみとなり、日本国憲法に則した社会福祉の提供あるいはサービスの提供についての国の責任は、措置費制度と比較して実質的に低下した。他方、社会福祉法人の責任も国の公的責任を負うものから、利用者との直接契約に基づく適切なサービスの提供やサービス提供によって得られる報酬をもとにした適切

社会福祉基礎構造改革
社会福祉基礎構造改革は、1995（平成7）年の「社会保障審議会勧告」いわゆる「95年勧告」を起点に議論されてきた。その後、1997（平成9）年、身体障害者福祉審議会、中央児童福祉審議会障害福祉部会、公衆衛生審議会精神保健福祉部会（三審議会）の合同企画分科会による「今後の障害保健福祉施策の在り方について（中間報告）」で骨格が形成された。これらが2000年施行の介護保険法成立につながった。社会福祉基礎構造改革の本質は、措置制度から契約制度への移行、多様な事業主体の参入の促進、社会福祉の公的責任から個人の自己責任への転嫁である。

な経営努力が求められるようになった。

社会福祉法によって社会福祉事業提供主体に社会福祉法人以外の主体が認められるようになり、部分的にではあるが株式会社やNPO法人等が障害福祉サービスにも参入してきている今日、社会福祉法人は国の公的責任を負う主体として社会福祉を必要とする国民にそのサービスを提供し続ける役割と責任を負う。しかし、国の公的責任そのものが曖昧な形となっている今、社会福祉法人が今後どのように財政的基盤を作り、他のサービス提供主体とともにニーズに応じたサービスをどう提供していくのか、喫緊の検討課題となっている。

[3] 障害関連法制度と国民運動

障害関連のさまざまな法制度の成立過程には、国民による運動もあったことは押さえておかなければならない。たとえば戦後、国立病院・療養所は、ハンセン療養の患者に加え戦傷病者や元軍人患者であふれかえり、また戦争により多くの病院や療養所が破壊されたため、薬品や物資の窮乏、患者の退院の強要等が起こった。そのような状況のなかで1946（昭和21）年以降、各地の国立病院や療養所で患者自治会が結成され、公的援助を求めた。また、1952（昭和27）年には知的障害の子を持つ親が中心となって「**全国手をつなぐ育成会連合会**」の母体となる「精神薄弱児育成会（手をつなぐ親の会）」が結成された。当時の知的障害をもつ子どもは、義務教育の就学猶予や免除を受けている子が多くいた。その原因の1つに、養護学校（現在の特別支援学校）の不足が指摘されていたのである。就学猶予や免除という行政措置が教育を受ける権利を奪うものであるとして、手をつなぐ親の会は養護学校の設置を運動の柱とし行政に要望をあげるなどした。これらのことが1949（昭和24）年に成立した身体障害者福祉法における政策の拡充、1960（昭和35）年成立の**知的障害者福祉法**の成立や内容拡充に影響を与えた。その後、障害分野における社会福祉政策は、1970（昭和45）年、障害者基本法の前身である心身障害者対策基本法の成立へと続いていったのである。

1980年代に入ると、障害を持つ人の日中活動の場、あるいは働く場、あるいは居場所としての場作り運動が活発に行われた。いわゆる「作業所作り運動」である。養護学校（当時）を卒業したあとの行き場がなく、また働く権利をも阻害されている状況のなかで、通える作業所作りは障害を持つ人の人権尊重の場、発達保障の場作りでもあった。**全国障害者問題研究会**と**障害者の生活と権利を守る全国連絡協議会**は、愛知県名古屋市の「ゆたか作業所」をモデルに各地で作業所作りの運動を進めた。その後

全国手をつなぐ育成会連合会
→ p.284
キーワード集参照。

養護学校設置義務化
「精神薄弱児育成会」（現在の「全国手をつなぐ育成会連合会」）は、運動の柱として、養護学校（当時）の設置義務化の他、精神薄弱児施設（当時）の増設および内容の充実、精神薄弱者（当時）のための法的措置の整備および、職業補導施設の設置などを挙げていた。

知的障害者福祉法
成立当時は「精神薄弱者福祉法」であったが、1998（平成10）年に「知的障害者福祉法」に名称変更された。

全国障害者問題研究会（全障研）
1967（昭和42）年に結成された「障害の種類や程度、また職業や立場を越えて、障害者の総合的権利保障をめざし活動する研究会」。

障害者の生活と権利を守る全国連絡協議会（障全協）
1967年結成。障害者の生きる権利、学ぶ権利、働く権利、政治参加の権利の4つの権利をかかげて運動に取り組む組織。

221

1977（昭和52）年、愛知県で共同作業所全国連絡会（のちの「きょうされん」）が結成された。

C. 整備計画における国の責務と障害者・関係団体参加

[1] 障害者権利条約と社会福祉計画

　国連は1976年6月、「国際障害者年行動計画」（以下、行動計画）を採択した。「国際障害者年行動計画」のガイドラインには、国際障害者年の第1の目的として、「障害の理解を深めること」「Impairment、Disability、Handicapの3つを区別し社会にその認識を促すこと」を置き、行動計画は、その前提において「障害は個人と周囲の環境との関係」であることを述べている。そして社会は障害者をすべての社会的、経済的、文化的な活動に参加できるようにする義務があるとしている。

　そのような国際障害者年の目的に従い、行動計画ではプライマリーヘルスケア（健康を基本的人権とし、すべての人に健康を達成するための主体的な参加や自己決定を保障しようとする理念）やリハビリテーションおよび疾病の予防に重点を置いた。さらに各国に対し、それらを国内で達成するための対策として国内宣言を出すこと、国内委員会を設立すること、法律やサービス、障害者対策のプログラム、規則等を見直すこと等を要求したのである。それに伴い、日本国内では1980（昭和55）年に国際障害者年推進本部を設置し行動計画に対応しようとした。国内委員会には**中央心身障害者対策協議会**があてられた。しかし、法律やサービス、障害者対策のプログラム、規則等を見直すといったことは具体的には成されなかった。この時点で日本政府によるもので障害者施策の「計画」と呼べるようなものはなかった。

　ところが、民間組織による計画は活発に作られていった。たとえば、国際障害者年推進協議会による「国際障害者年長期行動計画」（1980年）や全国障害者問題研究会による声明「国際障害者年をみのりゆたかに」（1981年）である。また、障全協も独自の行動計画を発表した。その他、当時の政党も国際障害者年にあたり提案や計画を打ち出したのであった。

　それら民間組織の行動に呼応してか、中央心身障害者対策協議会（当時）が、「国際障害者年長期行動計画の在り方について」を意見具申し、それをもとに日本政府が「障害者対策に関する長期計画」（1982年）を策定した。この「長期計画」が、日本政府による障害者施策の長期にわたる計画の最初であるといわれている。

中央心身障害者対策協議会
障害者に関する基本的かつ総合的な施策のため連絡調整や審議を行う組織として1970（昭和45）年に設立された。

全障研の国際障害者年行動計画
全障研は「国際障害者年をみのりゆたかに」で、国・自治体に十か年計画を策定することおよび障害者の諸権利の保障の実現を呼びかけた。

政党による国際障害者年行動計画
国際障害者年にあたり、当時、たとえば社会党が「国際障害者年に向けての行動計画」（1980年）、日本共産党が「国際障害者年にあたっての日本共産党の提案」（同）をそれぞれ発表した。

［2］社会福祉計画の意義

　「障害者対策に関する長期計画」は、啓発広報活動、保健医療、教育・育成、雇用・就業、福祉・生活環境についての5つの柱から成っている。しかし、この長期計画には計画自体の目的や理念が描かれておらず、また国際障害者年のスローガンとして謳われたような障害者個人の自立と自己決定、人権の尊重と保障といった文言が含まれていなかった。

　計画とは、理念、目的、「誰のため」、「何のため」を具体的に推進するための手段である。障害者権利条約の31条「統計及び資料の収集」1項には、「この条約を実効的なものとするための政策を立案し、及び実施することを可能とするための適当な情報を収集することを約束する」とし、2項は「収集された情報は……（中略）……この条約に基づく締約国の義務の履行の評価に役立てるために、並びに障害者がその権利を行使する際に直面する障壁を特定し、及び当該障壁に対処するために利用される」としている。つまり、計画は条約を具現化するために必要不可欠なものであり、さらに計画立案には、調査し統計を取り、データとして蓄積していくことが必要である。

　かつては、社会福祉政策を社会福祉計画と換言された論[1]もあった。社会福祉計画は政策主体の力学に大いに影響を受ける。それは時の財政であったり政治的関与であったり、または世論であったりする。

　社会福祉に関する法律や諸制度を実効的なものとするには、客観的な実態を把握したうえで「何が足らないのか」「何をどれだけ充足させる必要があるのか」について明らかにし、それらを実現するための計画を立案しなければならないのであるが、社会福祉に関する法制度の立案が政策主体の力学に任されてしまう可能性があるのと同じように、社会福祉計画もまた、政策主体の力学に任されてしまう可能性がある。それらに対しては、政策立案、調査、統計のあり方、そして社会福祉計画のそれぞれの観点における市民社会による市民主体の力学をもってそれに抗していかなければならないのである。

2. 障害者総合支援法等の国・自治体の役割と障害者参加

A. 障害者基本法における国・地方公共団体の役割

障害者基本法は、国・地方公共団体の役割について、まず6条にその責務を明記している。その内容には「障害者の自立及び社会参加の支援等のための施策を総合的かつ計画的に実施する責務を有する」と記され、総合的な施策を計画的に進めることを国および地方公共団体の責務としている。

さらに「国及び地方公共団体」を主語として、7条で、基本原則に関する国民の理解を深める策を講じること、9条3項で、障害者の自立および社会参加の支援等に関する活動を行う民間団体等と協力して、障害者週間の趣旨にふさわしい事業を実施するよう努めること、10条2項に、障害者の自立および社会参加の施策を講ずる際には障害者その他関係者の意見を聴き、意見を尊重すること、11条に、障害者の自立および社会参加の支援等のための計画を策定すること、12条に財政、13条に施策の状況に関する報告書の提出について、記されている。

その他にも、リハビリテーション、医療、介護、保健、生活支援の提供、職員の育成、人権の尊重、福祉用具の給付や貸与、年金や手当の施策、教育、療育、職業相談、雇用、住宅、情報のバリアフリー、経済的負担の軽減等について、国および地方公共団体の責務として記されている。

しかし、これら明記されている責務は、「講じなければならない」「努めなければならない」といった責務の範囲が曖昧なものであったり、努力義務であったりするのである。国および地方公共団体の責務が法的に明記されているものの、国および地方公共団体のみの意思決定では、これらの法に基づく責務における策の結果は不十分なものになる。障害者自身、その関係者、あるいは国民の声を突き合わせてこそ、これらが真に有機的な策として成りうるのである。そのためには、国および地方公共団体に対して、国民の立場からの不断の要求発信の行動を起こさなければならないのである。

B. 障害者政策委員会の機能と役割、合議制の機関

障害者基本法32条に「障害者政策委員会」について明記されている。

この法によると**障害者政策委員会**とは、国が障害者基本計画の案を作成する際に意見を聴かなければならない組織とされている。障害者基本計画の実施状況によって必要が認められるときには、内閣総理大臣や関係大臣に勧告することもできる。障害者政策委員会は30人以内で組織し、障害当事者、事業者、学識経験者、その他必要と認められる者から内閣総理大臣が任命する。任命権者である内閣総理大臣は、障害者の生活上の実情を聴き、必要な施策の計画に反映できるように組織構成を考えなければならないとされている。

都道府県および市町村が実施する施策に対しては、その実施状況を監視したり審議する組織として合議制の機関を置くことが明記されている。この合議制の機関に対しては、障害者に関する施策の計画および推進について調査審議すること、施策の実施状況について監視することが目的とされている。具体的には、自治体が「障害者施策推進協議会」等の名称で、障害者基本法の範囲で独自の規程を設け、合議制の組織を置いている。

国民の立場から述べると、障害者政策委員会および合議制組織の両者とも、障害当事者およびその家族、関係者、国民の声を直接、行政に届けることができる貴重な場である。

C. 障害者総合支援法における国・地方公共団体の役割

障害者総合支援法における行政の責務は、1条2項（基本理念）に「障害者及び障害児が日常生活又は、社会生活を営むための支援は……（中略）総合的かつ計画的に行わなければならない」、2条（市町村等の責務）に、障害者が自ら選択した場所に居住し自立した日常生活または社会生活を営むことができるよう、必要な事業を総合的かつ計画的に行うこと（2条1項1号）、障害者の福祉に関し、情報提供、相談、調査、指導を行うこと（2条1項2号）、意思疎通のために必要な便宜を供与すること、虐待防止、権利擁護のための策を講じること（2条1項3号）などが、明記されている。

そして都道府県に対しては、以下のような責務が明記されている。

市町村が行う障害者総合支援法に基づく障害者施策に対し、それが円滑に行われるよう市町村に対し、必要な助言、情報提供その他必要な援助を行うこと（2条2項1号）、市町村と連携し、医療費の支給および地域生活支援事業を行うこと（2条2項2号）、相談、指導に関し、専門知識、技術を必要とするものを行うこと（2条2項3号）、権利擁護に関して市町村と協力して、その援助が適切に行われるよう市町村に助言、情報提供

障害者基本法11条4項
「内閣総理大臣は、関係行政機関の長に協議するとともに、障害者政策委員会の意見を聴いて、障害者基本計画の案を作成し、閣議の決定を求めなければならない。」

障害者基本法36条
都道府県等における合議制の機関について明文化されている。1項に都道府県、4項に市町村についてそれぞれ合議すべき内容が以下の通り示されている。①障害者計画について意見を聴くこと、②施策の推進について調査審議し実施状況を監視すること、③施策の推進について関係行政機関相互の連絡調整をすること。

225

を行うこと（2条2項4号）。

さらに、以降の条文にて国が、市町村および都道府県において、指導、助言、情報提供を行うことの責務が明記されている。

障害者総合支援法においては、市町村がその具体的施策のベースにあり、都道府県および国の責務は、その施策に対し指導、助言、情報提供をするといったことが中心である。国および都道府県の責務は、この法律では非常に曖昧であるといえるであろう。

障害者総合支援法における障害者参加に関しては、89条1項3号に明記されている。「地方公共団体は……（中略）……障害者等への支援の体制の整備を図るため、……（中略）……障害者等及びその家族……（後略）……」など関係者で構成される協議会を置くように努めなければならない、としている。

「努めなければならない」という努力義務であるため、必ず設置しなければならないというものではない。しかし、当法の理念をもってしても市民の要求によって必ず協議会を設置することが求められるのである。

3. 障害者基本法の障害者計画と障害者総合支援法の障害福祉計画

A. 障害者基本法による障害者計画

障害者基本法は、11条で「政府は、障害者の自立及び社会参加の支援等のための施策の総合的かつ計画的な推進を図るため、障害者のための施策に関する基本的な計画を策定しなければならない」としている。同法は、政府に障害者施策に関する基本的な計画を策定することを求めているのであるが、本条2項では都道府県、3項では市町村にも同様にそれぞれ障害者施策に関する計画を策定しなければならないことを明記している。政府が策定する障害者計画は「**障害者基本計画**」、都道府県、市町村が策定する障害者計画は「**都道府県（市町村）障害者計画**」と呼ばれている。障害者基本法に基づくいわゆる障害者計画とは、政府、都道府県、市町村の三者によってそれぞれ策定されるもののことである（政府が策定する障害者基本計画を基本として都道府県障害者計画が策定され、都道府県障害者計画を基本として市町村障害者計画が策定される）。

政府が策定する**第4次障害者基本計画**では、障害者施策の基本理念およ

第4次障害者基本計画
障害者基本法11条に基づき策定された、2018（平成30）年から2022（令和4）年までの5年間の計画。基本理念は、共生社会に向けて障害者が自己決定し社会参加し、持てる能力を発揮し、自己実現すること、である。

び基本原則、生活環境の整備、情報アクセシビリティおよび意思疎通の支援、防災・防犯、差別解消・権利擁護、自立生活・意思決定支援の推進、保健・医療の推進、行政による配慮、雇用・就業および経済的自立の支援、教育の振興、文化芸術活動・スポーツ等の振興、国際協力・連携など、内容が多岐にわたる。

これまで策定された障害者施策に関する計画は、国連が1981年に位置づけた国際障害者年、同じく国連による1982年の「障害者に関する世界行動計画」に基づいて1982（昭和57）年に策定された「障害者対策に関する長期計画（1983 〜 1992年）」、続いて「**障害者対策に関する新長期計画**（1993 〜 2002年）」、そして「障害者基本法の一部を改正する法律（2003年成立、2004年公布）」に合わせて策定された「第2次障害者基本計画」、「第3次障害者基本計画（2013 〜 2017年）」、そして現在の「第4次障害者基本計画（2018 〜 2022年）」である。

これらの障害者計画の変遷は、身体にあらゆる障害を持つ人の教育環境の整備や地域生活支援、リハビリテーションの推進、働く場の確保や雇用の保障、住宅の整備や移動、社会参加の保障、重度障害や精神障害への対応、情報通信環境の保障（情報アクセシビリティ）等が障害を持つ人の権利として、まだまだ不十分ながらも具体化されてきた。さらに、障害を持つ人自身の意思決定に基づく生活様式の選択権保障や、平等・公平を実現するための障害を持つ人に対する合理的配慮などが具現化されつつある。これらは、単に計画が推進されただけではなく、計画立案の時点あるいは計画再立案の時点で障害を持つ人およびその関係者、あるいは国民が声をあげ、常に計画の修正が行われてきたからに他ならない。

B. 障害者総合支援法による障害福祉計画・障害児福祉計画

障害福祉計画は、障害者総合支援法88条および89条に規定された計画である。同法88条に「**市町村福祉計画**」、89条に「**都道府県福祉計画**」について明記されており、市町村、都道府県にそれぞれ障害福祉計画を策定し、必要な措置を講ずる義務が謳われている。

また、**障害児福祉計画**は、児童福祉法33条の20に市町村に対し「市町村児童福祉計画」を、33条の22に都道府県に対し、市町村の児童福祉計画達成に資するための計画「都道府県児童福祉計画」の策定の義務をそれぞれ明記している。

障害福祉計画は、直接的には同法87条に明記されている**障害福祉計画の「基本指針」**（以下、基本指針）に基づいて策定される。基本指針には、

障害者対策に関する新長期計画
2003（平成15）年の「障害者基本法の一部を改正する法律」の成立をうけて、この計画が第1次基本計画と位置づけられた。

児童福祉法33条の22
「都道府県は、基本指針に即して、市町村障害児福祉計画の達成に資するため、各市町村を通ずる広域的な見地から、障害児通所支援等の提供体制の確保その他障害児通所支援等の円滑な実施に関する計画（「都道府県障害児福祉計画」）を定めるものとする。」

児童福祉法33条の19
「2 基本指針において
は、次に掲げる事項を定
めるものとする。
一 障害児通所支援等の
提供体制の確保に関する
基本的事項
二 障害児通所支援等の
提供体制の確保に係る目
標に関する事項
（中略）
3 基本指針は、障害者の
日常生活及び社会生活を
総合的に支援するための
法律第八十七条第一項に
規定する基本指針と一体
のものとして作成するこ
とができる。」

障害当事者の地域生活に対する支援事業の供給体制を整備することを軸に、相談支援、地域生活支援の充実を図ること、基本指針策定には、障害当事者および家族、関係者から意見を聴かなければならないこと、障害当事者の生活環境に変化があった場合には、速やかに基本指針を変更しなければならないこと等が明記されている。また、基本指針は、児童福祉法33条の19に規定する「基本指針」と一体となって策定することができることが明記されている。

障害福祉計画は、地域生活を円滑にかつ当事者の意思決定に基づくものの実現を目指すものであって、さらに“子ども”の時期からの流れを断ち切ることなく、希望する生活が保障されるものでなければならない。

4. 協議会

協議会とは、障害者総合支援法89条の3「協議会の設置」に規定されたものである。この条文により、地方公共団体は「障害者等への支援の体制の整備を図るため、関係機関、関係団体並びに障害者等及びその家族並びに障害者等の福祉、医療、教育又は雇用に関連する職務に従事する者その他の関係者」の構成によって協議会を置くように努めなければならないとされている。

自立支援協議会
障害者総合支援法の理念
に則って「協議会」に名
称変更することが望まし
いが、されてない自治体
がほとんどである。

2012（平成24）年より障害者自立支援法に盛り込まれた**自立支援協議会**は、関係機関、関係団体、障害当事者およびその家族等が連携を図り、相談支援や相談支援体制の状況を評価することや、個別事例に対する支援のあり方を協議することなどが求められている。

また当協議会は、各都道府県および各市町村に設置が推進されている。都道府県であれば、都道府県福祉計画の立案や具体化、また権利擁護の普及等に対して意見を述べたり協議することが期待されている。また、市町村の協議会に対しては、地域移行、地域定着が支援によって効果的に行われるよう、関係諸機関、諸団体のネットワークの強化や新たな社会資源の開発に寄与することが期待されている。

当協議会の構成諸機関、諸団体は、具体的には当事者、家族をはじめ、相談支援事業者、行政、各種サービス事業者、教育委員会（学校）、更生相談所、児童相談所、民生委員、地域の子育て支援事業者、就労支援事業者等が想定されている。障害当事者の住み慣れた地域での暮らしが豊かな

ものになるよう、その地域のあらゆる実情を踏まえながら関係諸機関、諸団体が情報を共有し、障害当事者とその家族のニーズと自己実現にむけた支援の考え方を一致させ、それにむけた具体的な取組みが協同のもとで行われなければならない。また、協議会に行政機関が加わることで必要な法整備や施策が策定されることを目標に取り組む必要がある。

　協議会の設置は「置くように努めなければならない」とあり、都道府県や市町村への設置はあくまでも任意であるが、すべての地方自治体で協議会が設置されるよう求めていく必要があるだろう。さらに、協議会が障害当事者を中心に、より活発なものとなるよう求めていかなければならない。

注)

(1)　高島進『社会福祉の理論と政策―現代社会福祉政策批判』ミネルヴァ書房，1986，pp.144-155.

参考文献

●右田紀久恵・高澤武司・古川孝順編『社会福祉の歴史―政策と運動の展開(新版)』有斐閣選書，2001.
●杉本章『障害者はどう生きてきたか―戦前・戦後障害者運動史（増補改訂版）』現代書館，2008.
●成瀬龍夫・小沢修司・武田宏・山本隆『福祉改革と福祉補助金』ミネルヴァ書房，1989.
●山田明『通史　日本の障害者―明治・大正・昭和』明石書店，2013.

障害者入所施設と新型コロナウイルス感染症

　新型コロナウイルスの差し迫る脅威を感じながら、施設ではさまざまな対策が考えられるようになった。

　障害者は災害に弱い。たとえば、東日本大震災での死亡率は通常の人の２倍であったと言われている（NHK 他の調査）。

　事実、重度の知的障害者の多くは、コロナ禍の中でもマスクをすることができない。食事、排せつ、歯磨きなど、リスクになる密接な支援を欠かすこともできず、感染症の予防では、他者がどのようにしてくれるかが命を守るための大きなカギを握っている。

　職員には、改めてマスク、手洗い、うがい、ディスポグローブの使い捨てなどの予防を徹底。私生活に及ぶ行動の自粛と体調管理を要請した。握手・ハイタッチ、もう少し密接なスキンシップなど、必要な交流の機会はずいぶん少なくなった。外出や行事も中止になった。

　誰かが感染が疑われる状態になるとさらに厳しい。個室対応、ユニット間の移動の制限、日課の中止、などが長く続いた。職員は、ガウンとフェイスシールドに身を固めてみんなの前に現れることになる。

　感染になれば、この状態が１ヵ月前後の期間続くことになる。施設内が、レッドゾーン、セミクリーンゾーン、クリーンゾーン等に分けられて、結果として、閉じ込められ、管理されることになる（行政の見解ではこれを虐待と言わないという）。設備や人員に余裕のない施設の実態がその状況をなおさら過酷なものにしている。

　感染防御のための交流の遮断は、人との関係に依拠することの多い障害者の生活を一変させる。障害者は感染のリスクが高いだけでなく、感染予防の過程においてもさまざまな不利益を受ける。

　職員は、そのことに気づき、コロナ禍で被る障害者の被害を食い止めるための実践を模索している。

　職員は、「正しい知識を持つことが大事」だという。制限の意味を知り最小限にすることができる。ガウンの着脱などは、みんなで行ってみることで、いざという時の安心感が違う。

　感染症の学習会は、施設で暮らすみんなも一緒に何回も取り組まれ、命を守る必要の共有とともに、声掛けなど基本的対応を見直す。日課をきちんとする。文化や余暇を大切にする。など、コロナ禍にあっても、暮らしと権利を守る取組みを共通の課題にする視点を見失わないようにすることの大切さが確認されている。

（社会福祉法人みぬま福祉会　理事長　髙橋孝雄）

第11章 障害者福祉現場で働く職員

機能障害がある人たちが、日常生活、社会生活において、人間らしくかつその人らしい自立した生活を営んでいくためには、社会福祉の各種の法律に基づき提供される福祉サービスが必要である。必要に応じた福祉サービスの提供を受けるために、こうした福祉サービスの提供を直接的、間接的に行う社会福祉現場で働く職員がいる。

本章では、こうした社会福祉現場で働く職員の福祉労働固有の価値と、それぞれの資格、報酬や労働条件の現状や課題について、多職種との連携や地域におけるボランティアとの関係も含めて学習する。

1

障害福祉現場における福祉サービスごとの職員配置基準、労働実態を学ぶとともに、厳しい事業運営と運動の必要性について学ぶ。

2

障害者支援に関わる資格である相談支援専門員、サービス管理責任者、サービス提供責任者の職務内容および資格取得要件について学ぶ。

3

社会福祉士の資格制度化の背景、資格取得の要件、社会的役割と社会的使命について学ぶ。

4

機能障害のある人たちの生活を保障するために、社会福祉の専門職だけではなく、医療や教育などの専門職との連携や民生委員やボランティアなどの地域住民とのネットーワーク形成の必要性と課題について学ぶ。

1. 障害者福祉における実践

A. サービスごとの職員配置基準

障害者総合支援法
正式名称は「障害者の日常生活及び社会生活を総合的に支援するための法律」。2012（平成 24）年に「障害者自立支援法」が改正され成立した。障害者の範囲に難病等が加えられ、障害程度区分が障害支援区分に改められた。

　「障害者総合支援法」に基づく障害福祉サービスの職員配置基準は、「障害者の日常生活及び社会生活を総合的に支援するための法律に基づく指定障害福祉サービスの事業等の人員、設備及び運営に関する基準」（平成 18 年 9 月 29 日厚生労働省令第 171 号）に基づき定められている。たとえば、「生活介護」では、**表 11-1-1** となっている。表から読み取れるように、職員配置基準の枠組みは、利用者数の増加と利用者の障害支援区分が高くなるごとに人員配置が厚くなる仕組みとなっている。

表 11-1-1　生活介護の職員配置基準

対象	障害支援区分が 3（50 歳以上の者は区分 2）以上の者
医師	利用者に対して日常生活上の健康管理および療養上の指導を行うために必要な数
看護職員	生活介護の単位ごとに、1 人以上
理学療法士または作業療法士	利用者に対して機能の減退を防止するための訓練を行う場合、生活介護の単位ごとに、当該訓練を行うために必要な数
生活支援員	生活介護の単位ごとに、1 人以上（1 人以上は常勤）
＊看護職員、理学療法士または作業療法士および生活支援員の総数は、生活介護の単位ごとに、常勤換算により、①から③までに掲げる数となる。 ①平均障害支援区分が 4 未満：利用者数を 6 で除した数 ②平均障害支援区分が 4 以上 5 未満：利用者数を 5 で除した数 ③平均障害支援区分が 5 以上：利用者数を 3 で除した数	
サービス管理責任者	利用者数 60 人以下：1 人以上 利用者数 61 人以上：40 人を 1 人の単位とし必要な数を加える

出典）平成 18 年 9 月 29 日厚生労働省令第 171 号をもとに筆者作成.

B. 障害福祉サービスごとの職員種別内訳

職種規程と職務規程
職種とは、医師、看護師、ソーシャルワーカー（＝社会福祉士）のように、国家試験に合格することにより、社会的承認を得ている専門職のことである。一方、職務とは、「何をするか」が明文化された業務内容を行う人であり、学問的基盤は問われない。

　障害福祉サービスでは、事業ごとに職員種別が定められている。**表 11-1-2** の通り、**職種規程**の職員と**職務規程**の職員が混在している。医師、看護師、理学療法士、作業療法士は、職種規程であるが、それ以外の職員は、職務規程となっている。たとえば、世話人や生活支援員の要件は、「障害者の福祉の増進に熱意があり、障害者の日常生活を適切に支援する能力を有する者」[1]とされている。ここでいう「熱意があって、支援を適切に出

232

「来る」ことを誰がどのように判断するのか。その基準はない。

社会福祉士は、1987（昭和62）年の法施行から30年を経た現在においても、国の定める障害福祉事業において、職種規程とされていない。

表 11-1-2　障害福祉サービスの主な事業に配置されている職員種別

事業名 / 職員	居宅介護	重度訪問介護	同行援護および行動援護	療養介護	生活介護	重度障害者等包括支援	自立訓練（機能訓練）	自立訓練（生活訓練）	就労移行支援	就労継続支援A型	就労継続支援B型	共同生活援助
サービス管理責任者				○	○		○	○	○	○	○	○
サービス提供責任者	○	○	○			○						
生活支援員				○	○		○	○	○	○	○	○
職業指導員										○	○	
就労支援員									○			
地域移行支援員								＊△				
医師				○	○							
看護職員				○	○		○					
理学療法士または作業療法士					○		○					
世話人												○
管理者	○	○	○	○	○	○	○	○	○	○	○	○

＊宿泊型自立訓練を行う場合、地域移行支援員を配置.
出典）平成18年9月29日厚生労働省令第171号をもとに筆者作成.

C. 福祉現場における労働の特質

医療や保健、福祉、介護、子育て、といった人びとの暮らしに必要不可欠な領域におけるソーシャルワーカーの仕事は、企業活動のように利潤を追求する労働とは性質を異にする。**ソーシャルワーク専門職のグローバル定義**で記されているように、クライエントの人権を護り育て、不平等や抑圧、貧困といった社会問題から目を背けず、社会正義の実現を目指すところにその特質がある。クライエントの自己実現欲求は、支援者であるソーシャルワーカーの働き甲斐と不可分一体のものとなる。

では、どのような労働なのか。ソーシャルワーカーの仕事は、クライエントとともに考える「**コミュニケーション労働**」[2]である。その対話において、相互が了解していく過程における主体は、ソーシャルワーカーではなく、クライエントにある。障害者権利条約制定時のスローガン「私たち抜きに私たちのことを決めるな」は、個別の実践にも通底する原理である。

ソーシャルワーク専門職のグローバル定義
2014年7月にメルボルンで開催された国際ソーシャルワーカー連盟（IFSW）総会で新定義が採択された。そこでは、社会正義、人権、集団的責任、多様性の尊重をソーシャルワークの中核としている。

コミュニケーション労働
二宮厚美は、教育機関や福祉機関における労働を「コミュニケーション労働」と捉え、教育者や福祉専門職には、働きかける相手の世界やそのニーズを理解する「知的熟練」能力が必要であると説明している。

D. 福祉現場の人材確保と人材育成・人材定着

[1] キャリアパスと認定社会福祉士制度

人材の確保と定着の要であるキャリアパスは、2019（令和元）年度の障害福祉サービス等報酬改定において、処遇改善加算の要件として組み込まれた。福祉現場におけるキャリアパスは、①個別支援ができる→②チームリーダー→③事業所を超えた関係機関の連携→④スーパーバイザー、というようなイメージとなり、職位や給与と連動していく。認定日本社会福祉認証・機構は、2012（平成24）年度から社会福祉士のキャリアアップを支援する仕組みとして、「**認定社会福祉士**」「**認定上級社会福祉士**」の制度を創設した。このように、社会福祉士資格取得後も実践力を高め、キャリアパスしていくシステムが整備されつつある。

[2] 人材の確保・育成・定着の促進と阻害要因

2019（平成31）年に全国社会福祉協議会は、「地域を支える福祉人材確保・育成・定着のための取組方策改定版」を作成し、同じ年に東京都社会福祉協議会も都内の2,644ヵ所の民間社会福祉施設調査[3]を実施している。

図11-1-1は、それらをまとめたものである。人材の確保においては、中学生での職場見学や実習といった体験場面が重要となる。人材育成では、スーパービジョンや研修体制を整備し、法人における昇任・昇格の基準を明確化したキャリアパスを導入する。人材定着では、有給取得率の向上やワーク・ライフ・バランス（仕事と生活の調和）を推進する。このように、人材の確保と育成、定着は、どれが欠けても好循環とはならないのである。

一方で、それらを阻害する制度改悪も指摘しておく。福祉施設職員を対象とした「**社会福祉施設職員等退職手当共済制度**」は、**イコールフッティング**を根拠に、2016（平成28）年4月1日以降に採用された職員は、国と都道府県の補助金がカットされた。また、報酬単価は、就労系、とりわ

図11-1-1　人材の確保と育成・定着の好循環

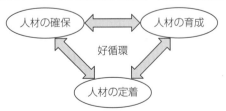

出典）東京都社会福祉協議会『質と量の好循環をめざした福祉人材の確保・育成・定着』2017, p.22.

け一般就労させた比率や職場定着させた比率に応じた傾斜配分が強化された。利用者の選別にもつながり、ソーシャルワーク実践を阻害するおそれがある。

2. 障害者支援に関わる専門職の役割

本節では、「障害者総合支援法」の指定事業所における「相談支援専門員」「サービス管理責任者」「サービス提供責任者」について解説する。

A. 相談支援専門員

[1] 法的根拠

相談支援専門員は、「障害者の日常生活及び社会生活を総合的に支援するための法律に基づく指定地域相談支援の事業の人員及び運営に関する基準」（平成24年厚生労働省令第27号）3条2項、および「障害者の日常生活及び社会生活を総合的に支援するための法律に基づく指定計画相談支援の事業の人員及び運営に関する基準」（平成24年厚生労働省令第28号）3条の規定に基づき、相談支援事業所従事者のうち1人は相談支援専門員を必置とすることが定められている。

[2] 相談支援の体系および職務

相談支援事業は、以下の3つに分けられる。1つは**地域生活支援事業**として実施する**基本相談支援**であり（障害者総合支援法77条3項）、2つめは、サービス個別給付（地域相談支援給付費や計画相談支援給付費）として実施する**サービス等利用計画の相談**〔〔サービス利用支援、継続サービス利用支援〕同法51条の17）、そして3つめが**地域移行支援・地域定着支援の相談**（〔地域移行支援、地域定着支援〕同法51条の14）である。

指定特定相談支援事業者と障害児相談支援事業者の指定は市町村長が行い、指定一般相談支援事業者の指定は都道府県知事が行う。指定特定相談支援事業者は計画相談支援と基本相談支援を担い、特定一般相談支援事業者は地域相談支援と基本相談支援を担う。詳細は、**図11-2-1**の通りである。相談支援専門員はこれら「基本相談支援」、「計画相談支援」、「地域相談支援」の相談支援従事者として位置づけられている。

相談支援専門員
指定相談支援事業者において、専ら相談支援提供の職務にあたる者として厚生労働大臣が認めた者。計画相談支援、地域相談支援、障害児相談支援、基本相談支援を行う。

地域生活支援事業
個別支給となる自立支援給付に対して、市町村の必須事業として、地域の状況を踏まえたサービスが提供されるメニュー事業のこと。

基本相談支援
障害児者やその家族等が抱える日常的な困りごとや何にどのように困っているかを整理し、解決のための方向性を「ともに考えてくれる」一般的な相談のこと。

サービス等利用計画の相談
指定特定相談支援事業者、障害福祉サービス利用申請をされた障害者に対して、「サービス等利用計画案」を作成し、勘案事項調査のうえ、サービス担当者会議を経て、「支給決定時のサービス等利用計画」を作成していく相談のこと。

地域移行支援・地域定着支援の相談
施設（障害者支援施設、矯正施設、保護施設）に入所している障害者や精神科病院に入院している精神障害者を対象とした地域生活準備のための同行支援や入居支援および単居の障害者を対象とした生活を定着させることを目的とした訪問支援や相談のこと。

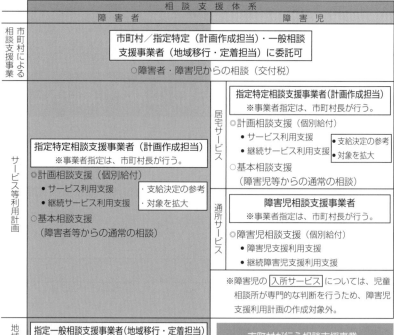

図11-2-1　障害者の相談支援体系

相談支援体系		
障害者		障害児

市町村による相談支援事業

市町村／指定特定（計画作成担当）・一般相談支援事業者（地域移行・定着担当）に委託可

○障害者・障害児からの相談（交付税）

サービス等利用計画

居宅サービス

指定特定相談支援事業者 (計画作成担当)
※事業者指定は、市町村長が行う。

○計画相談支援（個別給付）
- サービス利用支援
- 継続サービス利用支援

・支給決定の参考
・対象を拡大

○基本相談支援
（障害者等からの通常の相談）

指定特定相談支援事業者(計画作成担当)
※事業者指定は、市町村長が行う。

○計画相談支援（個別給付）
- サービス利用支援
- 継続サービス利用支援

・支給決定の参考
・対象を拡大

○基本相談支援
（障害児等からの通常の相談）

通所サービス

障害児相談支援事業者
※事業者指定は、市町村長が行う。

○障害児相談支援（個別給付）
- 障害児支援利用支援
- 継続障害児支援利用支援

※障害児の 入所サービス については、児童相談所が専門的な判断を行うため、障害児支援利用計画の作成対象外。

地域移行支援・地域定着支援

指定一般相談支援事業者(地域移行・定着担当)
※事業者指定は、都道府県知事が行う。

○地域相談支援（個別給付）
- 地域移行支援（地域生活の準備のための外出への同行支援・入居支援等）
- 地域定着支援（24時間の相談支援体制等）

○基本相談支援
（障害者等からの通常の相談）

市町村が行う相談支援事業

※地域生活支援事業実施要綱による.

- 障害者・児からの一般的な相談（福祉サービス利用援助、社会資源活用、ピアカウンセリング、権利擁護　等）
- 基幹相談支援センター等の機能強化
- 住宅入居等の支援

基幹相談支援センター
地域における相談支援の中核を担う機関として、福祉事業者、医療機関、民生委員等との連携に努め、困難事例への対応や助言、普及啓発活動等を行い、協議会とも連携し、ネットワーク構築に取り組んでいる。障害者総合支援法77条の2に規定されている。

出典）「障害者総合支援法とは…（改訂第2版）」東京都社会福祉協議会，2015，p.18，一部抜粋.

　「基本相談支援」、「計画相談支援」、「地域相談支援」の説明および相談支援専門員の職務については、**第5章7節**を参照されたい。

［3］相談支援専門員の資格取得要件

　相談支援専門員の資格取得要件は、2012（平成24）年の厚生労働省告示第226号「指定地域相談支援の提供に当たる者として厚生労働大臣が定めるもの」および同年厚生労働省告示第227号「指定計画相談支援の提供に当たる者として厚生労働大臣が定めるもの」に規定されている。一定の実務経験を有していることと都道府県知事が行う5日間で31.5時間の「相談支援従事者初任者研修」の受講を要件としている。また、「**相談支援従事者初任者研修**」の受講後、18時間の「**相談支援従事者現任研修**」を5年に1回以上受講することが義務づけられている。

B. サービス管理責任者

[1] 法的根拠

　サービス管理責任者は、「障害者の日常生活及び社会生活を総合的に支援するための法律に基づく指定障害福祉サービスの事業等の人員、設備及び運営に関する基準」（平成18年9月29日厚生労働省令第171号）に基づき、前掲の**表11-1-2**の通り、「療養介護」「生活介護」「自立訓練」「就労移行支援」「就労継続支援A型」「就労継続支援B型」「共同生活援助」の事業に対してサービス管理責任者が必置とされている。

[2] 職務

　サービス管理責任者は、利用者または障害児の保護者の日常生活全般の状況および希望等を踏まえ、**図11-2-2**で示されているように「**個別支援計画**」の作成と「モニタリング」「個別支援計画の変更」を行う。「個別支援計画」は、相談支援専門員の作成する「サービス等利用計画」や関連す

個別支援計画
サービス提供事業者が個別の障害者ごとに作成するケアプランのこと。

不服審査請求
市町村の行った介護給付費等（図11-2-2における障害支援区分の認定、支給決定等）にかかる処分に不服がある場合、都道府県知事あてに審査請求をすることができる。審査請求期間は処分決定後、3ヵ月以内。

図11-2-2　相談からサービス利用までの手続き

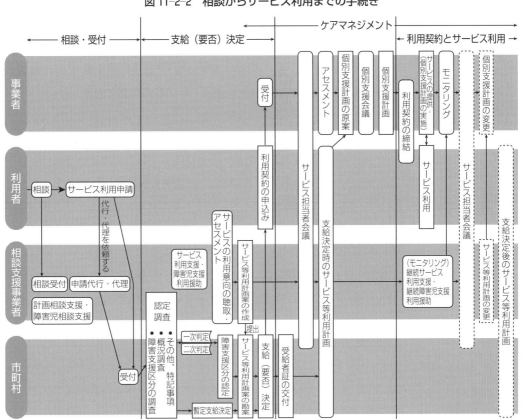

出典）「障害者総合支援法とは…（改訂第2版）」東京都社会福祉協議会，2015，pp.14-15. 一部抜粋.

る他機関とも連携を図りながら作成する。また、サービス提供後の**モニタ
リング**やサービス担当者会議を経て、変更もしていく。

　作成した「個別支援計画」は、利用者およびその同居家族に説明すると
ともに、交付しなければならない。また、サービス管理責任者は、所属事
業所のケアの質を高めるために、職員への**スーパービジョン**も行う。

図11-2-3　サービス管理責任者の要件

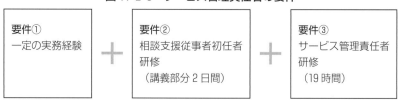

出典）筆者作成.

C. サービス提供責任者

［1］法的根拠

　サービス提供責任者は、「障害者の日常生活及び社会生活を総合的に支
援するための法律に基づく指定障害福祉サービスの事業等の人員、設備及
び運営に関する基準」（平成18年9月29日厚生労働省令第171号）に基
づき、前掲の**表11-1-2**の通り、「**居宅介護**」「**重度訪問介護**」「**同行援護**」
「**行動援護**」「**重度障害者等包括支援**」の訪問系事業で必置とされている。

［2］職務

　サービス提供責任者は、先述した訪問系事業以外の福祉事業に必置とさ
れるサービス管理責任者と同様に、「**個別支援計画**」の作成と「**モニタリ
ング**」「**個別支援計画の変更**」を行う。「**モニタリング**」および「**個別支
援計画の変更**」においても、非訪問系事業におけるサービス管理責任者と同
様の業務を行う。

　また、サービス提供責任者は関係機関との調整や、ケアの質を高めるた
めに、職員に対してスーパービジョンや助言指導も行う。

［3］サービス提供責任者の資格要件

　「居宅介護」「行動援護」「重度訪問介護」「同行援護」「重度障害者等包
括支援」事業におけるサービス提供責任者の要件は、介護福祉士、実務者
研修修了者、居宅介護職員初任者研修修了者等が定められている。さらに、
「行動援護」は、行動援護従業者養成研修等修了者で、知的障害者または

精神障害者の直接支援に5年以上従事した経験があること、「同行援護」では同行援護従事者養成研修の修了が要件となっている。

3. 障害者福祉における国家資格とその社会的役割

　1953（昭和28）年に「日本医療ソーシャルワーク協会」、1960（昭和35）年に「日本ソーシャルワーカー協会」、1964（昭和39）年に「日本精神医学ソーシャルワーカー協会」が結成された。これらに共通する設立の意図は、ソーシャルワーカーとしての専門性を高め、「専門職」としての社会的承認を得ることを目標としたことである。

　本節では、障害者福祉における中心的な国家資格である社会福祉士の資格制度化の背景、資格取得の要件、社会的役割と社会的使命について触れる。

A. 資格制度化の背景

　昭和30年代から始まった高度経済成長の結果、労働者の都市への集中と農村の過疎の問題が顕在化していった。都市、農村にかかわらず核家族化は進行し、それまで地縁や血縁を中心に対応していた生活問題に対して、近隣や家族だけでは対応することが困難になっていった。

　このような社会的背景から、厚生省（現在の厚生労働省）は、1970（昭和45）年「社会福祉施設緊急整備5か年計画」の中で、保育所、老人福祉施設、重度身体障害児者施設を重点整備施設として挙げた。以降、社会福祉施設・従事者数は増大していくことになる。社会福祉需要の増加と社会福祉従事者数の急増を背景に、1971（昭和46）年には「社会福祉専門職員の充実強化方策としての『社会福祉士法』制定試案」が公表された。

　その後、福祉専門職としての資格制度化に向けた議論は、関係職能団体、日本社会事業学校連盟、全国社会福祉協議会等も議論に巻き込みながら、1987（昭和62）年に「社会福祉士及び介護福祉士法」は成立した。厚生省は法案の提出理由を、以下4点で説明している。①「高齢化と福祉ニードへの専門的な対応」、②「国際化と福祉専門家の養成」、③「福祉関係者の人材の確保と資質の向上」、④「シルバー・サービスの動向と資格制度の必要性」である。

2007（平成19）年に、「社会福祉士及び介護福祉士法」は改正された。法施行後20年の間に、2000（平成12）年の「介護保険」制度導入や社会福祉基礎構造改革、2003（平成15）年の「**支援費制度**」の実施および2006（平成18）年の「**障害者自立支援法**」の施行など、介護や社会福祉を取り巻く状況は大きく変化した。それに伴い社会福祉士もサービス利用支援、成年後見、権利擁護等の新たな業務を担うようになってきた。そこで、法改正では、社会福祉士の「定義規定」「義務規定」「資格取得方法」「社会福祉士の任用・活用の促進」について、変更が加えられた。

「社会福祉士」は、法律上の名称であり、福祉現場により職名は異なる。たとえば、福祉事務所ではケースワーカー、障害者施設では生活支援員、社会福祉協議会ではコミュニティソーシャルワーカー、医療機関では医療ソーシャルワーカー（MSW）などと呼ばれている。ただし、所属機関における職務や職名は異なっていても、社会福祉学を学問的基盤としたソーシャルワーカーという同一の職種である。

B. 資格取得の要件

2021（令和3）年4月以降の入学者に適用される新カリキュラムによる社会福祉士国家試験受験資格の取得には、①720時間に及ぶ19の指定科目を履修し単位を取得すること、②480時間の実習・演習（240時間で2ヵ所のソーシャルワーク実習、90時間の実習指導、150時間の演習）を修了し単位を取得すること（1年以上の実務経験者は実習免除）、③社会福祉士国家試験に合格し登録すること、以上の3つすべてをクリアしなければならない。これらの資格取得のプロセスは、精神保健福祉士や看護師、作業療法士、理学療法士といった他の対人援助の国家資格も同様である。

また、社会福祉士国家試験合格率は例年30％弱であり、精神保健福祉士や看護師等、上記の国家資格のなかで最も取得が難しい国家資格である。こうした難関をくぐり抜けて取得する資格であるにもかかわらず、障害福祉現場における現行制度には、社会福祉士の必置規定はない。

前掲の**表11-1-2**に、サービス管理責任者、サービス提供責任者といった障害者自立支援法施行後に創設された職員の資格が記されている。2節のB．C．で前述したように、これらの資格は、極めて短期間の研修を受講することのみで取得可能となる。短期間であるがゆえに、研修内容も制度運用の手続き等、実務を中心としたものとなっている。さらに、生活支援員、職業指導員等の学問的基盤や実習経験を問わない職名を次々と創設させた。行き過ぎた規制緩和である。財政出動を抑制しつつサービスの総量

を増やすために、つまり福祉事業の補助金削減のために、社会福祉士資格の規制緩和を図る安易な職名の制度化ともいえる。

しかしながら、サービス管理責任者や相談支援専門員、生活支援員等の職に就いている人びとの中で少なくない職員が、社会福祉士資格を有している。また、現任者のなかで、就職後のキャリアアップとして社会福祉士資格取得を目指す職員も少なくない。そうであればこそ、社会福祉士の配置を必置とし、**常勤換算方式**を廃止し、安定した事業運営ができるように制度を再設計していく必要がある。

C. 社会的使命と社会的役割

パールマンが提唱したケースワークの構成要素「**6つのP**」うちの1つ"professional person"（「専門職」と訳されている）のprofessionalの動詞"profess"には「公言する」という意味がある。ソーシャルワーカー（＝社会福祉士）に求められているのは、個別の問題解決を図るという援助者役割だけではない。実践の中で見えてくる制度政策の問題から目を背けることなく、問題点を社会へ公言し、社会改良を促していく社会的使命がある。なぜならば、制度は必然的に限界を伴うものであり、実践現場は、その矛盾が鮮明に表れる場であるからである。

社会福祉実践や社会福祉学の知は、それまで是としていたことを非とし、当事者をエンパワメントし、制度をそして社会を発展させてきた。たとえば、重度の障害者は入所施設で、精神障害者は精神科病院で処遇することが当たり前であった時代は、それほど古い話ではない。ノーマライゼーションやソーシャルインクルージョンという理念に照らして、隔離収容処遇でよいのか、という社会福祉学の知と実践上の「問い」を結実させる中で、社会福祉制度は発展してきたといえる。

制度と実践の関係から考えると、制度は実践を規定する。他方、実践はソーシャルワークの価値から制度を検証し、制度改正を迫る、といった関係にある。現状は、いつも歴史の通過点にしか過ぎないことをソーシャルワーカーは肝に銘じなければならない。

このように問題点を社会に「公言する」という社会的使命を果たすためには、「おかしい！」という感覚を研ぎ澄ませておく必要がある。最も重要な視点は、援助者自身が「自分が障害当事者であったら、どう感じるか」という視点の移動である。

本来ニーズというのは、主観的なものだ。であるにも関わらず、なぜ当事者は障害支援区分認定の過程に参画できないのか。なぜ現場は、非正規

常勤換算方式
利用者の人数に対して配置すべき従業者数を常勤職員の勤務時間に即して決める方式。非正規職員率増加要因の1つであり、2011（平成23）年8月の「障害者総合福祉法の骨格に関する総合福祉部会の提言（通称：骨格提言）」においても、廃止が謳われている。

パールマン
Perlman, Helen Harris
1905～2004

6つのP
problem（問題）
place（場所）
person（人）
process（過程）
provision（制度）
professional person（専門職）

職員の比率が高くなっているのか。生きていくのに必要不可欠な身体介護や家事支援に、なぜ利用料を支払わなければならないのか。これまで社会福祉実践は、サービスにつなぐことや、支援計画を作成することだけではなかった。よりよい実践をしていくための運動の中にこそ、社会福祉実践の本質がある。運動なくして福祉の前進はあり得ないのである。

窪田暁子は、「why を知らずに How to を知っている人間をつくったのでは、真の意味で実践的な力を身に着けたことにはならない」[4]と社会福祉専門教育における重要な視点を指摘している。

本書を通して社会福祉士資格取得を目指す学生には、実践現場での学びを講義系科目での学びと往復させ、制度矛盾が最も表出する福祉現場で「何がどうおかしいのか」を言語化できるようになって欲しいと願っている。

実践家や社会福祉研究者は、近年の障害者自立支援法違憲訴訟等のマクロ政策にどのようにコミットメントしているのか。障害当事者の人権を擁護し、社会正義を実現していく方法論は歴史の中にある。国家資格認定制度の現状について、高島進は「プラクティカルな知識に偏重して、社会福祉の理論・歴史といった科学性を担保する学習が軽視される傾向が見られる」[5]と指摘しているように、歴史や思想を抜きにした実践も学問もあり得ないのである。

注）
(1) 厚生労働省「障害者自立支援法に基づく指定障害福祉サービスの事業等の人員、設備及び運営に関する基準について」平成18年12月6日付障発第1206001号，p.57.
(2) 二宮厚美「新自由主義的福祉改革と福祉労働」『賃金と社会保障』1277・78，2000，pp.60-77.
(3) 東京都社会福祉協議会『質と量の好循環をめざした福祉人材の確保・育成・定着に関する調査』2017.
(4) 窪田暁子「社会福祉の専門性とその向上の条件」『社会福祉研究』41，鉄道弘済会，1987，p.70.
(5) 高島進「『福祉国家』と社会福祉サービス―スウェーデンと日本の比較」『日本福祉大学社会福祉論集』109，日本福祉大学，2003，pp.31-32.

4. 多職種連携とネットワーク

A. 多職種の連携・協働

[1] 連携・協働

　近年、多様化が進む生活支援において障害児・者に対し福祉サービスを提供する場合には、多職種による連携・協働は不可欠である。たとえば、当事者の生活の全体像が見えない場合や、複数のサービスを利用し生活している場合、または保健・医療・福祉・教育・司法などの専門的なアセスメントを必要とする場合などが挙げられる。一方で支援者にとっても多職種との連携・協働は、新しい気づきや役割の発見につながる。

　連携・協働について法律では、社会福祉士及び介護福祉士法47条1項に、「社会福祉士は、…（略）…地域に即した総意と工夫を行いつつ、福祉サービス関係者等との連携を保たなければならない」とある。また障害者の日常生活及び社会生活を総合的に支援するための法律（障害者総合支援法）42条1項・51条の22第1項に、「…市町村、公共職業安定所その他の職業リハビリテーションの措置を実施する機関、教育機関その他の関係機関との緊密な連携…」が謳われている。

　これらは、支援者同士の連携・協働だけでなく、地域におけるさまざまな資源、多機関の事業所や支援者との連携・協働が障害児・者へのサービス提供に求められていることを示している。たとえば、保健・医療・福祉・教育・司法などの専門職間のフォーマルな連携や、ボランティア・近隣・友人・仲間・家族間のインフォーマルな連携などである。

　そもそも連携（cooperation）とは、多職種が連結（linkage）し、相互促進的な協力関係にある状態をあらわす。多職種でサービス提供を行う場合、連携しさらに協働する必要がある。協働（collaboration）することにより、クライエントの多様なニーズの実現や支援者―被支援者という**支配的支援関係**を回避できる。支援者にとっても、専門領域が明確になることにより役割と責任を相互に確認でき、かつ1つの事業所への過負荷を軽減することにより支援者の**バーンアウト**を予防でき、情報の共有化により新しい役割や思考の発見につながる。

バーンアウト
burnout
身体的・感情的・精神的疲弊。たとえば意欲的に仕事をしていた人が、急に「燃え尽きたように」意欲を著しく失っている状態をいう。

243

[2] チームアプローチ（横の連携）

　それぞれの事業所で行われる個別支援や個別支援会議などをミクロレベルと捉えた場合、たとえば学校内会議等は教諭、**養護教諭**、スクールカウンセラーなどで構成される。また保健・医療・福祉・教育・司法などの関係機関で構成されるサービス担当者会議等の多職種連携はメゾレベルでの支援となり、たとえば**スクールソーシャルワーカー**・相談支援専門員・訪問看護師・保護司などの多職種でチームが構成される。

　このメゾレベルでの多職種の連携・協働は、いわば後述するネットワーキングの縦の連携に対して、横の連携としてのチームアプローチとなる。チームアプローチでの最大の留意点は、関係機関同士またはチームメンバー間における信頼関係であり、対等な関係を維持する姿勢・態度である。そのためにもチームメンバーには、高いコミュニケーション力や自らの高い専門性を身につけること、さらには対等な関係を保ちながらチームをコーディネートする力やチーム力を高める力が要求される。これらを達成するためには、チームアプローチにおける、共通の目標や一定の決まりごとが求められる。

　多職種連携におけるチームアプローチの支援実践では、関係機関相互の文化や支援観の違いがある。しかしその違いを認め合い、その上で、当事者中心の支援に向けたアプローチの必要性を理解しなければならない。そのためには、それぞれの機関や専門職の得意とする分野を出し合いながら最善の支援をし、その一方で、1つの機関や支援者で課題を抱え込まないことや、支援に過不足がないかを相互に確認しあえる体制づくりが重要である。実際には、支援目標の共通理解を得るための会議やチーム支援における当事者の満足度やチームアプローチの評価をするための会議の実施、地域資源の活用方法の検討や危機介入や緊急時のチーム内での支援体制などの**リスクマネジメント**の検討などが行われる。

　チームアプローチは、当事者である障害児・者を中心に支援を行うことを意識しなければならない。では多職種間において何を優先して支援方針を決めるのであろうか。**エンゲル**の**バイオサイコソーシャルモデル**は、クライエントの置かれている困難な状況や環境を、バイオ（生理的・身体的機能状態）・サイコ（精神的・心理的状態）・ソーシャル（社会環境状態）の3つの側面から把握する考え方である。チームアプローチの中心にいる当事者の状態が、たとえば生死をさまよう状況であれば医療的ケアが中心となり、また精神的に不安定な場合には精神医療ケアや薬物投与が行われる。チームアプローチにおける社会福祉士は、当事者のバイオとサイコの状態を把握しながらソーシャルの専門家としてその役割を果たさなくては

ならない。多職種間において連携・協働するには、社会福祉士にもバイオとサイコの知識が要求される。

このようにチームアプローチにおける支援の方向性は、チームの中心にいる当事者のバイオとサイコの安定がある程度優先されるものの、最終的には当事者本人の意思決定でなされるべきである。この意思決定支援における共通言語と共通認識として ICF の活用が考えられる。

B. 国際生活機能分類（ICF）の活用

[1] 共通言語

保健・医療・福祉・教育・司法など多職種チームにおいては共通言語や共通認識をもつことにより、メンバー間の効率的な意思疎通が可能となる。2001 年に世界保健機関（WHO）総会において採択された**国際生活機能分類（ICF）**は、健康領域と健康関連領域からなり、これらの領域は身体・個人・社会の観点から、身体の機能と構造・活動と参加の 2 つの基本リストで記述され、これらすべての構成要素と相互作用する環境因子と個人因子がリストアップされている。

障害と生活機能の理解とその説明のために**医学モデル**や**社会モデル**の概念がこれまでに提案されてきた。医学モデルでは、障害は病気や健康状態から生じる個人の問題として捉えられる。そのために医師やコメディカルによる医療を必要とし、医療中心の支援が進められる。政治的なレベルでは医療政策の修正または改革となる。一方、社会モデルでは、障害は社会環境との関係の中で生じる社会の問題として捉えられる。そのため社会全体の責任としての社会的行動が求められる。政治レベルでは人権問題とされる。ICF はこれらの 2 つのモデルの統合に基づいており、人の健康状態を医学モデルだけで、または社会モデルだけで捉えるのではなく、双方の観点としてバイオサイコソーシャル（BPS）アプローチがとられ、その統合を達成しようとしている。

留意点としては、ICF は障害者だけを対象としているという誤解が広く知られているが、実際にはすべての人を対象としている。人に関する健康状態や健康関連状態は、ICF を使って記述することができる。言い換えれば、ICF は普遍的な応用が可能である。さらに、ICF は人を分類の単位にしておらず、人を分類するのではなく、健康や健康関連の領域の中で、それぞれの人の状況を記述するものである。

ICF の目的の 1 つに、「医療従事者、研究者、政策立案者、障害者を含む一般市民など、異なる利用者間のコミュニケーションを改善するために、

世界保健機関
WHO: World Health Organization

国際生活機能分類
ICF: International Classification of Functioning, Disability and Health

「医学モデル」「社会モデル」
障害者権利条約の総括所見では、社会モデルは人権モデルとの表現に変更されている。人権モデルについては、Theresia Degener "A human rights model of disability" 2014 または日本障害者協議会（JD）のウェブサイトに仮訳が掲載されている。

コメディカル
co-medical
医師や歯科医師以外の医療関係者の中で、医師の指示の下で医療業務を行う人、たとえば、看護師・薬剤師・理学療法士・作業療法士・保健師などを指す。コメディカルは和製英語であり、英語圏での同職種はパラメディカル（paramedical）と呼ばれる。

健康と健康関連の状態を記述するための共通言語を確立すること」とある。これは、ICF は多職種間において共通言語となりうる可能性があることを示している。

[2] 状況の共通理解

たとえば医療分野においては、**ICF コアセット**が開発されている。ICF コアセットの目的の 1 つは、特定の健康問題（health condition）、対象者、医療状況（healthcare context）に対して最も相応しい ICF 項目を紹介し、ICF 分類を日常使用において実用化することにある。**リハビリテーション**分野では、「リハビリテーション（総合）実施計画書」における目標設定プロセスを構造化するために ICF が活用されている。特別支援教育分野では、18 歳までを対象に **ICF-CY**（ICF-Children and Youth Version、ICF 児童版）が活用されている。これは 2007 年に WHO から公表された ICF の派生分類であり、ICF と同じ基本設計のもと、ICF の既存の分類項目と合わせて 1600 余の項目を有するが、先天性障害に対する適用の困難があり、懐疑的部分が大きいとの指摘もある。

なお、戦後すぐの第一次ベビーブームで出生した団塊の世代が後期高齢者になる 2025 年には、後期高齢者人口は 2,200 万人に達すると予測されている。いわゆる 2025 年問題では高齢障害者の増加も懸念され、多職種間のさらなる共通理解が求められる。

このように ICF の活用は各分野において今後も拡大していくことが予想されるものの、社会福祉士にとって未だ身近なものになっているとは言い難いであろう。まずは自分自身の健康状態を取り巻く環境を、ICF を使い分類することから始めてもよいのかもしれない。**図 11-4-1** は、人の健康状態を構成する構成要素間の相互作用を視覚化した図である。ICF では、

リハビリテーション
rehabilitation
re（再び）＋habilis（適した）からなる合成語であり、全人間的復権を目指す。

図 11-4-1　人の健康状態を構成する構成要素間の相互作用

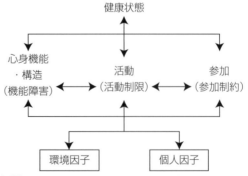

出典）World Health Organization, 2001, p.18.
を参考に筆者作成.

活動とは個人によるタスクや行動の実行であり、参加とは生活状況への関与である。活動制限とは、個人が活動を実行する上での困難のことであり、参加の制約とは、生活状況への参加において個人が経験するかもしれない問題である。

C. ネットワーキング（縦の連携）

[1] 縦のネットワーキング（ミクロ・メゾからマクロへの展開）

　ネットワーキングという名称は、**リップナック**と**スタンプス**の著書『Networking』（1982）に由来する。1980年代以降に登場した「網の目状」に発展する**草の根型市民運動（活動）**をネットワーキングと呼ぶようになった。

　ネットワークとは「網の目状のつながり」を意味し、縦型の従属的な人間関係ではなく、市民としての対等なつながりをいう。そこでは互いに承認し合い、尊重され、配慮されなくてはならない。またネットワーキングとは、ネットワーク化、ネットワークの構築過程であり、**社会資源**としてのネットワークの機能を適切に発揮できるように有機的に結びつける働きかけを指す。社会福祉領域でのネットワーキングとして、たとえばソーシャル・サポート・ネットワークの構築が挙げられる。

　ソーシャル・サポート・ネットワークとは、ソーシャル・サポート（社会生活上の支援）とソーシャル・ネットワーク（社会的ネットワーク／関係）の2つの概念からなる。ソーシャル・サポートは、家族や隣人等によって自然発生的に成立したサポートシステム、**ボランティアグループ**や**セルフヘルプグループ**などの意図的に成立させたサポートシステム、専門機関等の社会制度化されているサポートシステムに分類できる。ソーシャル・ネットワークとは、個人・集団を中心として社会生活を営む上での社会関係の網の目状のつながりである。すなわちソーシャル・サポート・ネットワークとは、当事者を中心としたインフォーマル・サポートとフォーマル・サポートが相互作用として有機的に結びつく網の目状のつながりをいう。

　多職種の連携・協働を横の連携とすると、ネットワーキングは**ミクロ・メゾ・マクロ**を相互的に連結しその機能を有機的に結びつける働きを指す。ここに社会福祉士としての役割がある。ミクロレベルにおいて個別におこなわれていた支援が、クライエントの多様なニーズに応えるためにメゾレベルでの多職種による連携・協働に引き継がれ、これを地域の問題としてマクロレベルにおいて、たとえばソーシャル・サポート・ネットワークが構築される過程がミクロ・メゾからマクロへの縦の連携であるネットワー

リップナック
Lipnack, Jessica
1947～

スタンプス
Stamps, Jeffrey
1944～

社会資源
利用者のニーズを充足するために用いられる有形無形の資源であり、施設、整備、制度、人材、資金、技術、知識等の総称である。

セルフヘルプグループ
自助グループ、当事者組織などともいわれ、同じ状況にある人たちが相互に支援し合うために組織化され運営しているグループである。たとえば、アルコール依存症者のアルコホーリクス・アノニマス（AA: Alcoholics Anonymous）がある。

ミクロ・メゾ・マクロ
日本ソーシャルワーク学校教育連盟の「相談援助演習ガイドライン」（2015）によれば、ミクロレベルは個人・家族が直面する困難状況が対象となり、メゾレベルではグループ・組織・地域住民が対象に、マクロレベルでは社会全般の変革や向上が指向されており、これら3レベルは実際には重複している。

キングである。この時の進むべき方向性は、大きくはボトムアップ型が推奨される。問題を抱える当事者の意思が反映されにくいトップダウン型ではなく、当事者の意思をミクロ・メゾからマクロへ展開することが重要である（**図11-4-2**）。

図11-4-2　ミクロ・メゾ・マクロ

当事者の意思をミクロ・メゾからマクロへの展開

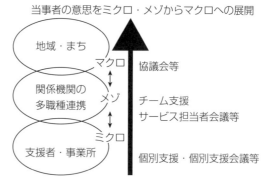

出典）鈴木ら，2019, p.17 を参考に筆者作成.

［2］社会福祉士の役割

　地域を基盤としたソーシャルワークにおけるネットワーキングは、異なる専門職やボランティア、地域住民等と、共通のテーマのもとに互いに承認し合いながら能動的なつながりをもつことが重要である。そのために社会福祉士は、地域住民等と信頼関係を築き、多職種と連携・協働し、地域の**アセスメント**を行う役割をもつ。また当事者やその家族等・地域住民等が自らの強みに気づけるように**エンパワメント**し、それを発揮できる活動の場や機会を発見し創出する役割をももつ。さらには、ネットワーキングを通して各関係機関間や地域住民等との**連絡調整**の役割を果たすことが求められている。これらの役割を遂行するためにも社会福祉士は、地域全体の社会資源に精通し、当事者の視点での社会資源の改善・開発、フォーマル・サポートやインフォーマル・サポートを組織化するための働きかけ、地域の福祉力の推進等に努めなければならない。

　これらネットワーキングにおける社会福祉士の役割は、当事者を中心とした支援のために果たされなければならない。そのためには意思決定支援が重要となり、当事者の「ねがい」や「おもい」は何かということを常に考え続けなければならない。**機能障害**により自らの意思を表出することに困難を抱える当事者に対して、どのように意思決定支援をすればよいのかは、多職種間の連携・協働、ネットワーキングにおいては最重要事項になるであろう。

機能障害
impairment
心身機能・身体構造の障害であり、社会的障壁（social barriers）は活動・参加が制限されることに起因する障害である。

D. 今後の課題

　新自由主義に基づく政策の中で、65歳以上の障害者の障害者総合支援法から介護保険法への統合が進められようとしている。現場においてはこの統合をスムーズに進ませるために、介護保険のスタッフと障害者施設のスタッフの連携・協働の必要性が今以上に顕在化してくるであろう。しかし、この連携・協働は当事者の「ねがい」や「おもい」に寄り添った、当事者中心の支援になりうるのであろうか。そもそも両者の支援観における「自立」に対する考え方は異なっている。介護保険法での主な「自立」とは、介護予防の強化と要介護状態の維持・改善を図るためのリハビリテーションにおける自立である。一方、障害者総合支援法では、自ら望む生活を自己決定して生きることが「自立」であり、生活主体者として生きる行為が「自立」生活である。すなわち、機能障害のためにできないことがあっても、多くの人に「依存」しながらの生活が肯定されているのである。このような両者の相違を埋めるためにも、社会福祉士はICFを共通言語としながらその共通認識を深めなければならない。

　一方、いわゆる2025年問題において、疾病をもつ高齢の親の介護問題があるが、たとえばその介護者に障害のある子どもがいた場合、親の介護と子どもの介護が重複する期間が発生する。仮にこれを「80・50・20問題」と呼ぶ。この80・50・20問題の解決には、多職種による連携・協働、ネットワーキングによる支援は必須であろう。しかし先にみたように高齢者支援と障害者支援では、支援観の違いから連携・協働することは困難である場合もある。そうした中でも社会福祉士は、現場においては当事者中心の支援を行いながら、この支援観の違いを乗り越えなければならない。さらに、支援観の壁が制度の不具合に表われた場合は、これをソーシャルアクションとして変革し新たな制度の開発が必要であることを社会に働きかけなければならないのではないだろうか。

引用参考文献

● 鈴木智敦・東美奈子「本人を中心とした支援におけるケアマネジメント及びコミュニティソーシャルワークの理論と方法（2）―多職種連携とチームアプローチ―」相談支援従事者指導者養成研修会，2019.
● Lipnack, Jessica, Networking, the first report and directory, Doubleday Books, 1982.（正村公宏・社会開発統計研究所監訳『ネットワーキング―ヨコ型情報社会への潮流』プレジデント社，1984）.
● World Health Organization, ICF International Classification of Functioning, Disability and Health, 2001, pp. 3-26.

新自由主義
neoliberalism
政府による規制を緩和し、民間へ積極的に介入せず、市場原理主義を重視する経済思想をいう。

依存
私たちは多くの物やひとに依存して生活している。この状態を「自立」していると表現するならば、「自立」は依存の対義語とはならないのではないか。できることを増やして「自立」するのではなく、自らができなくても多くの依存先をつくりその環境下にある状態こそが、「自立」している状態といえないだろうか。

ソーシャルアクション
ソーシャルワークの機能の1つであり、その目的は、ニーズの充足、法律・制度・サービスの改善・拡充・創設、社会参加の促進、政策決定過程への参加などがあり、その手段としては、世論喚起、立法・行政・司法への働きかけ、組織的な活動などが挙げられる。

コラム 労働組合の役割　なかまがいるって嬉しいね！

　全国福祉保育労働組合は、民間の、障害や介護等の社会福祉施設、保育所で働く職員の**労働組合**です。皆、福祉保育労働が好きで、生き生きと働き続けられる職場づくりを目指しています。私たちがいつも笑顔で仕事ができていれば、利用者の皆さんは不安なく落ち着いて過ごすことができます。利用者の皆さんの「こう生きたい」というねがいや生活の質の向上は、ゆとりある職員配置や、長く働き続け専門性を積み重ねていく職員の存在によって支えることができます。

　それには、働く者が安心して生き生きと働き続けられる労働条件や職場環境が不可欠です。福祉保育職場は、国や自治体の制度・政策によって運営されるので、働き続けられる賃金・労働条件を目指そうと思えば、職場の中だけでは限界があります。国・自治体へ政策要求の声を届ける必要があり、そのためには福祉政策を取り巻くお金の使い方や制度、そしてその根本にある政治的課題も理解しなければなりません。

　しかし、就職したての頃は目の前の利用者さんとの関わり（日々の実践）だけで手一杯で、なかなか制度や根本の問題まで目の向くゆとりはありません。5年ほど経験を積んだ若手職員が、「現場実践を積み、最近周りに目が向くようになった」と一様に言います。

　ここで力になるのが「なかま」と「学習」です。先輩、後輩が集まる労働組合で、「もっと良い仕事がしたい」という思いをベースに、職場で感じた自信喪失や疑問を出し合って話し合います。毎年自分たちで中身を検討して開催する「労働組合講座」の企画作りの中で、若手の実践の悩みを取り上げて討議していったら、その根本には制度政策の問題が見えてきて、私たちになにができるかといった内容で学習するに至ったこともありました。

　若者・中堅・ベテラン、それぞれの今の自分にあった理解で学びが得られ、自らの福祉保育労働者としての専門性への確信が進み成長がありました。人は、自分が必要とされ、自分にも必要ななかまとともに学習し成長を実感することで、「明日からも頑張ろう」という気持ちが湧いてきます。労働組合は、それを支える大切な「場」として存在しています。

（全国福祉保育労働組合　藤原佳子）

第12章 障害者ソーシャルワークの臨床事例

　本章では、ソーシャルワークの臨床事例（複数の実際例の経験を組み合わせた創作事例）の支援のプロセスを具体的に取り上げ実践的な理解を深め学習する。

　本章の事例は、相談支援専門員の立ち位置からのソーシャルワークの臨床事例である。本人のねがい・思いを中心として、ミクロレベルおよびメゾレベルの部分の支援導入期の相談支援のコーディネートのプロセス、支援関係者のチーム連携・地域ネットワークに焦点を当てて事例を記述している。

　日本国憲法、障害者権利条約の基本的人権を土台にして、障害者福祉の理念であるノーマライゼーション、ソーシャル・インクルージョン、リハビリテーション、発達保障、自立生活、リカバリー、エンパワメント、アドボカシー、障害のある人もない人もともに生きる共生社会、等々これまで学んできた理念や理論を具現化する視点から臨床事例を読み解いてほしい。

　事例の中で、障害のある人の自己決定とその支援・意思決定支援、障害のある人および家族の置かれている状況、相談支援のプロセス、地域の社会資源との連携やチーム支援等のソーシャルワークの実践のいくつかを具体的に知りイメージをつかむ。各章で学んだ障害福祉の実践的な理解を積み上げていく際の材料とする。

1

事例 1　母親が施設入所後、長年暮らしている自宅での一人暮らしを選んだ知的障害のある人の地域生活の事例

2

事例 2　脳性まひの障害の重度化が進む中で、福祉機器・ヘルパーの介助を段階的に導入し、その後 65 歳を迎えた事例

3

事例 3　30 年間、精神科病院に入院していた。長期入院により、生活の多くを忘れていた。地域移行支援で退院した事例

4

事例 4　てんかん発作があったが、医療機関や支援につながらなかった。支援が始まり就労につながった事例

事例 1

> ## 母親が施設入所後、
> ## 長年暮らしている自宅での一人暮らしを選んだ
> ## 知的障害のある人の地域生活の事例

氏名：山田太郎さん（仮名）

年齢：56歳

職業：中学（障害児学級）卒業後一般就労。小さな塗装会社

障害：知的障害（療育手帳B）、自閉症

経済［月額］：給料9万円、障害基礎年金2級6.6万円、

              心身障害者扶養共済年金2万円

              持ち家・貯金あり

相談経路：隣の県に住む妹さん→役所障害福祉課と障害者相談支援センター

図12-1-1　ジェノグラムと関係図

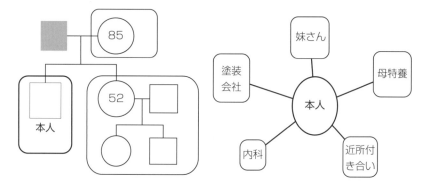

〈初回相談内容〉

　妹さん（52歳）「1年程前から病院の入退院を繰り返していた母（85歳）が、今月家の近くの特別養護老人ホームに入所することになりました。実家でこれまで母と一緒に住んでいた兄の太郎が1人になってしまいます」「このまま障害のある兄が今の家で1人で生活するのは難しいです。できない事はたくさんあり、私の手助けだけでは限界があります。どうしたらいいでしょうか。兄を施設に入れることはできるのでしょうか？」

〈支援開始時の太郎さんの生活の様子〉

（1）太郎さんは、お父さんの知り合いだった小さな塗装会社に長年勤め

ています。長年皆勤でほとんど休まず仕事に行っていましたが、お母さんが入退院する半年前頃から、仕事で失敗が目立ち、人間関係のストレスがたまっているのか休む日が時々あるようです。

(2) 太郎さんはお母さんが入退院していたころから、家では洗濯は自分でやり、食事は、スーパーで弁当を買ってきて何とかしていました。ゴミ出しは不十分な部分もありますが自分でやっています。1、2週間に1回、隣の県に住む妹さんが家に来て、母の病院での世話、太郎さんのお金の管理、部屋の掃除、買い物、書類の整理などをしていました。

(3) 高血圧の薬を飲んでおり月に1回、内科に通院しています。お母さんが元気な時は太郎さんに付き添って一緒に行っていました。今は薬を自分でもらいに行っています。

(4) お父さん、お母さん、太郎さんは昔からの近所付き合いがありました。お父さんはお祭りや行事で活躍していたそうです。

〈支援の経過の中での太郎さんのねがい・思い・悩み〉

「家から歩いて施設のお母さんのお見舞いに行きたい。お母さんが家にいないのでさびしいです」「塗装の仕事が得意なので定年まで頑張って働きたい」「洗濯はできる。料理や部屋の掃除・片付けを覚えたい。自分の家で暮らしたい」「施設に入るのは遠くだから嫌だ（見学した後）」「病院に行くとき先生の話が難しい。誰か一緒に行ってほしい」「コンサートも行きたい。いつどこであるか知らない。予約が難しい。お母さんといつも一緒に行っていた」「相談にのってほしい」

〈支援の経過〉

(1) 自宅にて太郎さんと妹さんと複数回面談をする。太郎さんの思いを大切に傾聴する。妹さんの思いを傾聴する。状況のアセスメントを行う。地域生活のための福祉サービス等の選択肢やその情報を提供する。支援の計画を立てるため太郎さんの思い、ねがいに寄り添い進めていくことを話し合った。

(2) 障害支援区分認定調査の実施

(3) 支援の計画立案（サービス等利用計画案）と支援の実施

①生活状況、思いの聞き取りとこれからの生活環境を考える。

②一人暮らしのために、家事援助のヘルパーさんに手伝ってもらい教えてもらうことを検討し実施してみる。

③グループホームの見学。夕食作り、他の利用者さんと食事をする。また、

体験宿泊利用の検討をする。

④一般就労をしている知的障害のある人のセルフヘルプグループへの参加（地域活動支援センター）。

⑤余暇支援で移動支援の利用を検討する。買い物や、コンサートなど。

⑥就労の状況のアセスメントを行う。定着支援（障害者就業・生活支援センター）の検討、つながりづくり。ジョブコーチの会社訪問による本人支援とともに会社へのアドバイス、調整等就労定着のためのコーディネート。

⑦金銭管理支援（**日常生活自立支援事業**の活用）。成年後見制度の検討を進める。太郎さん、妹さんと相談員が権利擁護センターの成年後見制度の無料相談で財産や金銭管理のこと、安心してお金を使えるための方法を一緒に考える。弁護士に相談し、成年後見の申し立ての準備を進める。

⑧通院同行支援（移動支援の利用、必要に応じて相談員同行）

⑨妹さんによる手助けの内容の整理

（4）自宅や区役所にて個別支援会議を適時複数回行う。支援課題に応じて支援者に呼びかける（太郎さん、妹さん、ヘルパー事業所、障害者就業・生活支援センター相談員、権利擁護センター相談員、役所障害福祉課相談員、民生委員、地域の指定相談支援事業所相談支援専門員）。障害者相談支援センター相談支援専門員が本人中心の支援会議をコーディネートする。支援が試行的に進む中で、次の見通しを検討する節目では主だった支援関係者がすべて集まり行った。

（5）支援関係者と妹さんの支援の中で、太郎さんから「自分の家で暮らしたい」との思いが出された。自分でお母さんに会いに行きたい

日常生活自立支援事業
社会福祉法に規定されている福祉サービス利用援助事業。福祉サービス利用のための援助の他、通帳の管理やお金の使い方、支払い、書類の書き方など、社会福祉協議会の生活支援員が在宅等に訪問し支援を行う。

図12-1-2　**支援開始後から一人暮らしの支援のプロセスの地域生活支援関係図**

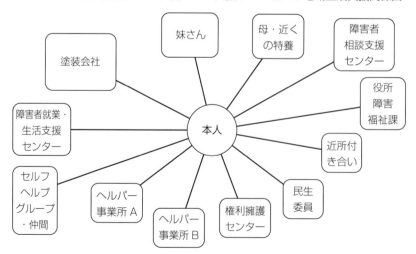

254

（自宅近くに特別養護老人ホームがある）、家事も一緒に手伝ってもらいながら自分でできるところは覚えていきたいとの思いを話され、会議の場で皆さんと一緒に考えあった。妹さんは太郎さんの思いを大事にしたい気持ちがあっても先のことが不安であった。しかし、具体的な支援関係者による支援の取組みを経るなかで、少しずつ妹さんも見通しを持てつつある。支援の全体の見通しの中で、妹さんの手助けや役割が整理され見通しを持ち進めていくことが話される。

● 事例を通して考えてみよう

(1) 本人の自己決定を支える支援・意思決定支援について考えてみよう。本人のねがい、思いを支援のプロセスを通して想像してみよう。

(2) 支援プロセスの中での妹さんの思いを想像してみよう。本人の思いと家族（妹さん）の思いを支援関係者はどのように捉え進めようとしていたのか整理してみよう。

(3) 障害のある人の一人暮らしを支える、生活支援、就労支援、成年後見制度、社会参加、障害福祉サービス等の地域の社会資源にはどのようなものがあり、どのような役割があるのか、調べてみよう。

(4) 本人が参加し中心となった個別支援会議においての意思決定支援は、本人にとってどのように捉えられ映っているかを想像してみよう。

　　それは、支援関係者のチーム連携を進める中でどのような影響を与えているのか想像してみよう。

　　チーム連携・協働の役割、それらをコーディネートする相談員の役割を考えてみよう。

(5) 障害のある人と同居する親の高齢化が進んでいる。この事例は家族と暮らしてきた住み慣れた自分の家での一人暮らしを実現する方向での支援であったが、障害者基本法3条2項に「全て障害者は、可能な限り、どこで誰と生活するかについての選択の機会が確保され、地域社会において他の人々と共生することを妨げられないこと」とある。地域で暮らす生活の場所について、現在の社会の中でどのような課題があるのか考えてみよう。

事例2

脳性まひの障害の重度化が進む中で、
福祉機器・ヘルパーの介助を段階的に導入し、
その後65歳を迎えた事例

氏名：鈴木ひろしさん（仮名）
年齢：60歳
職業：自営業（印刷業）
障害：脳性まひ、身体障害者手帳1種1級、全身性の障害、言語障害
住まい：妻（63歳）と二人暮らし。一軒家（持家）
経済［月額］：障害基礎年金1級8.3万円、自営業の収入、住民税非課税
相談経路：本人より役所の障害福祉課に相談があり、その後指定特定相談支援事
　　　　　業所への相談につながった。

図12-2-1　ジェノグラムと関係図

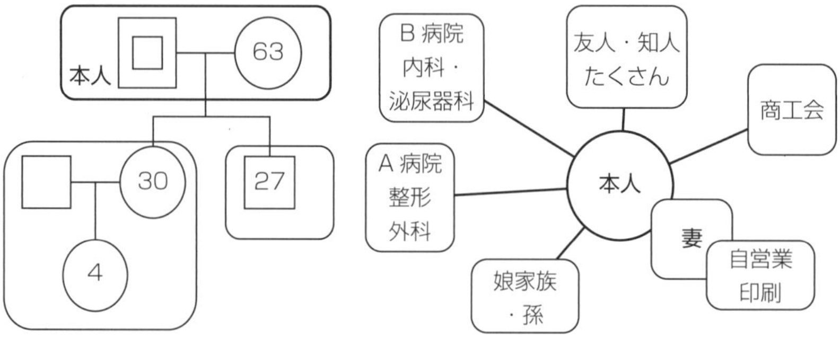

〈初回相談内容〉

　本人（ひろしさん）「私は脳性まひで身体障害1級で60歳になります。ここ数年の間に、障害が重くなってきて、体の痛みやしびれやだるさが強くなって動けなくなってきています。妻が私の介護をしていますけどとても大変です。今まで障害福祉サービスは使わないできましたが、今回ヘルパーさんに手伝ってもらうことを考えています。役所に相談所のことを聞きました。相談にのっていただけますか」

〈支援開始時の心身機能、生活環境、介護の状況〉

（1）自力での立位と移動が困難。食事は一部介助。移乗、移動、排せつ、

入浴、寝返り等は全介助。日常生活全般に介護が必要である。本人は中肉中背。妻による介護は限界状況である。

(2) 機能障害は、四肢の麻痺と体の変形、緊張、筋肉の拘縮、可動域の制限、痛み・しびれが強くある状態。年々障害が重くなってきており、特にここ半年の間に機能低下が顕著である。

(3) 家では椅子に座った生活で、トイレやお風呂場、仕事場への移動は、コロのついた椅子に介助で移乗し、介助で移動していた。身体介護のヘルパー利用と同時に、環境改善や福祉機器の導入が必要であった。

〈生活歴〉

　小中高は施設で生活していた。青年期前期は実家の家族とともに生活をしていた。その後一人暮らしをし、印刷関係の仕事をしていた。20代半ばで、妻と結婚し子ども2人を育てた。若いころは、歩行もできて自転車にも乗れた。結婚後、自宅で印刷業を妻と細々と営んでいる。若い頃から障害者運動・社会活動に参加し、障害者団体の役員として長年活動してきた。商工会や地域のつながりも長年大事にしてきた。友達との関係を大切にしていて、みんなに慕われている。

〈導入期の支援経過〉

(1) 初回面談は、障害者相談支援センター相談員と指定特定相談支援事業所の相談員で家庭に訪問し行う。認定調査を行う。サービス等利用計画案を聞き取り作成し、その後、自宅で個別支援会議を開催した。ひろしさんと妻と居宅支援事業所（ヘルパー）に参加してもらい、少しずつ試しながら進めることを確認した。

(2) まず朝の起床の身体介護1時間・週1回の利用からスタートした。

(3) 1ヵ月が経つと、ひろしさんは「週1回1時間のヘルパーさんが、すごく良かった」と体験され、さらに要望が出てきて、居宅支援事業所に複数加わってもらい、毎朝ヘルパーを導入することとなった。

(4) さらに毎日夕方の入浴介助が大変であることが話され、入浴介助のためのヘルパー導入と、安全に入浴介助をできるようにするためにリフトを設置導入した（A病院の理学療法士にアドバイスをもらう）。

(5) A病院（整形外科）に2ヵ月に1回通院している。相談員が同行し、医師と理学療法士に障害の状況や介助の仕方、リハビリの必要性等のアドバイスをもらう。

(6) 支援開始から4ヵ月後には、訪問リハビリ（医療保険）、訪問看護（医療保険）、訪問マッサージ（医療保険）を導入した。身体機能の

低下や痛み、しびれ、だるさ等があるため、体調管理、機能訓練を行うために導入した。ひろしさんは「少し楽になった」と話された。

(7) モニタリングのため、個別支援会議を月に1回行いながら上記の支援を進めていった。ひろしさん、妻、医療・福祉支援関係者が一堂に会して話し合う中で、ひろしさんの思い、妻の思い、生活状況、支援の内容・状況を確認し合いながら支援を段階的に進めた。

(8) 現在、外出は妻やボランティアとしているが、今後は移動支援の福祉サービスの利用を予定している。

〈導入期の個別支援会議でのひろしさんのねがい・思い・悩み〉

　毎日、ヘルパーさんが家に来てくれる。良かった。はじめは、他人が家に入ることが疲れたし、その時間に合わせて生活をしなければならないのでストレスがたまった。しかし妻が楽になったし……自分の体も少し楽になっている。安心している。

　体が以前のようには動かないので仕事はもうあまりできず、妻とぼちぼちやっている。障害者団体の会報づくり、印刷など、障害者運動や社会活動を今まで通りやっていきたい。それから、プール（体を動かすことで楽になり、リフレッシュできる）に行ったり、図書館にも行きたい。たまに演劇や歌舞伎なんかも観に行きたい。自分の趣味や好きなことをやりたい。友人とお酒を飲みに行きたい。子どもや孫にも会いたい。

〈その後65歳を迎え、介護保険制度の導入が提起されて〉

(1) 導入期から5年経ち、その頃には障害の重度化・介護度がさらに進行し、ホームヘルプ（障害福祉サービスの「重度訪問」）を1日6時間利用するようになった。あわせて重度訪問の移動介護を利用して社会参加（外出）している。

(2) 65歳間近になると役所から通知があった。役所の介護保険の窓口に行くと、介護保険に移行するので、今利用している障害福祉サービスを見直してくださいと言われた。この時、介護保険では居宅介護は1日3時間までが利用限度だった。それ以上利用する場合は全額自己負担になると説明を受けた。また、介護保険では利用料が1割負担になります、と説明を受けた。ひろしさんは、今まで通りに必要なサービスを受けられないことに困惑し、自分はただ65歳になっただけなのに……と大きな不安を感じた。

(3) そのころ全国でも同様の「65歳問題」（障害福祉サービスの打ち切り等）が起こり、いくつもの裁判が提起されていた。ひろしさんも

長年続けてきた障害者団体の活動の中で、障害当事者・家族・支援
関係者で、役所の障害福祉課と懇談を行った。

(4) また、ひろしさんは、地域の障害者自立支援協議会に身体障害当事
者の代表で委員をしていたので、この問題を自分の問題だけでなく
みんなの地域の課題として、協議会で地域の障害当事者・家族・行
政・民間事業者・医療・教育・民生委員等と協議し、地域の課題の
1つとして「提言書」を作成し市役所に提出した。

(5) ひろしさんは、その後、支給量を減らすことなく、今まで通りのサー
ビスを利用できることになった（介護保険に障害福祉サービスを
上乗せして利用、障害福祉サービス固有のサービスの利用）。

自立支援協議会
障害者総合支援法89条
の3で「協議会」の設置
が規定されたが、多くの
自治体では、自立支援協
議会のまま名称変更され
ていない。

図12-2-2　支援導入後の地域生活支援関係図

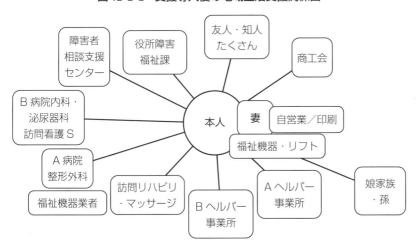

● **事例を通して考えてみよう**

(1) 導入期の本人の自己決定を支える支援（意思決定支援）について考
えてみよう。ひろしさんの状態・状況の変化の中で、そのねがい・
思いを想像してみよう。支援のプロセスの中で支援関係者が大事に
していることを考えてみよう。

(2) ひろしさんの思いとともに、妻の思いを想像してみよう。

(3) 相談員は、多職種の専門家の見立てやアドバイスをどのように共有
し、どのような連携の工夫をしているか考えてみよう。

(4) 「65歳問題」について調べてみよう。障害者総合支援法と他法の適
応関係を調べてみよう。

(5) 地域の障害者自立支援協議会について調べてみよう。協議会の目的、
構成員、役割、活動内容について調べてみよう。

65歳問題
➡ p.167
第5章コラム参照。

協議会
➡ p.228
第10章4節参照。

事例3

30年間、精神科病院に入院していた。
長期入院により、生活の多くを忘れていた。
地域移行支援で退院した事例

氏名：杉山恵子さん（仮名）
年齢：54歳
障害：知的障害（療育手帳B）、カルテ記載の病名（統合失調症・躁うつ症）
経済：障害基礎年金2級（6.6万円）、工賃（4千円〜5千円）
生活の場：知的障害者入所施設、日中は地域の作業所
相談経路：母親から障害福祉課へ相談。障害福祉課から支援の依頼

図 12-3-1　ジェノグラムと関係図

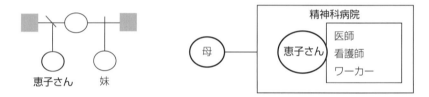

〈初回相談内容〉

　地域移行支援の依頼があり、精神科病院の医療ソーシャルワーカーと面談。ワーカーより知的障害による長期の入院で社会的入院と伝えられた。

　恵子さんに会い「退院をしていきましょう」と伝えた。恵子さんから入院の年月日やその経過等、詳しく話があった。しかし、30年の入院を「私の入院は、1年〜2年かな」と入院期間がわからなくなっていた。「希望と言っても言葉が出ません」と話された。「地域移行支援は、恵子さんを守り退院ができる制度です」。エコマップを書き「恵子さんは、お母さんと病院しかありませんが、味方をしてくれる人をつくりましょう」と伝えた。恵子さんからは「私は、守られるんですね、味方をつくってね、退院したいです」と話された。支援を開始した。その後、面談を重ね、恵子さんと一緒にアセスメントを作り、退院への目標を考えた。

〈恵子さんの生活歴および入院に至る経過〉

　小学校の時から恵子さんは、学校の授業がわからず、いじめにあった。中学校の時に、知的障害があるかもとされたが支援は行われていない。商業高校に進学するが、授業がわからず、いじめや暴力を受けた。学校に行きたくないと家のトイレに閉じこもるが、母親は学校に連れて行った。家出が始まった。母親が、どんなに家を出ないように工夫をしても恵子さんは家出をした。高校3年の時、発達検査が行われ軽度知的障害者と判定され手帳を取得している。卒業後、働くが3日で辞め、障害者通所施設に行くがそれも短期間で辞めていた。家出は繰り返されていた。母親は相談することができず困り果てていたが知り合いの医師に相談したのち、20歳の時に精神科病院に入院した。

〈30年間の入院生活では、どのように過ごしていたのか〉

　30年間の入院はどのように過ごしていたのか？恵子さんからは「入院当初は外出もできていたけれどできなくなり、20年前からは病院から外出できず、10年前からは、病棟から出ていない」と話された。

　10年前に肩を骨折しその後は車いすとなる。向精神薬の服薬で、便秘となり、多量の便秘薬を服薬し、おむつ使用となり、トイレに行くこともなく、臥床で過ごしていた。恵子さんは肩や腰が痛い時があり、看護師に訴えるが何度も訴えるため面会室に入っている。「面会室に入って鍵がガチャンですよ‼」「私は、ずっと寝ていて何にもしていません」と話をしてくれた。人との関係は病院のスタッフで社会との関係はなくなっていた。

　医師の診断書では、恵子さんは語彙が少なく、あまり話すことができないとされたが、地域移行支援の経過の中で、恵子さんのコミュケーション力は高く、時間を追って生活をよく覚えていることがわかってきた。

〈支援の経過〉

（1）カンファレンスを開催

　アセスメントとカルテで会議は進められた。医師からは、精神的な症状はなく、知的障害における不満や不安がある。服薬は人間関係の調整のためであった。人間関係とは病院スタッフであった。看護師からは、「子どものような人が地域で暮らせるわけがない。大きな声を出す。おむつをしている子ですよ」と伝えられた。相談員は恵子さんと作ったアセスメントと地域移行支援を伝えた。そして退院をすることを進めることになり、恵子さんはいつでも外出ができるようになった。

261

(2) 外出をする

　恵子さんから「お母さんと一緒に行ったスーパーでコーヒーやケーキを食べ、お菓子を買いたい」と希望が出されたので、スーパーに行くことにした。「アイスコーヒーで氷なしね」と注文し、ケーキをフォークで切り分ける恵子さん。お菓子も値段を見たり、カロリーを見たりして選んでいた。洋服などを見て「退院したら、服を買うの」と話をしてくれた。

(3) グループホーム、作業所の見学

　恵子さんとグループホームや昼間の活動の場を一緒に見学した。作業所では「私も仕事をしてみたい。やれそう」と話された。グループホームでは部屋に空きがない、車いす、おむつでの生活が難しい、30年の精神科病院入院に躊躇するところもあった。グループホームを探すことは難しかった。

(4) 入所施設を探す

　「朝起きて、トイレに行き、服に着替えて、食事をし、昼間活動をし、友達とおしゃべりをし、お風呂に入り、好きなことをし、夜寝る。当たり前の生活を取り戻す」とし、入所施設を探すことになった。いくつかの施設を見学し生活体験を行った。「私の行くところ、必ず探してよ」と伝えてくる。障害者入所施設のショートステイで生活することになった。

(5) 施設見学で出された恵子さんの思い

　恵子さんは、施設の人たちに「入院は長いので早く退院したいです」と話をしていた。社会と関係ができ、さまざまなことを知り、こんな言葉が出てきた。「何もかも忘れてしまった。何もできなくなってしまった」。30年間の入院は長く、生活そのものをなくし、忘れてしまったことを、恵子さん自身で気がついたと思われた。

〈ショートステイにおける 10 ヵ月の生活〉

　(1) 施設での生活が始まり、その生活は大きく変わった。トイレでの排泄となり、おむつはなくなった。昼間は、隣接している生活介護事業所に通うことになった。

　(2) ショートステイのため、外出や通院は相談員と一緒に行った。

①通院は、病院からの紹介はなく相談員が探した病院に依頼をした。向精神薬、下剤の減薬が始まり、恵子さんの言葉は明瞭になり、表情は豊かになり、意思もはっきり出すことができてきた。

②社会参加が必要と、障害者相談基幹センターが月1回行っている食事作りに参加した。「私も料理ができる、嬉しい」と恵子さんは話していた。

〈施設への入所の話し合い〉

　施設入所への会議を行った。恵子さんからは「自分の家で暮らしたい。1人では難しいから誰かと一緒に暮らす」と希望が出された。相談員から「大切にしたい恵子さんの思いです。介助が必要なので地域で生活するためにここで生活していきませんか」と提案し、恵子さんは施設での生活を決めた。「私のことを話すときは、私が参加します」と私たちに伝えている。

　「仕事は楽しい」「貯金もできている。こんな生活が来るなんて思わなかった」と話してくれた。

〈新たな生活に向けての準備〉

　精神科病院を退院し施設での生活になり2年半が過ぎ、恵子さんからは「施設を出て、地域で暮らしたい」との思いが出されてくる。新たな生活の検討が始まっている。

図12-3-2　精神科病院から退院への支援による社会とのつながりの関係図

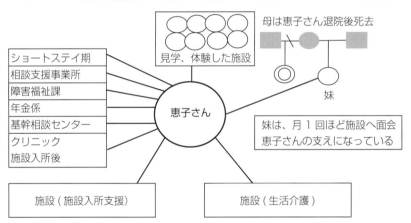

● 事例を通して考えてみよう

(1) 「私は、守られるんですね、味方をつくってね」「希望と言っても言葉が出ません」「何もかも忘れてしまった。何もできなくなってしまった」と話をしてくれた。恵子さんの思いを考えてみよう。

(2) 恵子さんは、30年間精神科病院に入院していた。社会的入院である。この問題を考えてみよう。

(3) 退院後、恵子さんの生活は大きく変わった。多職種連携で進められた。生活、減薬、外出、活動への参加、友達等さまざまなことが考えられる。恵子さんの今の生活を考えてみよう。

(4) 「私のことを話すときは、私が参加します」と恵子さんは話す。意思決定支援について考えてみよう。

事例4

**てんかん発作があったが、
医療機関や支援につながらなかった。
支援が始まり就労につながった事例**

氏名：加藤一夫さん（仮名）
年齢：50歳
職業：一般企業（障害者雇用）、清掃業務
障害：てんかん（精神障害者保健福祉手帳2級）
経済：給料約9万円、生活保護受給
生活：アパートで一人暮らし。食事作り等生活能力は高い
相談経路：野宿生活者へのサポートセンター（以後サポートセンターという）か
　　　　　ら障害者相談支援事業所の相談支援専門員に支援依頼

図12-4-1　ジェノグラムと関係図

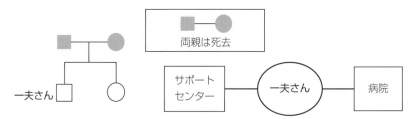

〈初回相談内容〉

　サポートセンターの支援員から「寒さで凍えているところを発見され、病院に緊急搬送されて、現在は1人で生活している一夫さんの支援を依頼したい」と相談があった。一夫さん宅に訪問し、障害者相談支援事業所の説明を行い、一夫さんの思いと希望する生活を実現するために一緒に考えていきたいと伝え、支援が始まる。

〈一夫さんの生活〉

　一夫さんは、中学を卒業後、就労したが、働いている時に、意識がなくなることがあった。一度通院したが「体調が悪い」とされただけであった。

　20歳過ぎから、両親と離れ各地の工事現場などで仕事に就いている。時々、意識がなくなったが、通院はしなかった。周囲からは「普段はよく働くのに、怠けている」とされ、職場に居づらくなり転職を繰り返していた。

46歳の時、新しい職場の寮で生活をしたが、賃金が約束より少なく寮を飛び出した。12月である。住む場所もなく倉庫の隅で暮らしていたが、食べるものやお金が底をつき、寒さで凍えて倒れていたところを発見され、病院に緊急搬送され、「てんかん」の診断を受けた。退院後は、生活保護を受給し、アパートでの生活となった。サポートセンターが支援をしていたが、支援は1年間のため、引き続き支援が必要となるため障害者相談支援事業所につながった。

〈一夫さんの思い〉

一夫さんからは、これまでの生活と、頑張った生活、困難であった生活、楽しかった生活、家族との関係、これから希望する生活などを聞き取り、一夫さんと一緒にアセスメントを作成した。一夫さんから「これまでの生活の話ができてよかった」「これまで働いてきたけど、今、生活保護を受けたり、病院に通ったりして働いていない。働きたいけど、てんかんがあるので無理なのかな」ということであった。

〈支援の経過〉

(1) 支援会議を開催。一夫さんは手帳を所持しておらず、障害福祉サービスの利用もなかったが、関係機関が支援をしていくことを共通の思いにして集まった。参加したのは、一夫さん、病院の医師・ワーカー、サポートセンター、生活保護係、保健センター、障害者基幹相談センター、相談支援事業所である。一夫さんから希望する生活、医師から医療情報、相談支援事業所からアセスメント、サポートセンターから支援経過の報告がされ、一夫さんの支援を行っていくことが確認された。

(2) 支援会議での方針

①一夫さんの生活への思いを大切にする支援を進めていく。

②一夫さんのてんかん発作について、よく知り支援につなげる。

③社会参加の場と活動する場を一夫さんと探し、就労につなげる。

④手帳取得や福祉制度につなげていく。

⑤関係機関で連絡しあい、情報を共有し、協働していく。

〈デイケアセンターに通い、その後、就労移行支援へ〉

(1) 精神科デイケアセンター（ナイトケアセンター）に通う。

(2) 医療機関については、センターを運営しているクリニックに転院をした。その後、精神障害者保健福祉手帳2級を取得した。

(3) デイケアセンターを運営している精神科クリニックでは、就労移行支援事業、就労定着の支援も行われており、一夫さんは**就労移行支援**へとつながっていった。

〈就労・就労定着支援へ―「今の仕事は天職です」〉

　就労移行支援により、一般企業に障害者雇用枠で就労。仕事は清掃業務で1日の勤務時間は6時間である。一夫さんの仕事の丁寧さと、確実さは、企業から評価されている。障害者雇用をしている企業の集会で、表彰を受けた。一夫さんも「今の仕事は天職です」と支援者に伝えている。

〈一夫さんのてんかん発作とこれまでの生活の大変さ〉

　一夫さんは1年に数回、意識がなくなり、日をまたいで知らないところに行き、そして気がつくといった「てんかん発作」があることがわかってきた。

　8月のある日、何日も連絡が取れず、職場にも連絡がなかった。普段の一夫さんであるなら、考えることができないことであった。倒れているかもしれないとベランダから部屋に入ると部屋の押し入れに一夫さんがいた。「知らないところにいました」「これまでも、このようなことがありました」と話があり、支援者は、改めて、一夫さんのてんかん発作について知り、これまでの生活の大変さを理解することとなった。生活保護係と保健センターも心配し連絡しあった。そして就労が続けられるようにと就労定着支援を行うことになった。

〈安定就業に向かう〉

(1) 医療、訪問看護、デイケアセンターの利用、就労定着支援、心理的サポート、生活支援を進めた。「発作があっても、治療し、みんなで支援をするから安心しましょう」と支援者は一夫さんに話をしている。一夫さんは「仕事ができてよかった。てんかん発作は心配だけど、みんながいて安心。恋人もほしいなー」と話している。

(2) 一夫さんが働いている職場では、一夫さんへの支援があり、一夫さんの職場での位置と役割があり、丁寧な仕事に対して、「働き続けてほしい」と話している。

(3) 「外出したりしたいけど、一緒に行く人がいない」と一夫さんから話が出され、プラネタリウムなどに一夫さんと相談員は一緒に出かけている。

(4) 「携帯が買えない、預金通帳の記載をどうしよう」と相談員に話があ

った。1人で行くことが不安である一夫さんである。「そういうこと
は誰にでもあるので一緒に携帯を買いに行きましょう。銀行にも行
きましょう」と伝え、困ったことを解決してきた。それが生活の安
心となった。

(5) 一夫さんは、中学を卒業後、転職を繰り返し、20歳を過ぎてからは、
1人での生活となった。てんかん発作と知らず、医療に結びつくこ
とがなく支援もなかった。相談する場所も方法もわからず、友人も
いなく孤立をしていた。「怠けている」と言われ、つらい思いをして
きた。

図 12-4-2　支援開始から就労した一夫さんの社会とのつながり関係図

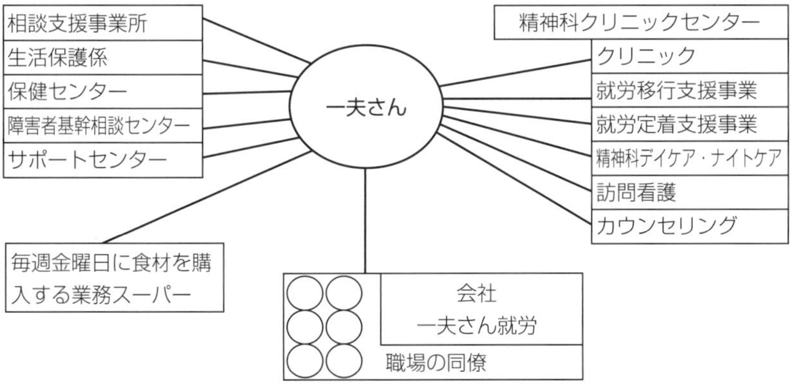

●事例を通して考えてみよう
(1) 長い間、医療機関に結びつかず、支援はなかった。一夫さんは、困
難な生活をし、転職を繰り返してきた。どんな思いで生活をしてき
たのか考えてみよう。
(2) 寒い日、凍えて倒れていた一夫さんは病院に緊急搬送された。お金
もなく食事もとれず「助けて」とも言えなかった。一夫さんがどん
な思いであったのか考えてみよう。
(3) 支援が始まり、多くの機関や人が一夫さんと一緒に、自己決定を大
切にし、多職種連携で生活と就労を考えてきた。多職種連携の大切
さとその中心にいる人は誰か、また、自己決定の大切さを考えてみ
よう。
(4) 「てんかん発作があっても安心して生活しましょう」と一夫さんに伝
えてきた。てんかん発作があっても安心して生活するための支援に
ついて考えてみよう。

年表 1　障害者問題を巡る国際的な動き

年月	内容
1948 年	「世界人権宣言」採択（第 3 回国連総会）
1950 年	「身体障害者の社会リハビリテーション決議」採択（第 11 回国連経済社会理事会）
1955 年	ILO「障害者の職業リハビリテーションに関する勧告」（99 号勧告）採択
1959 年	デンマークで、ノーマライゼーションの理念を基調にした「1959 年法」制定
1966 年	「国際人権規約（自由権・社会権）」採択（第 21 回国連総会）
1971 年	「知的障害者の権利宣言」採択（第 26 回国連総会）
1975 年	「障害者の権利宣言」採択（第 30 回国連総会）
1980 年	WHO「国際障害分類（ICIDH）」発表
1981 年	国際障害者年（テーマ「完全参加と平等」）
1982 年	「障害者に関する世界行動計画」
1983 年	「国連障害者の十年」開始年（〜 1992 年） ILO「職業リハビリテーション及び雇用（障害者）に関する条約」（159 号条約）及び「同勧告」（168 号勧告）採択
1989 年	「児童の権利に関する条約」採択（第 44 回国連総会）
1990 年	アメリカ障害者法（ADA 法）公布
1993 年	「アジア太平洋障害者の十年」開始年（〜 2002 年）（国連アジア太平洋経済社会委員会〔ESCAP〕） 「障害者の機会均等化に関する基準規則」採択（第 48 回国連総会）
1996 年	欧州理事会において「障害者のための機会均等に関する決議」を採択
1999 年	「障害者差別撤廃米州条約」採択
2000 年	EC で「雇用均等待遇指令 2000/78/EC」発令
2001 年	WHO「国際生活機能分類（ICF）」採択 メキシコ政府提案により、障害者権利条約案の検討のための委員会設置に関する決議採択（第 56 回国連総会）
2002 年	「アジア太平洋障害者の十年」の延長を決定、「びわこミレニアム・フレームワーク」（2003 〜 2012 年）採択
2003 年	欧州障害者年（2004 〜 2010 年の行動計画採択）
2006 年 12 月 13 日	第 61 回国連総会本会議において障害者権利条約を採択
2007 年 3 月 30 日	障害者権利条約を署名のために開放
2007 年 9 月 28 日	日本が障害者権利条約に署名
2008 年 5 月 3 日	障害者権利条約の効力発生
2012 年	「アジア太平洋障害者の十年」の再延長を決定、「仁川戦略」（2013 〜 2022 年）採択
2013 年 12 月 4 日	日本で障害者権利条約締結の国会承認
2014 年 1 月 20 日	日本が障害者権利条約を批准（2 月 19 日発効）
2016 年 6 月 30 日	日本が障害者権利条約批准国として、政府報告書を国連障害者権利委員会に提出
2017 年 12 月 11 日	北京宣言および仁川戦略の実施を加速するための行動計画
2019 年	日弁連・非営利団体がパラレルレポートを国連障害者権利委員会に提出

年表 2　日本における障害者福祉の動向

年月	内容
1874 年	恤救規則
1900 年	精神病者監護法
1917 年	軍事救護法（→ 1937 年 軍事扶助法）
1929 年	救護法
1946 年	日本国憲法公布（11 条：基本的人権、13 条：幸福追求権、14 条：平等権、25 〜 28 条：社会権などを規定）
1947 年	児童福祉法
1949 年	身体障害者福祉法
1950 年	精神衛生法
1951 年	社会福祉事業法
1960 年	精神薄弱者福祉法（→ 1999 年 知的障害者福祉法へ名称変更） 身体障害者雇用促進法
1966 年	特別児童扶養手当法（← 1964 年 重度精神薄弱児扶養手当法）
1970 年	心身障害者対策基本法
1972 年	難病対策要綱
1976 年	身体障害者雇用促進法改正（法定雇用率の努力義務から義務化、雇用納付金制度の創設）
1980 年	総理府に「国際障害者年推進本部」設置（1981 年「国際障害者年」への準備）
1982 年	「障害者対策に関する長期計画」策定（「国連障害者の十年」〔1983 年〜 1992 年〕に対応）
1986 年	「障害基礎年金」制度創設（国民年金法改正による）
1987 年	障害者雇用促進法（←身体障害者雇用促進法） 精神保健法（←精神衛生法：1983 年宇都宮病院事件を契機とした） 社会福祉士及び介護福祉士法
1990 年	福祉関係 8 法改正（身体障害者福祉法、知的障害者福祉法の改正：障害者〔2 障害〕の在宅サービスの法定化、身体障害者福祉事務の市町村一元化）
1993 年	障害者基本法（←心身障害者対策基本法：障害者範囲に精神障害者が含まれることを明確化）
1994 年	ハートビル法（高齢者、身体障害者等が円滑に利用できる特定建築物の建築の促進に関する法律）
1995 年	精神保健福祉法（「精神保健及び精神障害者福祉に関する法律」）（←精神保健法） 障害者対策推進本部「障害者プラン—ノーマライゼーション 7 か年戦略」策定（初の数値目標を掲げる）
1997 年	精神保健福祉士法「今後の障害保健福祉施策の在り方について」（中間報告） 介護保険法（2000 年施行）
2000 年	社会福祉基礎構造改革 社会福祉法（←社会福祉事業法から改称） 交通バリアフリー法（「高齢者、身体障害者等の公共交通機関を利用した移動の円滑化の促進に関する法律」）
2002 年	身体障害者補助犬法 「障害者基本計画」および「重点施策実施 5 か年計画」
2003 年	「支援費制度」導入（身体障害者、知的障害者、在宅の障害児に利用契約制度を導入）
2004 年	介護保険統合問題 障害者基本法改正 発達障害者支援法 特定障害者に対する特別障害給付金の支給に関する法律
2005 年	障害者自立支援法（2005 年の介護保険制度改革と連動） 障害者雇用促進法改正（精神障害者の雇用対策強化〔実雇用率に算入、義務雇用なし〕など）
2006 年	バリアフリー新法（「高齢者、障害者等の移動等の円滑化の促進に関する法律」）
2008 年	障害者自立支援法違憲訴訟（2010 年「基本合意」により和解）
2010 年	内閣府に「障がい者制度改革推進本部」設置
2011 年	障害者基本法改正（権利条約批准の準備） 障害者虐待防止法（権利条約批准の準備） 「障害者総合福祉法の骨格に関する総合福祉部会の提言—新法の制定を目指して—」（「骨格提言」）策定
2012 年	障害者総合支援法（←障害者自立支援法、権利条約批准の準備） 年金生活者支援給付金の支給に関する法律（2019 年 10 月施行）

2013 年	障害者差別解消法（権利条約批准の準備：2016 年 4 月施行） 障害者雇用促進法改正（権利条約批准の準備：同年 6 月より段階的に施行）
2014 年	障害者差別解消法（権利条約批准の準備：2016 年 4 月施行） 障害者雇用促進法改正（権利条約批准の準備：同年 6 月より段階的に施行）
2016 年	障害者総合支援法・児童福祉法改正（3 年目を目途とした見直し：2018 年 4 月施行） 社会福祉法改正（2017 年 4 月に完全施行） 発達障害者支援法改正（2016 年 8 月施行） 津久井やまゆり園事件
2017 年	障害者総合支援法・児童福祉法・社会福祉法改正（地域包括ケアシステムの強化のための介護保険法等の一部を改正する法律で改正、2018 年 4 月施行）
2018 年	バリアフリー法改正（2018 年 11 月施行） 公的機関における障害者雇用水増し問題
2019 年	障害者雇用促進法改正（「水増し問題」への対応を含む：2020 年 4 月完全施行） 読書バリアフリー法（「視覚障害者等の読書環境の整備の推進に関する法律」：2019 年 6 月施行） 旧優生保護法に基づく優生手術等を受けた者に対する一時金の支給等に関する法律（2019 年 6 月施行） ハンセン病元患者家族に対する補償金の支給等に関する法律（2019 年 11 月施行）
2020 年	社会福祉法改正（地域共生社会実現のための社会福祉法等の一部を改正する法律で改正、2021 年 4 月完全施行） 児童扶養手当法改正（年金制度の機能強化のための国民年金法等の一部改正法で改正：2021 年 3 月 1 日施行）
2021 年	障害者差別解消法改正（公布日から 3 年を超えない範囲で施行） 医療的ケア児支援法（「医療的ケア児及びその家族に対する支援に関する法律」：2021 年施行）

※ 2021 年 3 月からの社会保障審議会障害者部会で、障害者総合支援法の見直しにかかる検討が始まっている。

キーワード集

アスペルガー症候群

〔Asperger syndrome〕

知的発達の遅れを伴わず、かつ、自閉症の特徴のうち言葉の発達の遅れを伴わないもの。広汎性発達障害に分類され症状が低年齢において発現するものについて、発達障害者支援法（2条1項）で発達障害の1つとされている。一方で、アメリカ精神医学会によって出版されている「精神障害の診断と統計マニュアル」（DSM）で2013年に出版された第5版以後では、アスペルガー症候群は削除され、「自閉スペクトラム症／自閉症スペクトラム障害」の項目に統合されている。

医学モデル

障害を疾病や外傷から直接的に生じる個人的な問題と捉え、その結果、専門職による治療もしくは行政による政策に従わざるをえなくなってしまうものと考える見方。　⇨社会モデル、人権モデル

育成医療

身体に障害があり、そのままでは将来に障害が残るとみられる児童で、手術等の治療で確実に効果が期待できる者に医療を給付する制度。従来は児童福祉法に規定されていたが、2006（平成18）年の障害者自立支援法の施行に伴い、自立支援医療費の支給対象となった。原則としては現物給付であるが、困難と認められる場合には費用が支給される。

意思決定支援

障害者の意思を決定するための支援。障害があっても必ず意思や意向があることを大前提としたうえで、本人が意思を決めることそのものを支援したり、共同で意思を決めていくことなどを含む。障害者基本法23条を根拠とし、知的障害者福祉法や児童福祉法でも意思決定支援への配慮が規定されている。

移動支援

障害者等が円滑に外出することができるように移動を支援する事業。障害者総合支援法に規定されており、市町村が地域生活支援事業として行わなければならないサービス。

糸賀一雄

〔1914-1968〕

1940（昭和15）年、滋賀県庁に入庁。1946（昭和21）年、戦後の混乱期の中で教員の池田太郎、施設職員の田村一二の要請を受け、知的障害児等の入所・教育・医療を行う「近江学園」を創設し、園長となる。1963（昭和38）年、重症心身障害児施設「びわこ学園」を創設。著書に『この子らを世の光に』（柏樹社，1965）、『福祉の思想』（日本放送出版協会，1967）がある。

医療型児童発達支援センター

2012（平成24）年の児童福祉法改正により新設された通所施設で、児童発達支援および治療を行う。（福祉型もあるが、治療が行えない。）個別支援計画に基づき、専門的な訓練（言語訓練等）を行う場合には、専門職（言語聴覚士等）の配置を必要とし、基準上「その他、必要な職員」として規定している。　⇨福祉型児童発達支援センター

医療型障害児入所施設

2012（平成24）年の児童福祉法改正により新設された、新体系の入所施設。福祉型もある。旧体系の第1種自閉症児施設、肢体不自由児施設、重症心身

障害児施設からの移行が想定されている。障害ごとの旧人員基準を踏襲し、これまで通り主たる対象の障害を中心に受け入れることができる。児童発達支援管理責任者を配置する。保護、日常生活の指導、独立自活に必要な知識技能の付与および治療を行う。　⇨福祉型障害児入所施設

医療給付制度
〔いりょうきゅうふせいど〕

さまざまな公費負担医療制度の総称。公費負担の給付率が10割となっているもの（所得により一部負担の場合あり）もあり、たとえば、結核予防法の命令入所、精神保健及び精神障害者福祉に関する法律の措置入所、生活保護法の医療扶助などがある。

インクルーシブ教育
〔きょういく〕

障害を理由に一般教育制度から排除されず、個人の必要に応じて合理的配慮が行われること。また、学業面および社会性の発達を最大に発揮する環境において、個別化された支援が提供されること。2006（平成18）年の国連障害者権利条約（24条1項）に記載され、日本の障害者基本法16条では「共に教育を受けられるよう配慮」するとされている。

インテグレーション
〔integration〕

障害をもった人びとを地域社会に受け入れ、障害をもつ者もそうでない者もともに参加・協力し、地域の中で生活できるよう支援していくこと。　⇨ソーシャル・インクルージョン（社会的包摂）

上田 敏
〔うえだ さとし〕
〔1932-〕

日本の医学者（リハビリテーション医学）。1986（昭和61）年〜1987（昭和62）年日本リハビリテーション医学会会長。1997（平成9）年〜1999（平成11）年国際リハビリテーション医学会会長。著書に『リハビリテーションを考える』（青木書店, 1983）がある。

ヴォルフェンスバーガー
〔Wolfensberger, Wolf 1934-2011〕

ドイツ生まれ。1950年、アメリカへ移住。知的障害の分野で、ノーマライゼーション論を展開し、臨床家・研究者・教員・行政官として活躍。

エド・ロバーツ
〔Roberts, Edward V. 1939-1995〕

1972年、カリフォルニア州バークリーで、世界で初めての障害者自立生活センター（CIL）を創設。1983年、世界障害問題研究所設立。自立生活運動のシンボル的な存在。

エンパワメント
〔empowerment〕

問題を抱えるクライエントが有する潜在的な力を引き出すことによって、課題解決を図るように支援すること。

学習障害（LD）
〔がくしゅうしょうがい　エルディー〕
〔learning disabilities〕

医学的な概念と教育上の概念で違いも見られるが、広義には、知能に遅れはなく、感覚器官、運動機能、生育環境に障害がないにもかかわらず、聞く、話す、読む、書く、計算する、推論するなどの能力のうち、特定のものの学習に困難をきたす障害。その原因として脳機能の障害が関連する可能性が示唆されている。

機会の均等化
〔きかい　きんとうか〕

「物理的環境、住宅と交通、社会サービスと保健サービス、教育や労働の機会、スポーツやレクリエーションの施設を含めた全ての人が利用できるようにしていくプロセス」のこと。1982（昭和57）年の国連「障害者に関する世界行動計画」10項に定義されている。

基幹相談支援センター
〔きかんそうだんしえん〕

地域における相談支援の中核的な役割を担う機関で、2012（平成24）年4月1日の改正障害者自立支援法の施行により設置された。市町村および市町村より委託を受けた一般相談支援事業（地域移行・定着支援担当）を行う者、その他厚生労働省令で定める者（特定相談支援事業者サービス等利用計画作成担当）を設置することができる。

協議会

地域における障害者福祉の関係者が連携して支援体制の整備・構築にむけて協議する会議のこと。2012（平成24）年4月の改正障害者自立支援法の施行から自立支援協議会として法定化されたが、障害者総合支援法では地域の実情に応じて名称を変更できるよう、協議会に改められた。

共同生活援助（グループホーム）

障害者総合支援法（5条15項）の訓練等給付の支給対象となる障害福祉サービスの1つ。2014（平成26）年4月から共同生活介護と一元化された。共同生活の援助を主とし、サービスの内容によって、介護サービスの包括型と外部サービス利用型に分けられる。

居宅介護（ホームヘルプ）

障害者総合支援法（5条2項）の介護給付の支給対象となる障害福祉サービスの1つ。入浴、排せつまたは食事の介護等、居宅での生活全般にわたる援助サービスを行う。

呉　秀三

〔1865-1832〕

東京帝国大学医学部教授（精神病学講座）。わが国における精神病学の創立者。『精神病者私宅監置ノ実況及ビ其統計的観察』（1918）の中で述べた「わが国十何万の精神病者はこの病を受けたるの不幸のほかに、この国に生まれたるの不幸を重ぬるものというべし」という言葉は有名。

高次脳機能障害

交通事故等の後天的な事故によって脳に損傷を受け、その後遺症として記憶障害や知的障害等をもつようになること。

高次脳機能障害支援モデル事業

高次脳機能障害者へのサービスを実施し、その提供のあり方に関する知見を集める事業。2001（平成13）年度から実施され、2006（平成18）年10月からは都道府県が行う地域生活支援事業に位置づけられた。

行動援護

障害者総合支援法（5条5項）の障害福祉サービス（介護給付）の1つ。知的・精神障害により行動上著しい困難のあるものを対象に、行動の際に生じる危険回避のための援護および外出時の移動支援を行う。

広汎性発達障害

発達障害者支援法で発達障害の1つとされており、全般的で不均一な発達の遅れを分類したもののこと。現在は、DSM-5（2013年）の影響から、自閉スペクトラム症とほぼ同一視されている。

合理的配慮

社会的障壁を取り除くために、その場や状況に応じて合理的になされる配慮。1990年の障害をもつアメリカ人法（ADA）を端緒とし、能力主義を前提とする社会において、障害者に対する必要な配慮は当然の社会的責務だとする考え方。現在では、障害者差別の禁止に関する具体的な政策で、合理的配慮の不提供も差別とされる。　⇨障害をもつアメリカ人法（ADA）

国際障害者年

「障害者の社会への完全参加と平等」の実現を目指して各国が行動する年。1976年の第31回国連総会で、1981年を国際障害者年とすることが決議された。

国際障害者年行動計画

1979年の国連総会で決議された行動計画。「ある社会がその構成員のいくらかの人々を閉め出すような場合、それは弱くもろい社会」「障害者は、その社会の他の異なったニーズを持つ特別な集団と考えられるべきではなく、その通常の人間的なニーズを満たすのに特別の困難を持つ普通の市民」とされた。

国際障害者年日本推進協議会

1980（昭和55）年4月に国際障害者年（1981年）の成功にむけて、障害当事者（本人、家族）、施設関係者、専門職、研究者等が設立した民間団体。その後、「日本障害者協議会（JD）」へと名称変更し

た。

国際障害分類（ICIDH）

〔International Classification of Impairments, Disabilities, and Handicaps〕

1980年に世界保健機関（WHO）が発表した障害の分類。病気やけがが顕在化したものを「機能障害（インペアメント）」、実際の生活の中での活動の制約を「能力障害（ディスアビリティ）」、そのために社会的役割が果たせなくなることを「社会的不利（ハンディキャップ）」とし、障害を3つのレベルで捉える。

国際生活機能分類（ICF）

〔International Classification of Functioning, Disability and Health〕

国際障害分類（ICIDH）を2001年に改訂したもの。「心身機能・身体構造」「活動」「参加」の否定的な側面を「機能障害（機能・形態障害）」「活動制約」「参加制限」とし、その総称を「障害」という言葉で整理。加齢や妊娠も含めた広い意味の「健康状態」について概念的枠組みを整理。「環境因子」や「個人因子」等の「背景因子」も構成要素に加え、環境と人間が双方向に影響しあうモデル。

国際リハビリテーション協会（リハビリテーション・インターナショナル）

〔RI：Rehabilitation International〕

障害者問題において国際的に活躍する国連のNGO（非政府組織）。1922年に国際肢体不自由児福祉協会として設立、国際障害者リハビリテーション協会を経て、1959年に現在の名称になった。1986年に社会リハビリテーションを「社会生活力を高めることを目的としたプロセス」と定義。

国民健康保険団体連合会

国民健康保険法83条に規定され、国民健康保険事業および介護保険事業の普及、健全な運営および発展を図り、社会保障および国民保険の向上に寄与することを目的とした団体。都道府県の認可によって成立し、現在、すべての都道府県に設立されている。その業務内容については分野によって違いがあり、障害者の制度では、市町村から委託を受けて介護給付費等の支払業務を行うことに特化している一方で、高齢者の介護保険制度では、支払業務に加えて請求内容の審査や相談・指導・助言に関する業務も行っている。

国民年金の免除・猶予制度

低所得などによって、国民年金保険料の納付が困難であることを前提に、保険料の全額、あるいは一部を免除・猶予する制度である。免除制度には、法定免除（一定の障害を持つ、生活保護の受給など）と申請免除（低所得）があり、猶予制度には、学生納付特例（一定所得以下の学生）と若年者納付猶予（一定所得以下の20代の者）がある。

国連障害者の十年

1982年に国連が「障害者に関する世界行動計画」を決議した際に定めた。「障害者差別の完全撤廃」と「障害者福祉・リハビリテーションの完全実施」の実行のための、1983年から1992年の10年間を指す。

個別支援計画

障害福祉サービスを提供する事業者が、利用者ごとに立てる支援計画の総称。サービス管理責任者とサービス提供責任者がその作成の責を担う。

サービス管理責任者

指定障害福祉サービスの提供に係るサービス管理を行う者として、厚生労働大臣が定める者をサービス管理責任者という。サービスの質を確保することを目的として、所定の障害福祉サービスに係る事業所に配置される。指定居宅介護事業所等に配置されるサービス提供責任者とは区別される。

サービス等利用計画

障害者総合支援法における障害福祉サービスと地域相談支援の利用を希望する障害者に対して指定特定相談支援事業者が作成する総合的な計画。ただし、障害児通所支援を希望する障害児の場合、障害児通所支援が児童福祉法に規定されているため、計画相談支援も児童福祉法に規定された障害児相談支援事業として行われ、そこで作成される計画は障害児支援利用計画という。

サラマンカ声明と行動大綱

「全ての者の教育」という標語のもとに、特別ニーズ教育とインクルージョンという新しい考え方を示した声明。「特別なニーズ教育に関する世界大会」（1994 年）で採択。

支援費制度

2003（平成 15）年 4 月、それまで措置制度に基づいて提供されてきた福祉サービスの一部を契約に基づく提供へと移行した制度。障害者の自己決定の尊重や利用者本位のサービス提供に基本が置かれ、特にホームヘルプサービスやガイドヘルプサービスといった訪問系サービスの利用者が急増。財政的な裏づけの不十分さや精神障害者が対象とされていない等の課題によって制度維持が困難となり、2006（平成 18）年 4 月からは障害者自立支援法が施行された。

四肢および体幹機能障害

脊髄損傷や頸椎損傷の後遺症等による体幹（頸部、胸部、腹部および腰部）の機能障害のこと。体位の保持等に困難を生じる。体幹のみならず四肢にも何らかの障害が及んでいる場合が多い。

施設入所支援

障害者総合支援法による自立支援給付のうちの介護給付の 1 つ。施設に入所する障害者に、夜間などにおける入浴や排せつ、および食事の介護などを提供する。

市町村地域生活支援事業

地域生活支援事業における市町村の事業（都道府県のものもある）。相談支援事業、コミュニケーション支援事業、日常生活用具給付等事業、移動支援事業、地域活動支援センター機能強化事業が必須事業。

指定一般相談支援事業者／指定特定相談支援事業者

指定一般相談支援事業者は、申請によって都道府県知事や指定都市・中核市長より指定を受け、地域移行支援と地域定着支援による地域相談支援と基本相談支援を行う。指定特定相談支援事業者は、申請によって市町村長より指定を受け、サービス利用計画作成、サービス事業者などとの連絡調整などの計画相談支援と基本相談支援を行う。

指定障害福祉サービス事業者

指定障害福祉サービス事業を行おうとする者であり、障害者総合支援法の規定に基づき、行おうとするサービスの種別と事業所ごとに各都道府県知事の指定を受ける必要がある。指定は、「障害者自立支援法に基づく指定障害福祉サービスの事業等の人員、設備及び運営に関する基準」に基づいて行われ、基準を満たさない場合、指定の更新は受けられない。

児童デイサービス

障害者自立支援法に基づき、療育の観点から個別療育、集団療育を行う必要が認められる児童に対して、日常生活における基本的な動作の指導および集団生活への適応訓練等を行う障害福祉サービスの 1 つ。2012（平成 24）年改正同法の施行からは、児童福祉法に基づく児童発達支援と放課後等デイサービスに分割された。

児童発達支援

身近な地域の障害児支援の専門施設（事業）として、通所利用の障害児だけでなく、地域の障害児・その家族や、保育所等の施設に通う障害児など、地域支援に対応する。対象児童は、身体障害・知的障害児または精神に障害のある児童（発達障害児を含む）。手帳の有無は問わず、児童相談所、市町村保健センター、医師などにより療育の必要性が認められた児童も対象とする。

児童発達支援事業

児童発達支援センター以外で児童発達支援を行う事業をいう。児童発達支援センターよりも基準が緩く実施事業所が拡大している。

CBR（地域に根ざしたリハビリテーション）

〔community based rehabilitation〕
地域の資源を活用して障害者のニーズに合わせたリハビリテーション・サービスを提供する方式のこと。1980 年代初期に WHO によって開発され、

1994 年には ILO、UNESCO、WHO によって「CBR は、障害をもつすべての子どもおよび大人のリハビリテーション、機会均等化および社会統合に向けたコミュニティ開発における戦略の1つである」と定義された。

自閉症

〔autism〕

発達障害者支援法に規定されている広汎性発達障害の1つ。基本的特徴は、対人関係を形成維持することへの困難さを中心とする社会性の問題、言語発達の遅れなどのコミュニケーションの問題、こだわり、の3つにまとめられる。ただし、2013（平成25）年以降は、DSM-5 によって社会的コミュニケーションの問題、こだわりの2つに基本的特徴がまとめられた自閉スペクトラム症が一般化しつつある。

自閉症児親の会

1968（昭和 43）年に東京親の会他5つの親の会が全国協議会を結成した組織。1989（平成元）年に全都道府県に支部をもつ社団法人日本自閉症協会となった。現在は自閉症児者に対する援護・育成および社会的な理解を深めるために活動している。

社会生活力

〔SFA: social functioning ability〕

障害者自身が、社会に現存するサービスを活用して自らのニーズを満たし、社会参加を達成する能力。サービスの利用の際に介助者の支援を受けたり、組織的に社会環境へ働きかけたりすることも含まれる。

社会的障壁

障害者が日常生活や社会生活において受ける制限をもたらす原因となる事物、制度、慣行その他一切のもの。障害者基本法（平成 23 年改正）にその規定があり、現在では、障害者への差別をなくすことは、社会的障壁を除去することと捉えられている。

社会福祉基礎構造改革

急速な少子高齢化、核家族化の進展、障害者の自立と社会参加の進展などによる社会福祉へのニーズ拡大、多様化に対応するために 1990 年代後半に行われた社会福祉の共通基盤の見直し。福祉サービスの提供を措置から利用契約制度に変更、民間営利企業の参入、費用負担を応能負担から応益負担へ変更、権利擁護制度を導入するなど、21 世紀の社会福祉の制度を利用者本位の視点で整備していくことを目的として、福祉サービス利用者と提供者の対等な関係を確立し、国民の福祉需要に応え、社会福祉法人や社会福祉事業を充実させ活性化させるための改革と政府は述べている。

社会モデル

障害を個人の問題とする医学モデルに対し、障害を社会によって能力を発揮できなくさせられることと考える見方。　⇨医学モデル、人権モデル

社会リハビリテーション

リハビリテーションの一分野で、障害者が生活者として主体性を発揮し、地域の社会資源を活用することにより社会参加を果たせるよう、社会生活力の習得を援助する過程。

重症心身障害児

児童福祉法で、重度の知的障害と、重度の肢体不自由が重複した児童とされていたが、同法改正（2012〔平成 24〕年）で重症心身障害児施設が新しい体系に移行したため、法律上の定義はなくなった。分娩障害、低出生体重児、脳炎、感染症、ダウン症、事故などの原因による。

重症心身障害児施設

重度の知的障害および重度の肢体不自由が重複している児童を入所させて、これを保護するとともに、治療および日常生活の指導をすることを目的とした児童福祉施設の一種。2012（平成 24）年の児童福祉法改正により、障害児入所支援（医療型障害児入所施設）に移行となった。

重度障害児

特別児童扶養手当法の規定する、重度の障害の状態にあるため、日常生活において常時の介護を必要とする 20 歳未満の障害児のこと。障害児福祉手当の支給を受ける。

重度障害者等包括支援

障害者総合支援法が規定する障害福祉サービス（介護給付）の１つ。重度の障害者が地域生活を送るうえで必要な複数のサービスを柔軟に組み合わせて利用することができるよう、居宅介護等の障害福祉サービスを包括的に提供する。

重度訪問介護

障害者総合支援法が規定する障害福祉サービス（介護給付）の１つ。常時介護を要する重度の肢体不自由者に、居宅における入浴、排せつまたは食事の介護や、移動の介護を総合的に提供する。

就労移行支援事業

障害者総合支援法が規定する障害福祉サービス（訓練等給付）の１つ。一般企業等への就労を希望する65歳未満の障害者に、一定期間、就労に必要な知識および能力の向上のために必要な訓練や職場探し、就労後の職場定着のための支援などを行う。

就労継続支援事業（Ａ型＝雇用型、Ｂ型＝非雇用型）

障害者総合支援法に規定される障害福祉サービス（訓練等給付）の１つ。通常の事業所に雇用されることが困難な障害者に対して、就労の機会を提供するとともに、生産活動その他の活動の機会を提供し通して、その知識および能力の向上のために必要な訓練を行う。Ａ型は雇用契約に基づき、施設内で就労の機会を提供しながら一般就労のための知識や能力の向上をはかり、Ｂ型は雇用契約は結ばないものの施設内で就労の機会や生産活動の提供を行う。利用期限は定められていない。また利用に際しては障害支援区分の判定を受ける必要はない。

手段的日常生活動作（IADL）

〔instrumental activities of daily living〕
電話、洗濯、買い物、交通機関の利用といった、ADLよりも高い生活動作能力を判断する尺度。ADLと併用して利用者の状態をより広く理解することが望ましい。　⇨生活の質（QOL）、日常生活動作（ADL）

手話通訳事業

身体障害者福祉法に規定され、聴覚障害者等につき、手話および要約筆記等の方法により聴覚障害者等とその他の者の意思疎通を仲介するサービスを提供する事業。第二種社会福祉事業に位置づけられる。

障害基礎年金の給付額

障害の程度に応じて１級と２級があり、１級の方が障害が重いために、年金額は２級の1.25倍になる。

障害基礎年金の支給条件

国民年金に加入中に初診日がある病気・けがが原因で障害等級の１級または２級の障害者になったときに支給される国民年金。60歳以上65歳未満で日本に住んでいれば、加入をやめた後の病気・けがによるものでも受けられる。ただし、加入期間のうち1/3以上滞納がないか、初診日のある傷病による障害の場合は直近の１年間に保険料の滞納がないことが条件となる。なお、20歳前に初診日がある場合は、20歳に達した日またはその後に障害認定日が到来するときはその日において障害があれば障害基礎年金が支給される。ただし、この場合、所得に応じて減額や支給停止があり得る。

障害支援区分

障害者総合支援法の介護給付における障害福祉サービスの必要性を明らかにするために、障害者の心身の状態に応じて必要とされる標準的な支援の度合を総合的に示すもの。知的・身体・精神の３障害共通であり、非該当、区分１～６からなる。障害者自立支援法の障害程度区分から改められた区分。

障害児（者）地域療育等支援事業

在宅の重症心身障害児者、知的障害児者、身体障害児者を対象に、身近な地域における療育機能の充実を図り、都道府県域の療育機能との重層的な連携を図る事業。1996（平成8）年度より国庫補助事業として実施され、2003（平成15）年度に一般財源化された。

障害児通所支援

児童福祉法における児童発達支援、医療型児童発達

支援、放課後等デイサービス、保育所等訪問支援を指す。

障害児入所支援

児童福祉法における福祉型障害児入所施設、医療型障害児入所施設を指す。重度・重複障害や被虐待児への対応のほか、自立（地域生活移行）支援の充実を図る。対象児は身体障害・知的障害児または精神に障害のある児童（発達障害児を含む）。手帳の有無は問わず、児童相談所、市町村保健センター、医師などにより療育の必要性が認められた児童も対象とする。引き続き入所支援を受けなければその福祉を損なうおそれがあると認められるときは、満20歳まで利用することができる。

障害児福祉手当

特別児童扶養手当法に基づき、20歳未満の精神または身体の重度障害児に対して支給される手当。ただし、障害を支給事由とする給付（特別児童扶養手当を除く）を受けることができる者および肢体不自由児施設等に入所している者は対象外。

障害者インターナショナル（DPI）

〔Disabled People's International〕
1981年、障害の種別を超え設立された障害者全般の国際的当事者団体。障害者運動の国際的な広がりに多大な影響を与えた。世界本部はカナダのウィニペグ。加盟団体は世界150ヵ国以上。

障害者基本計画

障害者基本法に基づき、政府が策定する障害者のための施策に関する基本的な計画。都道府県は、障害者基本法を基本とし、市町村は障害者基本計画と都道府県障害者計画を基本として、それぞれ都道府県障害者計画、市町村障害者計画の策定義務を負う。

障害者基本法

1993（平成5）年12月に「心神障害者対策基本法」が一部改正され「障害者基本法」になり、「完全参加と平等」を目指すことが明らかにされた、わが国における障害者のための施策に関する基本的事項を定めたもの。2004（平成16）年に一部を改正する法律が公布され、差別の禁止等が基本理念として明記された。2010（平成22）年にも改正され、ノーマライゼーション理念がより強調されている。2011（平成23）年8月の改正では障害者の定義が「障害および社会的障壁により継続的に日常生活、社会生活に相当の制限を受ける状態にあるもの」とされた。

障害者虐待防止法（障害者虐待の防止、障害者の養護者に対する支援等に関する法律）

障害者に対する虐待の禁止、障害者虐待の予防および早期発見その他の障害者虐待の防止等に関する国等の責務、障害者虐待を受けた障害者に対する保護および自立支援のための措置、養護者の負担の軽減を図ること等の養護者に対する養護者による障害者虐待の防止に資する支援のための措置等を定め、障害者の権利擁護に資することを目的として制定された法律。2011（平成23）年6月24日公布、2012（平成24）年10月1日施行。

障害者ケアマネジメント

当事者の意向を踏まえて、さまざまな地域の社会資源とニーズを適切に調整し、総合的かつ継続的なサービスの供給を確保、さらには社会資源の改善および開発を推進する援助方法。

障害者更生センター

身体障害者福祉センターの1つ。障害者更生センターは広域的利用施設として設置され、障害者とその家族が宿泊、休養できる。

障害者雇用実態調査

統計法に基づく一般調査。調査は5年ごとに実施され、障害者雇用率算定等のための資料となる。身体障害者から出発し、知的障害者さらに精神障害者と調査対象が拡大。障害者の障害の種類・程度および就業形態、職種等、就業にかかわる状況の把握を行う。

障害者雇用促進法（障害者の雇用の促進等に関する法律）

障害者の雇用の促進、職業リハビリテーション、障害者の職業生活における自立の促進等の措置を総合的に講じ、障害者の職業の安定を図ることが目的の

法律。1987（昭和62）年、身体障害者雇用促進法から名称変更され、知的障害者・精神障害者を含むこととなった。職業リハビリテーションの推進や雇用納付金を伴う雇用率制度など、障害者の雇用義務等に関する規定が含まれる。

障害者雇用納付金制度

事業主が法定雇用障害者数に足らない障害者の数に応じて、納付金を納める制度。その財源で障害者雇用奨励がされる。2015（平成27）年4月から常用雇用労働者数が100人を超える事業主に申告が義務づけられている。また、短時間労働者も申告の対象となっている。

障害者雇用率制度

障害者雇用促進法に基づいて、事業主に対し、従業員の一定比率以上の障害者雇用を義務づけ、障害者の雇用を促進する制度。法定雇用率は、2021（令和3）年3月1日から、民間企業は2.3%、国・地方公共団体は2.6%、都道府県等の教育委員会は2.5%である。

障害者支援施設

障害者総合支援法が規定する障害福祉サービス（介護給付）の1つ。都道府県知事の指定を受けて、施設入所支援を行うとともに、施設入所支援以外の施設障害福祉サービス（生活介護、自立訓練、および就労移行支援）を行う。

障害者週間

障害者基本法（9条）で、「国民の間に広く障害者の福祉についての関心と理解を深めるとともに、障害者が社会、経済、文化その他あらゆる分野の活動に積極的に参加することを促進する」ために定めた週間。毎年12月3日から12月9日まで。国および地方公共団体には、その趣旨にふさわしい事業を実施する努力義務がある。

障害者就業・生活支援センター

障害者雇用促進法を根拠法とし、障害者の身近な地域において職業生活における自立を図ることを目的とする。就業面での支援を行う就業支援担当者と、生活面での支援を行う生活支援担当者が配置されている。社会福祉法人、特定非営利活動法人、民法34条の法人等が、都道府県知事の指定を受け、就職を希望する障害者、あるいは在職中の障害者が抱える課題に応じる業務を行う。

障害者職業センター

障害者雇用促進法を根拠とし、障害者の職業生活における自立を促進することを目的に設置された専門機関。職業リハビリテーションに関する調査・研究等を行う障害者職業総合センター、広範囲の地域で障害者に対する職業評価、職業指導および職業講習などの支援を行う広域障害者職業センター、都道府県の区域内で支援を行う地域障害者職業センターがある。

障害者職業能力開発校

職業能力開発促進法に規定される施設。他の公共職業能力開発施設において職業訓練を受けることが困難な身体または精神に障害がある者などに対して、その能力に合致した普通職業訓練または高度職業訓練を行う。

障害者自立支援法

2005（平成17）年10月に成立し、2006（平成18）年4月（一部は10月）に施行された。年齢や障害種別ごとに体系化されてきた従来の施設・事業の再編（3種障害の一本化、日中活動の場と生活の場に分離など）および障害者施策の一元化、市町村を中心とする障害者福祉サービスの提供体制の整備、ケアマネジメントの導入、利用者負担原則の確立等、障害福祉施策の抜本的な改革が行われた。

障がい者制度改革推進会議

2009（平成21）年に、障害者権利条約の批准に向けた国内法の整備にむけて内閣府に設置された。当事者委員が半数以上を占め、障害者基本法の改正などの案件が検討された。

障害者総合支援法（障害者の日常生活及び社会生活を総合的に支援するための法律）

障害者の日常生活および社会生活を総合的に支援するため、障害者自立支援法を改正し、障害者総合支援法が成立した。2012（平成24）年6月27日公

布、2013（平成 25）年 4 月 1 日施行（一部は平成 26 年 4 月 1 日施行）。障害者の範囲に難病等を加え、障害程度区分が障害支援区分と改められた。

障害者に関する世界行動計画

1981 年の国際障害者年の成果を継続・発展させるため、1982 年の第 37 回国連総会で採択されたもの。加盟国に、障害の予防とリハビリテーション、ならびに障害者の社会生活と社会の発展への完全参加と平等を実現するための効果的な対策を推進することを要請。

障害者の権利宣言

1975 年、第 30 回国連総会で採択された宣言。人間としての尊厳、市民権および政治的参加権、医学的・教育的・社会的リハビリテーションを受ける権利、経済的・社会的保障を受ける権利、社会的活動・創造的活動・レクリエーション活動への参加権、差別・侮辱・搾取等の不当な取扱いからの保護、人格や財産の保護等 13 項目で構成。

障害者の権利に関する条約

2001 年、第 56 回国連総会でメキシコが提案した「障害者の権利及び尊厳を保護・促進するための包括的・総合的な国際条約」決議案の採択後、アドホック委員会等で検討され、2006 年 12 月、第 61 回国連総会で採択。障害者が人権および基本的自由を完全かつ平等に享受することを促進、保護、保障し、障害者の生まれながらの尊厳の尊重を促進することを目的とする。日本は 2014（平成 26）年 1 月に批准した。

障害者プラン（ノーマライゼーション 7 か年戦略）

1995（平成 7）年、リハビリテーションとノーマライゼーションを基本理念として、総理府（現・内閣府）障害者対策推進本部によって策定された計画。1996（平成 8）年度から 2002（平成 14）年度の 7 か年の計画期間における、数値目標等の具体的な施策目標を明記した。障害のある人びとが社会の構成員として地域の中でともに生活が送れることを目標としている。

障害者優先調達推進法（国等による障害者就労施設等からの物品等の調達の推進等に関する法律）

国、独立行政法人および地方公共団体等が物品等を調達する際、優先的に障害者就労施設などから調達するよう努めることで、就労する障害者の自立促進に資することを目的とした法律。2012（平成 24）年 6 月 27 日公布、2013（平成 25）年 4 月 1 日施行。

障害をもつアメリカ人法（ADA）

〔Americans with Disabilities Act of 1990〕
1990 年に制定された、障害による差別を具体的に禁止した世界で最初の法律。この法の中核となる考え方は合理的配慮の不提供も差別としたことにあると言われる。これは、1972 年の公民権法改正や 1973 年のリハビリテーション法に明記された合理的配慮を引き継いだものである。ADA の影響を受け、その後、ヨーロッパを中心に各国で障害者差別を禁止する法が成立した。

小規模作業所

共同作業所、小規模授産所、福祉作業所等の名称で運営されていた。成人期障害者の施策や制度の不足を背景に、家族、当事者、関係者を中心に設置運動が展開され、1980 年代から全国各地で急増した。障害者自立支援法の施行以降、生活介護、就労移行支援、就労継続支援、地域活動支援センター等への事業移行が推進されることとなった。

職業カウンセラー

職業リハビリテーションサービスを提供する専門職。障害者の職業能力を把握したうえで職業リハビリテーション計画を策定し、職業への適応性を高め、適切な職業選択が行えるように相談等を実施する。障害者雇用促進法に基づき、障害者職業センターに配置される。

職業能力開発促進法

職業に必要な労働能力の開発や向上に関する法律。職業能力開発校は、この法律に基づき設置、運営されている。主に職業能力開発の実施目標、施策の基本、職業訓練、職業能力検定などについて規定している。

職場適応援助者（ジョブコーチ）

〔job coach〕

障害者が職場に適応するための直接援助を行う者。障害者および事業主に対して、雇用の前後を通じて障害特性を踏まえた専門的な援助を行う。わが国では、地域障害者職業センターに所属する配置型ジョブコーチ、社会福祉法人などに所属する第1号ジョブコーチ、事業主が雇用する障害者のために配置する第2号ジョブコーチがある。

自立訓練（機能訓練・生活訓練）

障害者総合支援法に規定されている障害福祉サービスの1つ。障害者が自立した日常生活または社会生活を営むことができるよう、一定期間、身体機能または生活能力の向上のために必要な訓練等を行う。身体障害者を主な対象とする機能訓練と、知的障害者および精神障害者を主な対象とする生活訓練からなる。

自立支援医療

障害者総合支援法5条22項・52条以下に規定された医療費の公的支給制度。身体に障害のある児童に対する育成医療、身体障害者に対する更生医療および精神障害者に対する精神通院医療の3種類からなる。障害にかかわる公費負担医療制度間での負担の不均衡を解消し、医療費の多寡と所得の多寡に応じた、公平な負担を求めるものとされている。

自立生活運動（IL運動）

〔independent living movement〕

1960年代、カリフォルニア大学バークレイ校の重度の障害学生が、他の学生と同じような大学生活の保障を求めて展開し、全米に広がった運動。障害者が全面的な介助を受けていても、自己決定と選択が最大限に尊重されていれば人格的には自立しているとする「自己決定の自立」を主張。

自立生活センター（CIL）

〔Center for Independent Living〕

自立生活運動（IL運動）の進展のなか、その拠点として全米各地に設立されたセンター。障害者自身が運営し、障害者の自立生活を支援するサービスを提供する組織。ピアカウンセリングを重視し、自立生活プログラムを提供するとともに、障害者の権利擁護活動を展開する。

人権モデル

障害を医学モデルで捉えるべきか、社会モデルで捉えるべきかという二項対立を超えて、障害があるとされる人びとが、人権という観点から共生社会を実現するためにできることを考えていくあり方。国連の障害者権利条約を契機として議論されてきた見方といえる。　⇨医学モデル、社会モデル

新障害者プラン（重点施策実施5か年計画）

2002（平成14）年に策定された障害者基本計画の前期5年間において、重点的に実施する施策やその達成目標、計画の推進方策を定めた国のプラン。具体的には、活動し参加する力の向上のための施策、地域基盤の整備、精神障害者施策の充実、雇用・就業の確保などの項目に基づき、達成目標を掲げている。

身体障害者更生施設

身体障害者福祉法によるリハビリテーションや職業訓練を行う施設。肢体不自由児者更生施設、視覚障害者更生施設、聴覚・言語障害者更生施設等があるが、2005（平成17）年の障害者自立支援法、2012（平成24）年の障害者総合支援法により新しい体系に移行した。

身体障害者更生相談所

身体障害者福祉法11条に基づき、身体障害者の更生援護の利便のためおよび市町村の援護の適切な実施を支援するために設けられる機関。都道府県は必ず設置し、身体障害者福祉司を配置しなければならない。政令指定都市は任意設置である。身体障害者の福祉に関して必要な相談、指導、判定業務などを行う。

身体障害者相談員

都道府県・指定都市・中核市の委託を受け、身体障害者について相談・援助を行う民間の協力者。身体障害者福祉法（12条の3）に規定されている。相談はプライバシーにかかわることが多いため、守秘義

務が規定されている。

身体障害者手帳
身体障害者福祉法に規定され、同法のサービス利用対象であることを確認するための証票。申請は原則として本人であり（本人が15歳未満の場合は保護者）、障害の程度を表す等級は1級から6級までである。

身体障害者福祉司
身体障害者福祉法11条の2に規定されている。身体障害者更生相談所には必置、市町村の福祉事務所には任意設置。身体障害者に関する専門的相談・指導にあたる。

身体障害者福祉センター
身体障害者福祉法による身体障害者福祉センターにはA型、B型、障害者更生センターがあり、身体障害者福祉センターA型は都道府県・指定都市単位に設置、身体障害者福祉センターB型は地域の在宅の身体障害者数を勘案して設置。

身体障害者福祉法
1949（昭和24）年に制定。身体障害者の自立と社会経済活動への参加を促進するため、身体障害者を援助しおよび必要に応じて保護し、もって身体障害者の福祉の増進を図ることを目的としている。また、身体障害者は、社会を構成する一員として社会、経済、文化その他あらゆる分野の活動に参加する機会を与えられるものとすることが明記されている。

身体障害者補助犬法
身体障害者補助犬とは、盲導犬、介助犬、聴導犬であり、育成および身体障害者の自立と社会参加を促進することが期待されている。2002（平成14）年5月施行。

ストレングスモデル（強み活用モデル）
〔strengths model〕
ラップ（Rapp, C. A.）とゴスチャ（Goscha, R. J.）のストレングスモデルの原則を特徴とし、利用者の病理や欠陥ではなく個人の強みに焦点を当てた援助

展開のあり方を示している。

スペシャルオリンピックス
知的障害者の自立や社会参加を目的として、オリンピック競技種目に準じたさまざまなスポーツトレーニングとその成果の発表の場を提供している国際的なスポーツ組織。1962年にアメリカで始まる。

生活介護
障害者総合支援法の障害福祉サービス（介護給付）の1つ。常時介護が必要な障害者を対象に、主に日中の障害者支援施設等で行われる入浴や排せつ、食事の介護や創作的活動または生産活動の機会を提供。

生活の質（QOL）
〔quality of life〕
「生命の質」「生活の質」「人生の質」などと訳される。さまざまな生活場面を質的に捉える概念である。わが国では1970年代以降、「心の貧困」が指摘され「心の豊かさ」が強調されるようになり、福祉分野においてQOLを重視する必要性が語られている。　⇨手段的日常生活動作（IADL）、日常生活動作（ADL）

生活のしづらさなどに関する調査
障害児者にかかわる福祉施策の推進に必要な基礎資料を得ることを目的とする身体障害児者調査と知的障害児者調査を統合し、さらに精神障害者も対象とした調査。2011（平成23）年に行われ、在宅の障害児者の生活実態とニーズを把握することを目的とした。2016（平成28）年にも実施された。

精神科病院
精神疾患を治療の対象とする施設。施設によってはデイケアやグループホーム等も併設されており、入所、通所も含め、リハビリを行いながら治療をし、社会復帰を目指す。

精神障害者社会復帰促進センター
厚生労働大臣の指定を受け、精神障害者の社会復帰の促進を図るための訓練および指導等に関する研究開発等を行うセンター。精神保健福祉法による。全国を通じて1ヵ所に限り厚生労働大臣が指定する。

当初、「全国精神障害者家族会連合会（全家連）」が指定を受けていたが、2007（平成 19）年 4 月から「全国精神障害者社会復帰施設協会（全精社協）」が事業を引き継ぎ、運営している。

精神障害者生活訓練施設（援護寮）

日常生活に適応できるよう低額な料金で居室等を利用させ、精神障害者の社会復帰の促進を図るための精神保健福祉法による施設。入院治療は不要であるが、独立して日常生活を営むことが困難な精神障害者が対象。障害者自立支援法、障害者総合支援法による新しい体系に移行した。

精神障害者保健福祉手帳

精神障害をもつ者が、一定以上の障害にあることを都道府県知事が証明するもの。この手帳を所持することにより、税金の減額・免除をはじめとするさまざまな優遇制度が受けられる。1995（平成 7）年の精神保健福祉法制定時に創設された。障害等級は 1 〜 3 級。2 年ごとの再認定が必要。申請の窓口は市町村となっており、申請は初診日から 6 ヵ月以降、家族等の申請代行が認められている。

精神保健福祉センター

1965（昭和 40）年の精神衛生法改正時に創設され、現在は精神保健福祉法によって設置が定められている。精神保健福祉に関する技術的側面における中核行政機関。設置主体は都道府県および政令指定都市。①精神保健福祉に関する知識の普及や研究調査、②複雑または困難な精神保健福祉相談および指導、③精神医療審査会の事務局、④精神障害者保健福祉手帳および自立支援医療費（精神医療分）の判定等の業務を行う。

精神保健福祉相談員

保健所および精神保健福祉センターに、精神障害者やその家族の相談に応じ、指導する役割として配置されている（精神保健福祉法）。都道府県知事等によって任命される。

精神保健福祉法（精神保健及び精神障害者福祉に関する法律）

精神障害者の医療および保護を行い、障害者総合支援法とあいまって、社会復帰の促進および自立と社会経済活動への参加の促進に必要な援助を行い、発生予防、その他国民の精神保健の向上を図ることを目的とした法律。1995（平成 7）年に福祉法となった。

成年後見制度利用支援事業

2001（平成 13）年から実施された厚生労働省の事業で、2012（平成 24）年から市町村地域生活支援事業の必須事業となった。利用対象者について成年後見等開始審判申立に要する費用および成年後見人等の報酬の一部または全部が助成される。

成年後見人

精神上の障害で事理弁識能力を欠く常況にある者を保護する者（民法 7〜9 条・858 条・859 条、複数でも法人でも可能）。本人、配偶者、4 親等内の親族、検察官、市町村長、他の類型の法定後見人・監督人、任意後見受任者等の請求により、家庭裁判所の後見開始の審判を経て、要保護者は成年被後見人となる。財産に関する法律行為は成年後見人がすべて代理し、法律行為も日常生活に関する行為以外は取り消せる。現実の介護行為までは職務に含まれない。

世界人権宣言

〔Universal Declaration of Human Rights〕
人権および自由を尊重し確保するために、「すべての人民とすべての国とが達成すべき共通の基準」を宣言したもの。1948 年 12 月 10 日の第 3 回国連総会において採択。1950 年の第 5 回国連総会において、毎年 12 月 10 日を「人権デー」として、世界中で記念行事を行うことが決議された。

世界保健機関（WHO）

〔World Health Organization〕
1948 年発足の国際連合における専門機関の 1 つ。「全ての人々が可能な最高の健康水準に到達すること」を目的とする。参加各国から拠出される分担金により運営されるが、日本はアメリカに次ぐ多額の分担金を拠出するとともに、人材も提供している。

全国肢体不自由児父母の会連合会

戦後各地で発足した肢体不自由児父母の会組織を結集した全国組織。1961（昭和36）年結成。

全国重症心身障害児（者）を守る会

1964（昭和39）年に発足した親の会が母体の団体。1966（昭和41）年に社会福祉法人格を取得。療育施設等を受託、施設対策と在宅対策の運動を進めながら、親の意識の啓発と連携を具体的活動内容としている。

全国手をつなぐ育成会連合会

1952（昭和27）年に精神薄弱児育成会として発足、1959（昭和34）年に社会福祉法人全日本精神薄弱児育成会、1995（平成7）年に全日本手をつなぐ育成会、2014（平成26）年に社会福祉法人格を返上し、任意団体となって現在の名称となった。精神薄弱者福祉法（現・知的障害者福祉法）の成立に大きな役割を果たした。

全国難聴者・中途失聴者団体連合会

全国の難聴者・中途失聴者に対する施策の充実普及、難聴者等に対する社会の理解を促進させるとともに、難聴者等のコミュニケーション手段等に関する調査研究を行い、障害者の社会的地位の向上と福祉の増進および社会参加の促進に寄与することが目的の団体。1989（平成元）年に現在の名称に変更、1991（平成3）年に社団法人化。

全日本ろうあ連盟

聴覚障害がある当事者の団体。1947（昭和22）年5月、群馬県の伊香保温泉に100人のろう者が集まり、発足。発足当時の会員は4,800名であった。1990（平成2）年には世界ろう者会議を日本で開催した。

相談支援専門員

指定相談支援事業者において、専ら相談支援提供の職務にあたる者として厚生労働大臣が認めた者。計画相談支援、地域相談支援、障害児相談支援、基本相談支援を行う。

ソーシャル・インクルージョン（社会的包摂）

〔social inclusion〕

すべての人びとを、その属性（性別、年齢、身体的・精神的状況、宗教的・文化的背景、経済状況等）にかかわらず、孤立、孤独、排除、摩擦などから守り、社会の構成員として包み込み、支えあう理念をいう。なお、この理念は、日本社会福祉士会の倫理綱領（2005年）で、「社会に対する倫理責任」の1つとして唱えられている。　⇨インテグレーション

ソロモン

〔Solomon, Barbara〕

1976年に『黒人のエンパワーメント』においてエンパワーメント（empowerment）の概念をソーシャルワーク分野にはじめて導入した。エンパワーメントを「スティグマ化された集団に属していることで生じているパワーの欠如状態を減らすために、クライエントの活動にたずさわる過程」と定義。

脱施設化

施設入所者をグループホームや自立生活、家族との生活を中心とした地域生活に移行する取組みのこと。ノーマライゼーションの提唱や自立生活運動とともに展開。

田中昌人

〔1932-2005〕

障害児教育学者。全国障害者問題研究会の委員長を長きにわたりつとめる。「発達保障」という概念を軸として、障害児教育の指揮・研究に努めた。著書に『講座発達保障への道』（全国障害者問題研究会出版部，1974）。

短期入所（ショートステイ）

障害者総合支援法の障害福祉サービス（介護給付）の1つ。介護者の病気や介護疲れ等の理由によって自宅外での介護が短期的に必要となった場合に、障害者支援施設、児童福祉施設その他に短期間の入所をさせ、必要な支援を行うサービス。

地域活動支援センター

障害者総合支援法による市町村の地域生活支援事業の1つ。利用者（障害児者）に対して、地域で自立した日常生活または社会生活を送ることができるよう支援するものであり、通所により創作的活動や生産的活動の機会の提供や社会との交流促進を図る。

地域生活支援拠点事業

障害者の重度化・高齢化や親亡き後を見据え、相談、体験の機会、緊急時の対応等の必要な機能を備えた事業。第4期障害福祉計画からその整備を進めることとされた。

地域生活支援事業

地域の利用者の状況に応じて、サービスを効果的・効率的に提供するための事業。障害者総合支援法77条以下で規定されている。都道府県が実施主体の都道府県地域生活支援事業と、市町村が実施主体の市町村地域生活支援事業がある。

知的障害

1990年代まで行政用語では精神薄弱。医学における精神遅滞とほぼ同義語。知的障害者福祉法にはその定義が明記されていない。療育手帳の交付基準として、①平均以下の知的機能（IQ70以下）、②適応行動水準の低さ（年齢基準と比べて）、③18歳未満の発症、の3項目が満たされた場合と示されている。

知的障害児（者）基礎調査

在宅の知的障害児者のニーズ把握や知的障害児者施策の推進を目的として、5年に1度実施してきた調査。2011（平成23）年から全障害者（児）を対象とした「生活のしづらさなどに関する調査」となった。

知的障害者／知的障害児

知的障害が認められる18歳以上の人が知的障害者であり、18歳未満の人が知的障害児である。

知的障害者更生相談所

知的障害者福祉法12条に基づき、知的障害者の福祉に関する業務を行う機関。都道府県は必ず設置し、知的障害者福祉司を配置しなければならない。

政令指定都市は任意設置である。18歳以上の知的障害者の医学的、心理学的および職能的判定・指導、相談のほか、市町村福祉事務所が知的障害に関して実施している各種相談の指導など、専門的・技術的支援を提供している。

知的障害者職親

知的障害者を事業経営者が一定期間（原則1年間）預かり、生活指導および技能習得訓練を行う委託制度（知的障害者福祉法16条3号）。知的障害者の雇用促進と職場における定着性を高めることが目的。職親になることを希望する者のうち、援護の実施機関が適当と認めた者を職親として登録する。福祉事務所長が職親に委託措置をとり、委託料が支給される。

知的障害者相談員

知的障害者の福祉の増進を図るため、知的障害者またはその保護者の相談に応じ、知的障害者の更生のために必要な援助を行う民間の協力者であり、都道府県知事および市町村長から委託された者のこと（知的障害者福祉法）。守秘義務が課せられている。

知的障害者の権利宣言

1971（昭和46）年に国連総会において宣言された。教育、訓練、リハビリテーションおよび指導を受ける権利、有意義な職業に就く権利、資格を有する後見人を与えられる権利、搾取、乱用および虐待から保護される権利等が挙げられている。

知的障害者福祉法

知的障害者の自立と社会経済活動への参加を促進するため、知的障害者を援助するとともに必要な保護を行うことで福祉を図ることが目的の法律。1960（昭和35）年に公布。1999（平成11）年に精神薄弱者福祉法から名称変更となった。ただし、「知的障害」ならびに「知的障害者」について法律上定義されていない。

注意欠陥多動性障害

〔Attention-Deficit/Hyperactivity Disorder〕
課題の持続が難しく1つの活動に集中できず、気が散りやすい注意の障害とじっとしていなければなら

ない状況でも過度に落ち着きがない多動を示す脳機能の障害のこと。発達障害者支援法（2条1項）で発達障害の1つとされている。DSM-5（2013年）では、注意欠如・多動症／注意欠如・多動性障害と訳されている。

聴導犬

聴覚障害者のために、電話の呼び出し音等を聞き分け、その者に必要な情報を伝え、および必要に応じ音源への誘導を行う犬。

聴導犬訓練事業

聴導犬の訓練を行うとともに、聴覚障害者に対し、聴導犬の利用に必要な訓練を行う事業。2002（平成14）年に身体障害者福祉法に事業として位置づけられ、第二種社会福祉事業となった。

デフリンピック

国際ろう者スポーツ委員会が主催する聴覚障害者のための総合スポーツ大会。4年に一度行われ、1924年にフランスで始まる。

同行援護

障害者総合支援法の障害福祉サービス（介護給付）の1つ。視覚障害児者を対象とする行動支援である。以前は、市町村地域生活支援事業の移動支援によって行われていたが、2011（平成23）年10月1日から自立支援給付の対象となった。身体介護を伴わない場合、障害支援区分の認定は必要ない。

特定疾患／難病

特定疾患とは、かつて難治性疾患克服研究事業で指定された130疾患のことを指すが、現在では、2014（平成26）年に成立した難病医療法（難病法）によって、難病を含めた指定難病に移行している。指定難病は333疾患（2021〔令和3〕年現在）である。難病は、同法において「発病の機構が明らかでなく、かつ、治療方法が確立していない希少な疾病であって、当該疾病にかかることにより長期にわたり療養を必要とすることとなるもの」と定義されている。

特定障害者に対する特別障害給付金の支給に関する法律

国民年金任意加入対象で加入していなかった期間に初めて受診した傷病によって障害基礎年金1・2級に相当する状態にあり、障害基礎年金を受給していない者に特別障害給付金を支給するもの（2005〔平成17〕）年制定）。財源は全額国庫負担とし、所得制限がある。

特別支援教育

障害のある幼児・児童・生徒の自立や社会参加に向けた主体的な取組みのために、その一人ひとりの教育的ニーズに柔軟に対応し、生活や学習上の困難を改善または克服するための適切な指導および必要な支援を行うこととされている。2007（平成19）年施行の「学校教育法の一部を改正する法律」において制度化。

特別児童扶養手当法

精神または身体に障害を有する児童の福祉の増進を図ることを目的に1964（昭和39）年に制定された。特別児童扶養手当、児童福祉手当、特別障害者手当について規定している。

特別障害給付金

国民年金制度の発展過程において生じた特別な事情に配慮して、障害基礎年金等を受給していない障害者に対する特別な福祉的措置として2005（平成17）年度に制定された。現在、障害基礎年金1、2級相当の障害に該当する者として認定を受けた者が対象となっている。

特別障害者手当

20歳以上の在宅で生活する重度障害者（特別障害者）を対象に支給される手当。障害者の所得保障の一環として、「特別児童扶養手当法」に規定され、1986（昭和61）年から実施された。本人や扶養義務者の所得に応じて支給制限がある。

都道府県地域生活支援事業

地域生活支援事業における都道府県のもの（市町村のものもある）。専門性の高い相談支援事業、広域

的な支援事業を必須とし、サービス・相談支援者、指導者育成事業、その他の任意事業がある。地域の特性に合わせて柔軟に、また、効率的・効果的に実施することとされている。

ニィリエ

〔Nirje, Bengt 1924-2006〕

大学卒業後、アナーキスト新聞の編集長、赤十字難民キャンプ（ハンガリー革命）、社会福祉担当官、脳性小児まひ者援護団体事務局長、知的障害児者連盟事務局長兼オンブズマン、県社会福祉部長を歴任。1985年「新援護法」制定に尽力。「ノーマライゼーションの育ての父」。彼が唱えたノーマライゼーション8つの原則は世界的に有名。

二次障害

医学的な対応が求められる疾病および外傷に伴う一次障害をもとに生じる障害のこと。運動をしていなかったことによる廃用症候群や不適切な運動による誤用症候群等がある。また、一次障害に対する不適切な治療などによって、新たな障害が付加された状態。

日常生活自立支援事業

認知症高齢者や知的障害者、精神障害者等、判断能力が十分でない人の地域自立生活を支えるための事業。社会福祉法によって規定された福祉サービス利用援助事業の1つで、都道府県・指定都市社会福祉協議会によって運営される。2007（平成19）年4月より、「地域福祉権利擁護事業」から名称を変更し、「日常生活自立支援事業」となった。

日常生活動作（ADL）

〔activities of daily living〕

日常的に簡単に行える動作に関する能力判定尺度。移動、食事、入浴、衣服の着脱などで具体的な尺度とその内容を示す。　⇨手段的日常生活動作（IADL）、生活の質（QOL）

日常生活用具・補装具給付等事業

在宅障害児者の日常生活の便宜を図ることを目的とし、浴槽、訓練用ベッド等の日常生活用具・車いすなどの補装具を給付または貸与する事業。障害者自立支援法、障害者総合支援法では、日常生活用具給付事業は市町村の地域生活支援事業となり、補装具は自立支援給付の1つ、補装具費支給制度となった。障害の程度、年齢により、給付等の要件が異なる。

日本肢体不自由児協会

1948（昭和23）年発足。肢体不自由児が最も恵まれた環境にいられるよう、家族と社会の間にたって家族を支援し、社会を啓発する等の事業を行っている団体。早期の訓練と良い環境のために家族や社会の温かい愛情と理解、適切な治療や訓練を支援する。

日本障害者協議会（JD）

〔Japan Council on Disability〕

「国際障害者年日本推進協議会」を出発点とし、「国連障害者の十年（1983～1992）」の終了を機に名称を「日本障害者協議会（JD）」に変更。障害問題の解決にむけて社会的に発言し、特に障害当事者の立場から障害者施策に関する総合的な調査・研究や提言の策定等を実施している。

日本知的障害者福祉協会

知的障害者の福祉増進を図り、人間としての尊厳が守られ、豊かな人生を自己実現できるように支援する団体。1934（昭和9）年結成。知的障害施設の療育・援助活動についての指導、知的障害児者福祉に関する行政機関・団体との協力等を行っている。

日本盲人連合会

視覚障害者を主体とする団体により構成され、視覚障害者福祉の向上を目指し、組織的な活動を展開している団体。1948（昭和23）年結成。結成時から「盲人福祉法」の制定運動を展開し、翌年の身体障害者福祉法成立への推進力となった。

ノーマライゼーション

〔normalization〕

1960年代の北欧に由来する社会福祉の理念。社会的弱者が他の人びとと等しく生活し活動することを望ましいとする考え方である。デンマークでは、「知的障害者親の会」が施設生活の改善を要求し（1953年）、バンク-ミケルセンによりノーマライ

ゼーションの理念を盛り込んだ「1959年法（精神遅滞者ケア法）」に結実した。

発達障害

発達障害者支援法において「自閉症、アスペルガー症候群その他の広汎性発達障害、学習障害、注意欠陥多動性障害その他これに類する脳機能の障害であってその症状が通常低年齢において発現するもの」と定義された。

発達障害者支援センター

発達障害者およびその家族の相談対応や助言、専門的な発達支援および就労の支援、関係機関等に対して発達障害についての情報提供および研修、関係機関等との連絡調整等、発達障害児者の支援を総合的に行う地域の拠点。　⇨発達障害者支援法

発達障害者支援法

発達障害者の心理機能の適正な発達および円滑な社会生活の促進のために生活全般にわたる支援によって福祉の増進を図ることを目的としている。2004（平成16）年公布、2005（平成17）年4月施行。2016（平成28）年6月改正。

発達保障の原則

環境や働きかけによってどんな子どもたちでも必ず発達するものであるという糸賀一雄の考え方を継承し、田中昌人が整理した原則。障害の有無によって最初からあきらめることなく、その個人なりの残存能力や成長の可能性を信じ、見出す姿勢が重要であるというもの。障害者教育に強い影響を与えた。

パラリンピック

国際パラリンピック委員会が主催する障害者スポーツ大会。4年に一度、オリンピックの終了直後に同じ場所で開催される。1960年から開催された。

バリアフリー

〔barrier free〕
一般的には建造物や道路等における高齢者や障害者等の利用に配慮された設計のことを指すが、福祉的には物理的なもののみならず、社会的・制度的側面、障害者等に対する無理解や偏見などの心理的側面を含めた、高齢者や障害者等が社会参加したときに障害となるすべてのものの除去を指す。1995（平成7）年の「障害者プラン～ノーマライゼーション7か年戦略」、2002（平成14）年の「障害者基本計画」でバリアフリー社会の実現を目指す方向が示された。

バンク-ミケルセン

〔Bank-Mikkelsen, Neils Erik 1919–1990〕
第2次世界大戦中は、デンマークで反ナチスのレジスタンス活動を行い、投獄される。記者生活を経て、社会省に入省。障害者福祉担当となる。デンマークでの1959年法の制定に尽力した「ノーマライゼーションの生みの父」。

ピアカウンセリング

〔peer counseling〕
職場や学校などで仲間同士で行うカウンセリングのこと。ピアとは「仲間」を意味し、クライエントにより近くにいる人間がカウンセリングを行うことで気やすく話せる、話が通じやすい等の利点がある。

PCP（ひとを中心に据えた計画づくり）

〔Person-Centered Planning〕
アメリカを中心に展開・実践されており、ノーマライゼーションを概念として捉えるのではなく、地域で実際に展開していくための具体的な手法とする点が注目されている。本人の選択・興味・必要が優先される。

福祉型児童発達支援センター

2012（平成24）年の児童福祉法改正により新設された（医療型もある）。旧体系の知的障害児通園施設、難聴幼児通園施設からの移行が想定されている。日常生活における基本的な動作の指導、知識技能の付与、集団生活への適応訓練その他の厚生労働省令で定める便宜を供与する「児童発達支援」を行う。　⇨医療型児童発達支援センター

福祉型障害児入所施設

2012（平成24）年の児童福祉法改正により新設された（医療型もある）。旧体系の知的障害児施設、第2種自閉症児施設、盲ろうあ児施設、肢体不自由

児療護施設からの移行が想定されている。各施設の従来の人員基準等を踏襲し、これまで通り主たる対象の障害を中心に受け入れることができる。児童発達支援管理責任者を配置する。　⇨医療型障害児入所施設

福祉ホーム

住居を必要としている人に低額な料金で居室等を提供するとともに、日常生活に必要な支援を行う施設のこと。障害者総合支援法の市町村地域生活支援事業の中の任意事業に位置づけられている。

福祉用具法（福祉用具の研究開発及び普及の促進に関する法律）

福祉用具の開発および普及を促進し、産業技術の向上を目指すことを目的とする法律で、福祉用具研究開発への助成は、財団法人テクノエイド協会、独立行政法人新エネルギー・産業技術総合開発機構（NEDO）が行っている。

不服申し立て制度

障害者総合支援法では、市町村が行う福祉サービスや相談支援の処分（決定など）に不服があるときは、都道府県知事に対して審査請求をすることができる。なお処分があった日から60日以内にする必要がある。

保育所等訪問支援

児童福祉法における児童発達支援の1つ。障害児が集団生活を営む施設を訪問し、当該施設における障害児以外の児童との集団生活への適応のための専門的な支援その他の便宜を供与する。①障害児本人に対する支援（集団生活適応のための訓練等）、②訪問先施設のスタッフに対する支援（支援方法の指導等）がある。

放課後等デイサービス

障害のある学齢期児童に放課後や長期休暇中における生活能力の向上のための訓練等を継続的に提供するサービス。2012（平成24）年の児童福祉法の改正によってできた。

法定雇用率　➡　障害者雇用率制度

保護施設

生活保護法に基づいて、地域生活が困難と判断された人びとと、授産が必要とされた人びとなどに対して設置された施設である。5種類の施設がある。①救護施設（著しい障害があるために日常生活を営むことが困難な要保護者を入所させる）、②更生施設（身体上または精神上の理由により養護および生活指導を必要とする要保護者を入所させる）、③医療保護施設（医療を必要とする要保護者に医療の給付を行う）、④授産施設（身体上または精神上の理由によりまたは世帯の事情により就業能力の限られている要保護者に対して、就労または技能の修得のために必要な機会および便宜を与えて、その自立を助長する）、⑤宿所提供施設（住居のない要保護者世帯に対して、住宅扶助を行う）がある。

補装具費支給制度

補装具の給付に関する制度。かつては、児童福祉法、身体障害者福祉法によって現物給付されていたが、障害者自立支援法により、補装具の交付・修理または購入・修理費用の支給を合わせて、補装具費の支給（金銭給付）となった（障害者総合支援法も引き継ぐ）。費用は原則1割負担。

メインストリーミング（主流化）

障害児（者）の残された機能を最大限に生かし、障害のない同世代の仲間と可能な限り一緒に学び成長していくことが双方にとって大切であるとする考え方。主流化・本流化教育と訳され、主にアメリカで使用される。

盲ろうあ児施設

盲児（強度の弱視児を含む）やろうあ児（強度の難聴児を含む）を入所させ保護するとともに、独立自活に必要な指導または援助をすることを目的とした児童福祉法による児童福祉施設。2012（平成24）年の児童福祉法改正により、福祉型障害児入所施設に移行となった。

ユニバーサルデザイン

〔universal design〕

障害者のみならずすべての人に使いやすい物品や環境などのデザインのことを指す。アメリカのロン・メイス（Mace, R. L.）によって提唱された。

養育医療

母子保健法に基づく医療費助成制度。出生児体重が2000 g以下の低体重児や未熟児、または周産期における重篤な合併症をもった乳児が主な対象となる。適用は指定医療機関に限られており、医療費の助成額は世帯の収入状況により異なる。

リハビリテーション

〔rehabilitation〕

傷病の後遺症の機能回復、障害児者や高齢者に対し、「全人間的復権」を目標にQOLを高めること。WHOにおいてリハビリテーションは、医学・職業・教育・社会の4つに分類されている。援助方法にも分類があり、治療的援助・代償的援助・社会環境改善・心理的援助などがある。

療育指導

心身に障害のある児童や疾病により長期療養の必要な児童等の診査を行い、療育の指導を行うこと（児童福祉法19条）。身体機能に障害をもつ、またはその恐れのある児童を早期に発見し、適切な治療上の指導を行い、または福祉の保障を講ずる。

療育手帳

1971（昭和46）年の厚生事務次官通知（1991〔平成3〕年に一部改正）を根拠とし、知的障害児者に対して一貫した指導・相談を行うことや各種の援護措置を円滑に実施するという目的で交付。申請は住所地の市町村長に行い、児童相談所または知的障害者更生相談所において知的障害であると判定された者に対して、都道府県知事および政令指定都市の市長が手帳を交付する。　⇨知的障害

療養介護

障害者総合支援法の障害福祉サービス（介護給付）の1つ。医療を要し常時介護を要する障害者に対し、病院等の施設での機能訓練、療養上の管理、看護、医学的管理下における介護および日常生活上の支援のことを指す。

（太字で表示した頁には用語解説があります）

執筆者 (続き)　　　　　　　　　　　　　　　　　　　　　　　　　　　　　　　執筆分担

田村和宏　（たむら　かずひろ）　立命館大学産業社会学部　教授……………第2章2節F、第4章2節E

趙　没名　（ちょう　めいみん）　佛教大学社会福祉学部　非常勤講師…………………第1章1節C

遠山真世　（とおやま　まさよ）　高知県立大学社会福祉学部　准教授……………………………第6章

長澤紀美子　（ながさわ　きみこ）　高知県立大学社会福祉学部　教授…………………第3章1節、年表1

濵畑芳和　（はまばた　よしかず）　立正大学社会福祉学部　教授……………第4章2節F・3節、第5章9節

藤林清仁　（ふじばやし　きよひと）　同朋大学社会福祉学部　准教授……………………………第9章

松本和剛　（まつもと　かずたか）　NPO法人きづがわ福祉会　理事長／
日本福祉大学中央福祉専門学校　非常勤講師…………………第11章4節

山﨑光弘　（やまざき　みつひろ）　元 特定非営利活動法人　日本障害者センター　事務局次長
…………第2章4節、第5章1-2節・4節・10節、第7章2節、年表2

吉田仁美　（よしだ　ひとみ）　日本大学文理学部　准教授
…………………………第2章2節A、第4章2節A、第8章3節

コラム執筆者 (五十音順)　　　　　　　　　　　　　　　　　　　　　　　　　執筆分担

青柳智夫　（あおやぎ　ともお）　公益社団法人日本てんかん協会　神奈川県支部代表…………第8章コラム

岩山絵理　（いわやま　えり）　愛知教育大学教育学部福祉講座　専任講師………………第9章コラム

清水俊朗　（しみず　としあき）　全国福祉保育労働組合　中央副執行委員長……………第6章コラム

高橋孝雄　（たかはし　たかお）　社会福祉法人　みぬま福祉会　理事長………………第10章コラム

深谷弘和　（ふかや　ひろかず）　天理大学人間学部　准教授…………………………第5章1節コラム

藤原佳子　（ふじわら　よしこ）　元 全国福祉保育労働組合東海地方本部　書記次長……第11章コラム

渡邊　覚　（わたなべ　さとる）　全国肢体障害者団体連絡協議会　会長………………第5章コラム

障害者福祉
【新・社会福祉士シリーズ14】

2021(令和3)年8月30日　初　版1刷発行
2024(令和6)年4月15日　同　　2刷発行

編　者　峰島　厚・木全和巳・児嶋芳郎
発行者　鯉渕友南
発行所　株式会社　弘文堂　　　101-0062　東京都千代田区神田駿河台1の7
TEL 03(3294)4801　振替 00120-6-53909
https://www.koubundou.co.jp
装　丁　水木喜美男
印　刷　三美印刷
製　本　井上製本所

© 2021　Atsushi Mineshima, et al.　Printed in Japan

ISBN978-4-335-61219-0

新・社会福祉士シリーズ 全22巻

福祉臨床シリーズ編集委員会/編

新・社会福祉士シリーズ 1
医学概論

2021年度からスタートした新たな教育カリキュラムに対応！

シリーズの特徴

社会福祉士の新カリキュラムに合致した科目編成により、社会福祉問題の拡大に対応できるマンパワーの養成に貢献することを目標とするテキストです。
たえず変動し拡大する社会福祉の臨床現場の視点から、対人援助のあり方、地域福祉や社会福祉制度・政策までをトータルに把握し、それらの相互関連を描き出すことによって、社会福祉を学ぶ者が、社会福祉問題の全体関連性を理解できるようになることを意図しています。

◎＝精神保健福祉士と共通科目